신의 선물 –
신선줄기세포

신의 선물– 신선줄기세포

초판 1쇄 인쇄 | 2020년 5월 25일
초판 1쇄 발행 | 2020년 5월 30일

지은이 · 정성일
펴낸이 · 정서윤
기　획 · 피리침

책임편집 · 맹한승
디자인 · 이종헌 정태성
마케팅 · 신용천

펴낸곳 · 밀리언서재
등　록 · 2020년 3월 10일 제2020-000064호
주　소 · 서울특별시 마포구 동교로 12길 12
전　화 · 02-332-3130 | 팩　스 · 02-3141-4347
이메일 · million0313@naver.com

ISBN 979-11-970511-0-4 (03510)
값 15,000원

이 도서의 국립중앙도서관 출판예정도서목록(CIP)은 서지정보유통지원시스템 홈페이지(http://seoji.nl.go.kr)와 국가자료공동목록시스템(http://www.nl.go.kr/kolisnet)에서 이용하실 수 있습니다. (CIP제어번호: CIP2020020094)

신의 선물 신선줄기세포

Stroma vascular fraction

내 몸이 내 세포로 생생해진다

정성일(탑성형외과 원장) 지음

면역력 | 난치병 치료 | 항노화 | 성형·미용

내 세포로 건강하게 내 몸을 재생하는
신선줄기세포의 놀라운 자가 치유 메커니즘

정성일 원장이 제안하는 건강 100세의 비결

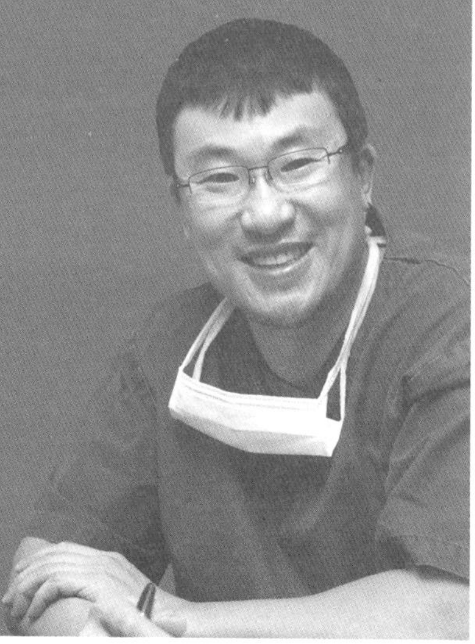

변종바이러스와
인간의 대결에서
우리가 가질 무기는
면역·줄기세포!!

SVF

밀리언서재

| 추천사 |

면역, 줄기세포, 내 몸이 지닌 생명치유의 원천

지난 50여 년간 정신과 전문의이자 뇌과학자로 활동하면서 자연의 생명력과 자가치유의 놀라운 효과에 대해서 TV 프로그램과 지면에 지속적으로 소개해 왔다.

의학은 자연치유력에서 비롯된다. 이 중요한 기능은 인간이 유사 이래 쌓아온 DNA에 각인된 생명의 기초이다. 필자가 자연치유력의 주요 기전으로 면역력에 주목해 왔다면, 정성일 원장은 인간이 태어나면서부터 자신의 몸안에 내재하고 있는 '줄기세포'의 놀라운 효과에 주목해 왔다. 어떤 면에서 줄기세포의 다양한 치유 효과에 대해 말해온 정성일 원장의 '신선기질줄기세포'의 연구와 치료법은 자연치유력을 강조해 온 필자의 자연의학 주장과 맥을 같이하는 부분이기도 하다.

필자가 인간에게 내재된 자연치유력을 '면역'의 관점에서 장과 뇌의 역할, 좋은 식생활 습관에 중점을 두고 얘기하고 있다면, 정원장은 '자기 세포 재생'의 시각으로 난치병 치료와 퇴행성 질환 극복, 성형미용의 실제 치료방법 제시로 자연치유력의 효과를 역설하고 있는 점 정도가 각자의 차이라면 차이라고 할 수 있을 것이다.

지금 우리나라를 비롯해 전 세계는 유례를 찾기 힘든 코로나 바이러스 전염병의 보이지 않는 전쟁을 치르고 있다. 작금의 대역병의 창궐에 대해 뜻있는 의학전문가들은 인간이 저지른 환경오염과 반자연적 생활풍토로 인한 '자연의 역습'이라는 견해를 주장하고 있다. 이는 곧 자연스러운 식습관을 지키고 자연과 더불어 살아가야 할 인간이 자연의 순리를 역행한 채 반환경적이고 자연 파괴적인 과도한 문명 추구를 함으로써 빚은 이상기후와 동물의 역습이 '변종 바이러스'를 일으킨 주범일 수도 있다는 견해이다.

자연에 반하여 자연의 역습으로 인해 직면한 저 도저한 바이러스 전염병을 퇴치하는 덴 무엇보다 자신의 면역력을 높이는 게 중요하다는 의학계의 권고는 그로테스크할 정도로 역설적이다. 이는 곧 면역이라는 의미가 '전염병을 면한다'는 뜻이다 보니, 전염병을 물리치는 데 면역이 중요하다는 의미가 한층 더 의미심장하게 들릴 수밖에 없는 이유이기도 하다. 이처럼 면역은 상당히 광범위한 의미를 가질 수밖에 없다. 면역이 하는 일은 크게 세 가지로 감염 예방, 건강 유지, 노화 예방이다. 이젠 병이 나서 치료하는 치병의 시대가 아닌, 예방적 치유의 시대다.

필자는 평소 스스로 내 몸을 치유하는 면역을 통해 아프지 않고 건강하게 사는 법을 터득해야 함을 강조하곤 했다. 이러한 자가치유법의 또 다른 방법을 정원장은 자신의 몸에서 채취한 줄기세포를 보관하고 이를 자기 질병에 치료하는 줄기세포의 자기 재생 치료에 있음을 역설한다. 이를 위해 저자는 줄기세포의 다양한 치료 메커니즘과 현장 치료술, 최근의 연구동향과 치료제 현황 등을 독자들이 공감할 수 있는 내용으로 설득력 있게 제시하고 있는 것이다.

무엇보다 스스로 병을 치유하는 예방의학의 중심은 면역력을 높이는 습관을 평소에 기르는 것이다. 이에 대해 필자는 면역력을 높이는 마음 관리로 스트레스 관리와 습관 관리, 마음챙김 같은 스스로의 자연습관법을 강조하고 있다면 정원장은 자신의 세포로 자신의 병을 고치고 질환 부위를 재생시키는 줄기세포 치료의 우수성을 강조하고 있다. 이에 더해 자신의 건강과 행복을 위해 자신의 세포를 보관해 더 나은 의료 환경에 대비하는 확실한 상비약으로 셀 뱅킹을 할 것을 주장하고 있다.

무엇보다 지금은 병이 난 뒤 치료하는 '치병의 시대'를 지나 병이 나지 않게 하는 '예방의 시대'로 가고 있는 시점에서 미래의 대안의학으로, 지금도 활발히 그 효과가 입증되고 있는 줄기세포의 놀라운 기전에 대해 이렇게 실제적이고 논리정연하게 의료현장의 모습을 보여주는 저자의 필력에 공감이 간다. 이 공감은 지금 이 순간 퇴행성 질환으로, 난치병으로, 모발 문제로, 성형미용으로 저마다의 건강 문제를 고민하는 수많은 독자들에게 현실적인 해법을 제시하는 수준 높은 대안의학 콘텐츠를 제시하고 있기에 의료인의 한 사람으로서 내용에 신뢰를 느낀다.

필자는 평소 병의 발생과 치유의 핵심은 스스로 마음을 다스리면서 좋은 습관을 갖는 것임을 강조해 말하곤 했다. 현대인들은 질병의 원인과 대처를 몸의 이상異常에서만 찾으려고 하지만 무엇보다 중요한 것은 건강하고 행복한 마음으로 심신을 관리하는 마음치유의 중요성에 있다.

그런 의미에서 내가 아는 정성일 원장은 줄기세포 치료와 성형미용이라는 전문의료 행위를 하면서도, 남을 위해 봉사하며 아름답고 건강하게 에너지 넘치는 삶을 살며 주변에 좋은 영향력을 전파하는 의사의 사명을 제대로 구현하는 의사이다. 이처럼 주변에 좋은 영향력을 펼치며 자기만의 인생을 유쾌하고 의미 있게 사는 정성일 원장은 곧 스스로 자신의 몸을 치유하는 면역과 마음 관리의 산증인일 수밖에 없다는 생각을 지울 수 없을 것 같다.

자기 스스로 좋은 습관과 셀 뱅킹의 중요성을 하루라도 빨리 깨닫는 사람은 인생의 선물처럼 스스로 건강과 행복을 얻을 수 있을 것이다. 그 치유의 궁극점에는 아마도 《신의 선물-신선줄기세포》가 말하고자 하는 가까운 미래의 대안의학이 도달하고자 하는 자가면역 재생 치료의 어느 지점에 있는지도 모른다.

– 이시형(정신과 전문의, 한국자연의학종합연구원 원장)

| 추천사 |

줄기세포, 꽃중년에게 꼭 필요한 건강하고 착한 인생상품

나는 '사람의 가치'를 존중하는 사람을 만나면 그렇게 마음이 좋을 수가 없다. 내가 만난 정성일 원장은 누구 못지않게 '사람의 가치'를 소중히 여기며 고객에게 이로운 의술을 펼치는 줄기세포 셀 뱅킹 성형 전문의이다.

지난 2018년 함께했던 동남아 의료시장 견학여행은 우리가 가치와 의미로 뜻있는 비즈니스를 할 수 있는 기반을 다질 수 있었던 의미 있는 시간들이었다. 우리는 그 자리에서 미래의 대안의료서비스로서 줄기세포 치료의 가능성과 셀 뱅킹 사업의 가치에 대해 숱한 날들을 많은 얘기를 나누며 희망의 연대를 키워 왔다.

정성일 원장은 알면 알수록 더 알고 싶은 게 많은 독특한 의료인이다. 무엇보다 성형 전문의로서는 잘 시도하기 어려운 줄기세포를 공부하고 세포보관 사업을 모색하며 해외의료수출까지 구상하는 그의 지칠 줄 모르는 열정에 오랜만에 '참 나와 비슷한 사람이 여기 또 있었네' 하는 반가운 동료의식을 느끼게 되는 사업파트너이다.

A+그룹은 국내 34개 생명·손해보험회사 상품을 비교하여 고객에게 가장 적합한 상품을 제공하는 재무컨설팅 전문회사인 A+에셋을 모회사로 하여 부동산컨설팅, 헬스케어, 상조, 셀 뱅킹, 장기요양 등 요람에서 무덤까지 고객에게 이로운 생애 전반의 토탈 라이프케어 서비스를 제공하는 회사이다. 특히 A+라이프는 지난 10여 년 동안 약 4만 명의 세포를 혜화동 서울대학교

본원에 보관·판매해온 국내 유일한 회사이다. 평소 내 경영철학인 '건강하고 착한 상품을 판다'는 사명감을 정원장만큼 의료현장에서 제대로 구현하는 사람도 별로 없었다.

나는 무엇보다 착한 사람이 성공한다는 소신으로 오늘의 회사를 성장시켜 왔다. 이런 내 인생마인드를 좀 다른 방식으로 구현하는 정성일 원장을 곁에서 지켜보고 있자면 평소 내가 직원들에게 강조하던 '성공적인 삶은 진정성 있게 사는 삶'이라는 좌우명에 정원장만큼 맞아떨어지는 사람도 드물 거라는 생각을 늘 해왔다.

이 책은 진정성 있게 미래의 가치를 선택한 정원장의 '줄기세포 치료와 셀 뱅킹' 그리고 아름다운 삶에 관한 특별한 원칙들이 다양한 색으로 펼쳐져 있다.

무엇보다 전 세계가 코로나 19 바이러스 감염증으로 혼란스런 날들을 보내는 시점에 줄기세포의 면역기전과 SVF세포의 탁월한 치료 메커니즘을 알기 쉽고 공감 되게 이야기하고 있어서 요즘 꼭 읽어야 할 유의미한 내용이 참 많이 수록된 책이라는 느낌을 받는다.

이 책은 지금 우리에게 가장 절실한 가치인 변화와 공존, 공생을 위한 최고의 해법으로 '줄기세포 치료'와 '셀 뱅킹'의 중요한 가치에 대해 쉽고 공감가는 이야기들을 하고 있는 미래대안의학에 관한 소중한 지침서이다. 내가 만나본 정성일 원장은 따뜻한 의술을 펼치고 착한 셀 뱅킹 마케팅을 실천하는 가슴이 따뜻한 재미있는 의사이다. 무엇보다 줄기세포의 가치와 현실적 필요, 성형미용에서 난치성 질환·퇴행성 질환 치료에 이르는 실용적인 콘텐츠가 이 책 구석구석에 보물창고처럼 그득히 쌓여 있다.

이제 현대의학은 '자신의 세포로 자신의 몸을 재생시키는' 새로운 차원의 의학세계를 맞이하고 있다. 물론 줄기세포 하나로 모든 병을 낫게 할 수는 없겠지만 지금 이 순간에도 수많은 난치병과 퇴행성 질환, 당뇨, 치매가 줄기 세포로 하나둘 치료의 길이 열리고 있다. 여기에 아름답게 인생을 즐기길 원하는 여성을 위한 미용성형의 차원이 다른 이야기까지 담겨 있어 아름답고 건강하게 인생을 영위하고 싶은 꽃 같은 중년 여러분에게 꼭 한번 일독을 권하고 싶다.

– 곽근호(A+그룹 회장)

| 머리말 |

새로운 도전, 줄기세포 같은 삶

책을 쓰려고 마음을 먹는 순간 떠오르는 한 단어가 있었다.

"참 번잡하다"이다.

정말이지 아직 청춘 같은 마음과 이제는 매년 암 검사를 받아야 하는 나이가 되었지만 돌아보니 참 번잡이라는 단어가 떠오르는 인생이었던 것 같다.

의사 아버지 밑에 태어나 부족함 없이 자란 탓에 철도 참 늦게 들었고 또 끝없이 철들지 않고 살고 싶었던 것 같기도 하다.

그대로 나답게 살려고, 나답게 산다는 것이 어떤 것인가 고민하면서 생각한 것이 '하고 싶은 것을 하고 살자'였던 것 같다. 그래야 후회가 없을 것 같은 생각이었다.

의사라는 직업을 택한 이후 주위에서 가장 많이 들은 이야기가 '의사 같지 않다?'는 말이었다. 즉 우리 사회가 가지고 있는 정형화된 의사의 틀에서 보면 나는 외모나 성격, 행동 등 모든 것이 일치하지 않는 느낌을 받았나 보다. 그러나 의대 입학 후 40년이 지났고 줄기세포 책을 내고 있으니 의사로서 나름 열심히 살아온 듯은 하다. 그런데 이

또한 웬 성형외과 전문의가 줄기세포 책을 쓰는가 하고 궁금해 한다.

눈 성형, 가슴 성형, 연예인 얘기 같은 것이 전공과는 더 어울릴 지도 모른다. 그런데 내 40년을 보면 일견 의사의 길을 걷고 있으면서 참 다양한 일들도 많았던 것 같다.

성형외과 전문의를 마치고 개인 병원을 시작한 이래 SK와 한중합작 1호 병원인 북경 아이캉 병원으로, 광화문 SF Clinic, 태국, 베트남, 몽골, 라오스 등에 탑성형외과 병원을 만들고 환자를 본 것, 베트남 구순구개열 의료봉사를 95년 시작한 이래 수십 차례의 해외 의료봉사 등 참 열심히 그러나 또 '번잡하게' 살아온 것도 맞다.

그래도 지금 가장 나답고, 의사다운(?) 일 중 하나인 줄기세포 분야에서 내가 가지고 있는 경험과 역량을 쏟아 새로운 분야에서 무엇인가를 만들어 보고자 한다.

이 과정에 휴림바이오셀이라는 회사를 만나고 그로 인해 10년 가까이 이 분야에서 회사에 참여하고 협력병원을 만들어 시술을 하고 의료관광과 연계된 해외 진출을 모색하는 바쁘고 재미있는 일로 시간 가는 줄 모르고 있다.

휴림바이오셀의 도병록 박사나 최준우 대표와 함께 한국을 대표하는 줄기세포 회사와 병원을 만들고 이 모든 것이 나와 우리 모두, 더 나아가 우리나라와 세계의 모든 이에게 도움이 되는 그런 역할을 할 수 있다는 데에 큰 자부심과 사명감을 갖는다.

이제 건강 100세시대를 맞는 현대인은 셀 뱅킹을 해놓음으로써 건강수명과 기대수명, 내가 정말 죽어야 되는 날이 될 때까지 건강하게 잘살다 가는 데 유용한 건강지킴이가 될 것이다.

이미 우리 앞에 다가온 초고령사회의 노후대책을 위해서 줄기세포 보관은 선택이 아닌 필수가 될 수밖에 없다. 줄기세포 치료기술은 오늘로 개발이 끝나는 기술이 아니라 내일 또 내일에 더욱 발전할 기술이기 때문에 언제 어떤 첨단기술로 우리의 노후를 밝혀 줄지 모른다. 무엇보다 가까운 미래의 어느 때에 나의 지병을 줄기세포가 어떤 방식으로 치료해 줄지는 아무도 모르는 것이다. 언젠가 당뇨병의 기질적 요인이 밝혀져 세포로 원인 치료가 가능해진다든가 퇴행성 질환 정도는 자기 세포로 쉽게 극복할 수 있게 되었을 때 보관된 내 세포가 없어서 눈앞에서 치료를 받을 수 없다면 얼마나 가슴 아픈 일인가. 그래서 다시 한 번 강조하는 건 내 몸을 내가 건강하고 아름답게 지키고 가꾸기 위한 셀 뱅킹에 개인은 물론 국가 차원에서의 홍보와 계몽이 필수인 시대에 우리가 살고 있다는 것이다.

지금 우리는 세계사에 유례가 없는 보이지 않는 무서운 코로나 바이러스와 목숨을 건 사투를 벌이고 있다. 그 길고도 지난한 바이러스와의 싸움은 중국을 거쳐 한국을 지나 이제는 미국과 유럽으로 창궐하고 있다. 이 어렵고 위중한 시대에 줄기세포는 면역력 향상과 자가재생 메커니즘으로 위독한 환자들의 생명을 살리는 소중한 치료제로 작용하고 있다. 무엇보다 지금의 변종 바이러스는 한번 왔다 가는 유행병이 아닌, 언제든지 다시 올 수 있는 상존하는 유행병으로 다가올 확률이 높다는 데에 줄기세포의 놀라운 자가면역기전에 우리의 연구가 멈출 수 없는 이유가 되고 말았다.

그 중심에는 지금 코로나 바이러스 의료전선에서 불철주야 싸우고 있는 국내의 의료진과 방역당국의 눈부신 헌신이 바이러스를 공포에서 완치의 희망으로 바라볼 수 있게끔 해주고 있다. 이 지면을 빌어 방역현장에서 헌신하고 계신 의료인, 방역인, 간호사 분들께 진심으로 감사의 말씀을 드린다.

내 미천한 지식을 고급스런 책거리로 만들 수 있을 때까지 많은 분들의 훌륭한 조언과 제언을 들었다. 휴림바이오셀 최준우 대표와 도병록, 김선종 박사, 에이플러스 그룹 곽근호 회장 이하 관계자 여러분들, 탑성형외과의 모든 직원 분들과 임상을 도와주신 강재구 원장님, 그리고 이 작업의 시작과 끝을 맺어준 차찬영 PD와 맹한승 작가 등등 많은 분들께 고맙단 말씀을 드리고 싶다.

우리 몸은 세포로 되어 있다.

물론 그중에 나는 줄기세포처럼 살고 싶다.

어떤 것으로 변화할 수 있는 유연함과 무한 반복 재생할 수 있는 에너지를 가진 줄기세포처럼.

2020년 5월 저자 정성일 드림

차 례
CONTENTS

2장 줄기세포 치료, 난치병 치료의 최전선

3장 성형에서 줄기세포로 가는 길

1장

줄기세포 성형,
아름다운 중년의 비결

건강하게 오래 살고 싶은 인간의 욕망에 도전하다

"To be or not to be that is question?"

돌이킬 수 없는 치명적 위기에 몰린 햄릿이 고뇌에 찬 일성으로 내뱉은 이 한마디는 인간이 직면한 생존의 위협 앞에서 늘 고민하던 실존의 외침이기도 하다.

인간이 자연으로부터 독립해 '인간만의 삶의 궤적'을 담은 역사를 쓰기 시작한 5000년 전부터 지금까지 인류의 간절한 염원은 영원히 건강하고 아름답게 오래 살고자 하는 욕망이 아니었을까.

30년 넘게 성형외과 전문의로 줄기세포 성형의 현장에 몸담고 있던 의사로서 현장에서 만났던 사람들의 바람 또한 아름답고 싶고 건강하고 싶고 늙지 않고 오래도록 살고자 하는 인류의 오랜 욕망의 크고 작은 희망들이었다.

이 오랜 인간의 숙원을 인류의 지성들은 불멸의 존재로, 유토피아의 갈구로, 영생의 길로 철학과 문학의 도구를 빌어 저만의 세계로 안내하곤 했다. 일찍이 석가모니의 생로병사의 고통이 인간의 유한성에 대한 일침이었다면, 예수의 부활은 영원히 살 수 있는 종교적 삶의 문제에 대한 인간의 희망이었다. 이후로 단테의 《신곡》에서 밀턴의 《실락원》으로, 다시 프루스트의 《잃어버린 시간을 찾아서》로 인류는 끝없는 유토피아의 세계로 오래도록 병들지 않고 건강하게 살고 싶은 원초적 욕망을 투사해 왔다.

이처럼 간절하게 삶에 대한 희망을 철학·문학으로 형상화했던 인간의 현실의 생은 그토록 간절하게 유토피아를 염원할 만큼 아프고 짧은 질병과 가난의 질곡 속 일생이었다. 무엇보다 인간은 웬만해선 40세를 넘기기가 힘들었다. 중국 천하를 통일한 진시황이 그토록 찾고자 했던 영원불멸의 '불로초를 찾아 나선' 삶도 불과 54세에 머물렀다. 진시황의 불사不死의 역정에 관한 목편 기록에는 '정찰을 나갔다가 54세에 객사했다'는 안타까운 사연이 전해져 온다. 진시황은 '수은'이 몸을 썩지 않게 한다는 민간요법을 믿고 수은을 먹고 몸에 담그기도 해서 수은 중독으로 사망했다는 설도 전해져 온다.

현대의학이 정립되기 전인 19세기까지도 인간의 평균수명은 40세에 불과했다. 인류학자들의 조사에 의하면 신석기, 구석기 때까지의 인간의 평균수명은 25세에서 40세에 지나지 않았다고 한다. 그러다가 중세시대를 거쳐 근대까지도 인류는 40세를 조금 넘게 평균수명을 유지해 왔다. 19세기 들어서 인류가 '근대의학'을 정립하고 감염과 세균 박멸, 위생의 문제를 생각하면서 늘어난 평균수명이 겨우 60세였다. 그리고 현대의학이 자리 잡게 되는 20세기가 되면서 인류의 평균수명이 비로소 70세가 된 것이다. 한마디로 WHO 기준으로 인류의 평균수명이 70세를 넘어가는 어마어마한 수명연장시대를 맞이한 게 불과 100년이 안 되는 짧은 시간인 것이다.

코로나 바이러스 감염증 치료의 새로운 희망으로 떠오른 줄기세포 면역기전

에이즈가 인류에게 끔찍한 타격을 주었고 말라리아 같은 오래된 감염병으로 매년 수많은 사람들이 죽는다 해도, 오늘날 전염병은 과거 천 년 동안에 비하면 큰 위협이 아니다. 대다수 사람들은 암과 심장병 같은 비감염성 질환으로 죽거나 단순히 노환으로 죽는다. 새로운 감염병은 주로 병원균의 우연한 돌연변이의 결과로 생겨난다. 이러한 돌연변이로 인해 병원균은 동물에서 인간으로 전파되고, 인간의 면역계를 극복하고, 항생제 같은 약에 내성을 지닐 수 있다. 인간이 환경에 끼친 영향 탓에 요즘엔 그런 돌연변이들이 과거보다 더 빠르게 발생하고 전파된다. 그렇다 해도 의사들은 병원균과의 전쟁에서 치열한 사투를 벌여 더 나은 지식을 축적하고, 그 지식을 이용해 더 효과적인 약과 치료법을 개발한다.

전염병은 세계사의 수많은 국면에서 엄청난 재앙으로 닥쳐왔었다. 1330년대 동아시아와 중앙아시아에 기습한 페스트균은 쥐와 벼룩에 실려 흑사병을 일으키며 아시아와 유럽, 북아프리카 전역으로 순식간에 퍼져 20년도 지나지 않아 2억 명에 가까운 사람이 죽었다. 그뿐인가, 1520년 스페인 함대는 멕시코에 상륙해 마야 원주민을 천연두로 몰살하게 했다.

감염성 질병의 공포는 첨단의학의 시대라는 21세기에도 그치지 않아 지금 세계는 중국 우한에서 발생한 코로나 19 바이러스로 전 세계가 보이지 않는 감염체와 필사의 사투를 벌이고 있다. 의료의 기술이 발달하는 만큼 인류를 괴롭히는 바이러스도 진화의 진화를 거듭하며 더욱 새로운 변종을 만드는 것이 생명체의 불변의 법칙인 듯하다.

그런데 이 실체를 알 수 없는 변종 바이러스를 퇴치할 만한 새로운 희망으로 줄기세포의 면역기전과 자기재생기전이 밝혀지면서 세계는 지금 줄기세포 치료에 온 관심이 집중돼 있다.

홍콩에서 날아든 이 짧은 기사 한 토막에서 우리는 미래의학의 가능성으로 떠오른 줄기세포의 놀라운 자기재생면역기능의 효과를 제대로 확인할 수 있다.

"신종 코로나 바이러스 감염증에 감염된 환자가 줄기세포 치료를 받은 후 놀라운 회복세를 보였다고 홍콩 사우스차이나모닝포스트가 보도했다.

쿤밍 대학 연구팀에 따르면 중국 윈난성(운남성) 쿤밍(혼명)에 위치한 병원 중환자실에서 2주 가까이 코로나 19 치료를 받던 65세 여성이 줄기세포 치료를 받고 나흘만에 산책을 할 정도로 상태가 호전됐다.

이 환자는 코로나 19 치료에도 상태가 악화되자 병원 윤리위원회와 환자 가족의 협의를 거쳐 지난 2월 9일부터 줄기세포 치료를 시작했다. 총 세 번의 줄기세포 주사를 맞은 그는 아무 부작용 없이 건강을 회복하고 있다.

세계보건기구의 임상시험 데이터베이스에 다르면 원난의 사례는 중국에서 코로나 19 환자를 치료하기 위해 줄기세포를 이용한 14가지 실험 중 하나다.

과학 논문 사이트에 올라온 한 연구논문은 "줄기세포와 다른 면역 조절체를 함께 쓰면 코로나 19 치료에 효과적이다"라고 주장했다.

줄기세포 기술이 여전히 논란이 되고 있지만 보건 당국과 의료 전문가들 사이에서는 폐와 간에 심각한 손상을 입히는 코로나 19에 줄기세포 치료법은 효과가 있다는 의견을 제기하고 있다고 홍콩 사우스 차이나모닝포스트는 전했다."

(출처 : 〈뉴스1〉 2002. 3. 2. 기사)

또한 우한에서는 BIH사의 중미 연구팀이 제대혈 기반의 줄기세포를 정맥주사하여 9명의 중증 코로나 19 폐렴환자를 후유증 없이 완치하였다고 보고했다. 이와 같이 줄기세포가 갖는 조직 재생능력은 매우 탁월하여 폐 손상이 심하게 오는 경우에도 자가조직 회복능력에 의해 질병을 치료하는 효과를 보여주고 있다. 물론 이것들이 약과 치료술로 검증되기까지는 별도의 자료와 시간은 필요하겠지만 말이다.

이번 코로나 19의 팬데믹 사태에서도 보여주듯이 대부분의 사망자가 70-80대 이상 면역력이 약한 고령층이거나 기저질환자가 위험에 노출되어 있는 것을 알 수 있다.

물론 평소에 면역력 증진을 위한 식생활 습관이나 운동 등이 도움이 될 수는 있으나 이번처럼 준비되어 있지 않은 상태에서 호흡기 질환에 의한 폐렴은 인간에게, 특히 면역력이 약한 고령군에는 치명적이 될 수 있다는 것을 보여준다.

이럴 때 만일 본인의 면역세포나 줄기세포가 보관되어져 있다면 얼마나 큰 도움이 되겠는가를 생각하면 우리에게 있어 세포 보관이란 미래의 내 건강과 생명을 담보해주는 가장 확실한 보험이 아닌가 싶다.

결국 사스, 메르스, 코로나 등 변종 바이러스와 인간의 대결에서 우리가 가질 무기는 면역 및 줄기세포에 있음을 여실히 증명하는 의미심장한 기사가 아닐 수 없다.

사람들이 가지고 있던 질환의 패턴은 우리가 알던 것보다 더 오래 전부터 전염병으로부터 비롯됐다는 것을 상기하게 된다. 사실 지금 세계적으로 코로나 바이러스가 전염병처럼 돌아 30만 명 넘게 죽었다고 놀라지만, 근세 유럽에서는 페스트로 유럽 인구의 3분의 1, 4분의 1이 죽었다는 건 엄연한 역사적 사실이다. 하지만 이런 식의 사망률은 또 새로운 변종 바이러스가 창궐한다면 모르겠지만 기본적으로 일상적인 질환은 아니다. 현재의 의학으로는 염증으로 죽거나 다쳐서도 피를 못 맞으면 죽을까, 수술을 못하거나 해서 죽지는 않기 때문에 질환을 바라보는 패턴이 예전과 근본적으로 바뀐 것이다. 치료라는 개념도 예전에는 당장 있는 질환을 수술하거나 약을 줘서 치료를 했다면 21세기의 인간은 불멸에 진지하게 도전할 것이다. 노화와 죽음과의 싸움은 인간이 그동안 해온 기아와 질병과의 싸움을 계속 이어가는 것이고, 이 시대의 문화가 지고의 가치로 여기는 인간 생명

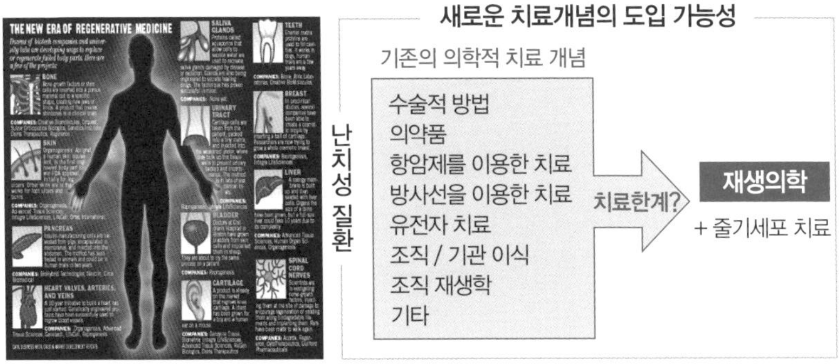

◆ 재생의학으로의 줄기세포 영역

의 가치를 증명하는 일이다. 현대의 과학과 문화는 삶과 죽음에 대해 전혀 다른 태도를 취한다. 이 둘은 죽음을 형이상학적 신비로 간주하지 않으며, 당연히 죽음에서 인생의 의미가 나온다고 보지도 않는다. 오히려 현대인에게 죽음은 해결할 수 있고 해결해야만 하는 기술적 문제이다.

21세기 재생의학의 중심은 줄기세포 치료

20세기까지의 의학적 치료 개념이 수술적 방법, 의약품, 항암제를 이용한 치료, 방사선을 이용한 치료, 유전자 치료, 조직/기관 이식, 조직 재생학과 같은 것이었다면 이러한 20세기의 치료 한계를 극복할 미래대안의학으로 떠오르는 것이 바로 재생의학이다. 그 중심에는 줄기세포 치료가 있다.

무엇보다 줄기세포가 상징하는 새로운 의학 개념은 바로 '자신의 세포로 질환을 원인적으로 없앤다'는 데 있다. 사실 현대의학이 줄기세포 치료의 개념인 '자기 세포 재생 치료'라는 새로운 미개척지에 도달할 수 있었던 건 외부의 기술적 치료들을 다 사용하고 나서 되돌아 본 자가 진료의 깨달음 같은 것일지도 모른다. 우리는 지금까지 병이나 상처의 치료기술로 약품을 쓰거나 수술도구로 병변 부위를 제거하거나 방사선을 쪼이거나 다른 사람의 장기나 기관을 이식하는 의학적 방법을 사용해 왔다. 그래서 얻은 결론은 그 방법으로도 치유할 수 없는 난치성 질환이나 몸이 노화해 생기는 퇴행성 질환은 어찌해 볼 도리가 없다는 일종의 의학의 한계 절감이었다.

그런데 자기 세포로는 이런 낫기 어려운 질환도 원인적으로 고칠 수 있다. 내 몸의 세포가 그곳에 자라 병변 부위를 아예 없애버린다는 치료 개념을 받아들임으로써 이제 현대의학은 대안의학으로 자가 재생 치료의 새로운 국면을 맞게 된 것이다.

예전엔 질환 자체의 치료에 국한된 의료행위였다면 이제는 예방적 치료, 재생 치료의 개념이 점점 '건강하고 아름답게 오래 살 수 있는 희망'을 인류에게 심어주고 있는 것이다. 예전에는 조금 무시했던 재생 치료라는 개념, 자가 치유능력을 가지고 치료하는 것이 과거엔 과학이 발달하지 못해서 할 수가 없었던 것이라면 지금은 여러 가지 빅데이터를 돌려서 수많은 유의미한 정보를 얻으면서 사람한테는 스스로 자기를 치료할 수 있는 여러 가지 체계들이 있다는 것을 알게 되었다. 그 중의 하나가 면역체계이고 재생의료체계인 것이다.

앞으로 미래의학이 어떻게 전개될 것인지를 나는 정확히 예측할 능력이 없다. 하지만 지금까지 과정을 놓고 보면 인간은 자가치유능력을 한껏 개발할 것이다. 그 의학적 노력의 중심에는 면역체계와 재생 가능체계가 있다. 면역체계는 면역세포들이 하는 것이고, 재생체계는 줄기세포가 한다.

일단 성체줄기세포 개념에서 볼 때는 성체줄기세포를 우리가 앞으로 더 연구하고 배양해 여러 가지 치료약을 만들 수 있는 개념들을 만들어 낼 것이다. 그로 인해 앞으로 재생 치료영역은 비약적으로 늘어날 것이다. 이 줄기세포영역은 이제 시작됐지만, 앞으로 미래는 치료 개념이 옛날같이 단순히 잘라내고 약을 주는 개념이 아니기 때문에 자기의 능력을 얼마나 더 개발하느냐에 따라 우리말로 하면 초인이 나올 수도 있다. 그러기 위해서는 자기 세포를 보관하는 것이 무엇보다 중요하다. 앞으로 줄기세포 치료술이 어떤 모습으로 첨단의학을 대신할 지는 알 수 없지만 분명한 것은 내 자신의 건강한 미래를 위해서 자기 세포 보관은 필수가 될 것이다. 앞으로 재생 치료영역은 단순히 약이 개발되거나 수술기법이 개발되는 것과 비교할 수 없게 비약적으로 발전할 것이기 때문에 줄기세포의 보관이나 의학술의 발달로 인한 인류 수명의 연장은 J자 커브를 그리면서 혁신적으로 좋아질 것이라고 많은 사람들이 예측하고 있다.

유전공학, 재생의학, 나노기술 같은 분야들의 눈부신 발전에 힘입어 점점 더 낙관적인 예언이 등장하고 있다. 그 시술은 단순히 질병을 치료하는 데 그치지 않고 노화하는 조직을 재생하고 손, 눈, 뇌의 성능을 높일 것이다. 다음 시술일 무렵에는 의사들이 새로운 약물, 성능, 장치들을 발명해 놓고 기다릴 것이다.

현재 재생의학에서 중요하게 다루는 **오가노이드 기술**은 인간의 발생 과정 및 질병 발병 기전에 대한 심층적 이해를 통해 인류가 예기치 못했던 분야까지 발전할 것이다. 신약 개발 시에도 약물의 효능·효과성, 안전성 검증을 위한 플랫폼이 구축될 것이고, 손상된 장기의 치료·재생을 위한 인공장기 개발 등에도 활용이 가능할 것이다.

또한 조직 이식 시에 주변 기관 및 환경과의 상호작용, 약물에 의한 영향 등의 연구를 통해 생체보다 간단하면서도 기존의 2차원 또는 3차원 배양법보다 훨씬 생체와 유사하여 정확한 결과를 도출할 가능성이 높다. 특히, 암환자로부터 얻은 줄기세포로 형성한 오가노이드를 활용하여 개인의 유전적 차이를 반영한 항암제 약물 효과검사도 가능할 것이다.

오가노이드 기술이 더욱 더 발전하면 자기 세포가 아닌 타인의 체외에서 배양한 줄기세포를 이용하여 각막, 연골, 피부, 혈관, 간, 심장 등 인간 생체의 장기와 같은 기능을 갖는 인공 조직이나 장기를 만들어 이식하는 기술인 생체조직공학이 더 발전할 것이다. 이는 곧 바이오 인공장기 등이 줄기세포를 활용한 궁극적인 치료방법이 될 것으로 기대할 수 있다.

대다수 사람들의 마음속에 깊이 서린 죽음에 대한 두려움이 죽음과의 전쟁에 거부할 수 없는 추진력을 제공할 것이다. 우리가 살아생전에 불멸을 얻지 못한다 해도, 여전히 죽음과의 전쟁은 다가오는 시대의 주력산업이 될 것이다. 인간의 생명은 신성하다는 우리의 믿음을

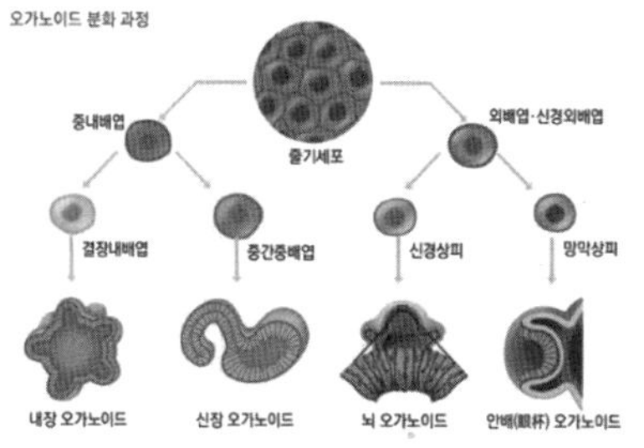

출처 : https://news.v.daum.net/v/oXXxsXVJFb?f=p

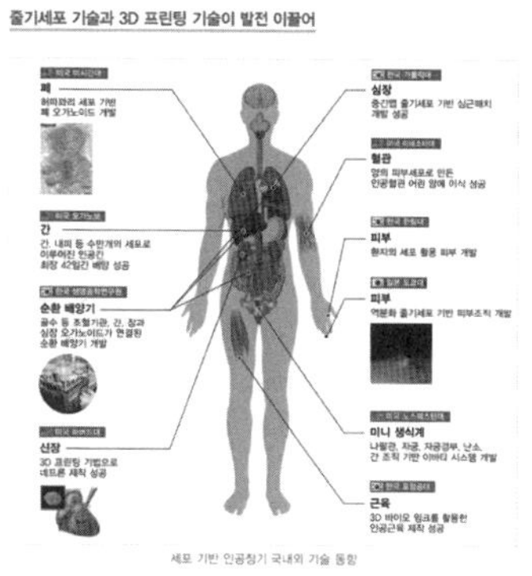

출처 : https://news.joins.com/article/22605557

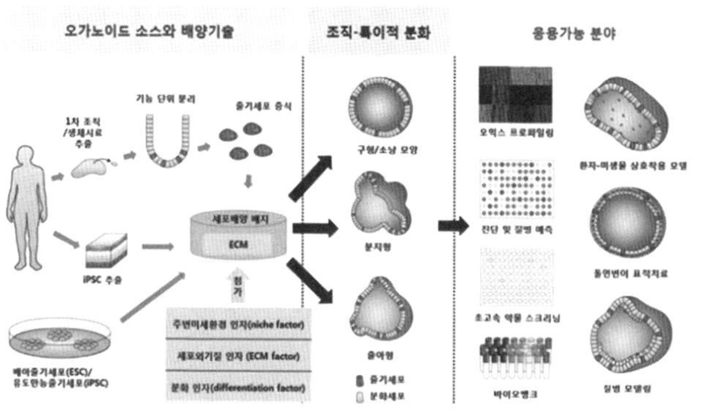

출처 : https://yesme.kiom.re.kr/Trend/articles/do_print/tableid/tech/page/5/id/1344/view_type/gallery

◈ 오가노이드 형성 과정과 활용 분야

고려하고, 여기에 기성 과학계의 역할을 더하면 죽음과의 인정사정없는 전쟁은 피할 수 없다는 결론이 나온다. 인간의 생명을 그토록 신봉하는 우리가 죽음을 손 놓고 받아들일 리 없다. 사람들이 어떤 원인으로든 죽는 한, 우리는 죽음을 극복하려고 노력할 것이다.

오가노이드(Organoid): 장기유사체

줄기세포를 3차원적으로 배양하거나 재조합해 만든 장기유사체로 미니장기, 유사장기라고도 한다. 신약 개발 및 질병 치료와 인공장기 개발 등의 목적으로 활용 가능하다.

정원장이 권하는
건강하고 아름다운
웰빙라이프 ①

면역력을 높이는 건강한 생활 수칙

면역(immunity)은 생물이 감염이나 질병에 대항하여 병원균을 죽이거나 무력화하는 작용, 또는 그 상태를 말한다. 유해한 미생물의 침입을 방어하는 작용을 한다.

태어날 때부터 가지고 있는 **선천 면역**
감염이나 예방 접종 등을 통해 얻는 **후천 면역**

햇볕 자주 쬐기

영양소 중 하나인 비타민 D는 스테로이드 호르몬으로 우리 몸의 거의 모든 기능과 세포에 영양을 주고 있으며 백신보다 약 3~5배 정도 높은 면역력을 가지고 있다.
비타민 D의 경우 한국인이 대부분 결핍이라고 해도 과언이 아니라는 발표도 있었다. 낮시간대에 햇볕을 쬐며 비타민 D의 생성을 유도하거나 외출을 자주 못하는 경우라면 건강기능 식품을 통해 섭취하는 것도 좋다.

물 많이 마시기

물을 많이 마시면 좋다는 말은 흔히 듣게 되는 말이지만 실천하기 어려운 경우가 많다. 특히 면역력이 가장 많이 떨어지는 환절기에 많이 마셔주면 좋다. 그러나 물 섭취 시 냉수를 마시면 소화나 혈액순환의 기능을 떨어뜨리기도 하지만 우리 몸의 체온도 함께 내려가기도 한다. 체온이 1도 내려가는 경우 면역이 약 30% 떨어지며, 혈액순환도 방해하기 때문에 따뜻하게 마시는 것이 중요하다. 아주 더운 경우가 아니라면 따뜻한 물을 자주 마시자.

소리내어 15분간 크게 웃기

현대생활에서는 적당한 스트레스는 생활을 활성화 시키지만, 과도한 스트레스는 면역을 감소시킨다. 피할 수 없는 스트레스는 만병의 근원이기 때문에 나만의 스트레스 관리법을 꼭 찾아야 한다.
우리가 과도한 스트레스를 받으면 몸에서는 신경체계를 보호하기 위해 '코르티솔'이라는 호르몬을 높게 분비하며 이때 면역력이 저하되기도 한다.
하지만 깔깔 소리내면서 크게 웃으면 몸의 백혈구가 증가하면서 코르티솔 호르몬 분비가 감소하며 반대로 면역력이 강화될 수 있다. TV 프로그램 시청 시 우울하고 어두운 장르보다 예능이나 코믹 장르 시청 시 깔깔깔 웃는 것도 좋은 방법이다. 실제로 미국 인디애나 주 메모리얼 병원 연구팀 논문발표 중 15초간 크게 소리내어 웃을 때 엔돌핀과 면역세포가 활성화되며, 심지어 거짓 웃음도 진짜 웃음과 비슷하게 인지하여 백혈구를 증가시킬 수 있다는 논문을 발표하기도 했다.
크게 소리내어 박장대소하기와 긍적적인 생각을 자주 하는 습관이 면역력 증진에 도움이 된다.

반신욕과 족욕

따뜻한 물(체온보다 조금 높은 36~40℃)에 15~20분 정도 몸을 담그는 반신욕이나 족욕 역시 몸의 면역력을 높이고 지방이나 혈액 속 노폐물 제거에 효과적이다.

신선줄기세포로 건강하고 아름다운 여성을

30여 년을 성형외과 전문의로 아름다워지고 싶은 여성들을 위한 미용성형에 전념하면서 누구보다 지방을 다루는 시술을 많이 했다. 보통 성형하면 쌍꺼풀을 하고 코를 세우고 턱을 깎는 수술을 떠올리지만 생각보다 지방을 이용한 시술이 많다. 특히나 여성들은 몸매가 망가지면 지방을 빼기도 하지만 나이가 들어서 얼굴에 살이 빠지면 어려 보이기 위해 지방을 넣기도 한다. 그래서 필자는 지방과 관련된 수술을 많이 하게 되었고 얼굴에 지방을 넣었을 때 어려 보이는 것뿐만 아니라 피부 개선 등 좋은 성형 결과들을 보면서 지방에 줄기세포가 많이 있고 유용한 세포가 많다는 것을 일찍부터 알게 되었다.

여성들은 40대 후반이 넘어서 어느 날 거울을 보면 눈 밑에 지방도 생기고, 흰머리도 늘어 염색을 안 하면 부쩍 나이 듦을 확연하게 느끼곤 한다. 그럴 때 갑자기 '아 나도 이제 좋은 시절 다 갔나 봐, 이렇게 늙었으니 원…….' 하며 자괴감에 빠지곤 한다. 그러다가 50대가 넘어가면 폐경과 호르몬 감소, 심리적 불안감, 외모의 열등감, 여기에 심리적인 허무함까지 4종세트로 몰려온다. 그럴 때 자기 얼굴을 보면 이게 누구지? 하는 자괴감이 불쑥 떠오른다. 그러면서 자연스럽게 지금까지 살아온 자신의 인생에 대한 보상을 받고 싶은 심리가 생겨나게 된다.

사실 병원을 찾은 내원자와 상담할 때 그들이 성형을 원하는 이유는 심리적 요인에 의한 동기부여를 위해 성형을 원하는 경우가 가장 많다. 농담 같은 얘기지만 남편이 바람을 피우면 요즘은 정신과로 가지 않고 성형외과로 더 많이 온다. 성형외과로 와서는 자신의 외모를 바꾸면서 스트레스를 푸는 경우도 있고, 외모를 통해 경쟁력이 생길 것이라고 막연한 믿음을 갖고 오는 분들도 있다. 보통 여성들이 심리적 변화가 생기면 헤어 스타일을 바꾸러 샵에 가듯이 요즘 여성들이 성형외과를 오는 목적 중 하나가 심리적 스트레스를 해소하러 오는 분들이 상당히 늘고 있다. 내가 상대하는 내원자들의 연령대가 높아지면서 언제부턴가 그분들과 공감대를 이루면서 차츰 기술보다는 그분들의 내면적 문제에 더 관심이 가게 되었다. 이분은 왜 지금 나에게 와서 필러를 맞으려고 하는 것일까? 이분은 남편분과 무슨 문제가 있어서 성형을 하려고 하시는 걸까? 그러면서 자연스럽게 환자들과 공감할 수 있는 능력을 더 키워야 할 필요성을 절감하게 됐다.

신선기질줄기세포 시술로 아름다운 건강을

우리 병원을 찾는 여성 내원자 중에는 이런저런 사연으로 병원을 찾는 이유도 제각각이다. 그중에 필자가 좀 인상 깊게 기억하는 50대

중반의 내원자들이 있었다. 이분들은 꼭 몇몇이 같이 와서 필자와 가정사부터 시작해 피부가 예전 같지 않다는 고충에 이르기까지 오랜 시간 수다스럽게 얘기하다 가곤 하는 좀 재미있는 환자분들이다. 그분들 중 리더격인 권혜란 씨는 한 6개월 전 고교 단짝친구의 손에 이끌려 우리 병원에 온 후 한 분 두 분 친구분들까지 모시고 와 내게는 무척 고마운 환자가 아닐 수 없었다. 그런데 이분들이 신나게 신변잡기며 중년의 성형에 관해서 한참 수다를 떨 때 보면 어떨 땐 좀 수위가 높은 데까지 얘기를 늘어놔 의사임에도 불구하고 좀 민망할 때가 종종 있다. 50대 여성 환자분들이다 보니 자연스럽게 화제는 미용과 성형에 대한 얘기에서 시작해 줄기세포를 맞으면 어디에 좋은지, 어떨 때 어떤 줄기세포 치료를 해야 하는지 물어오는 경우가 대부분이다. 이분들이 나누는 자신들의 걱정거리는 듣기에도 참 안쓰러울 때가 많다.

처음에 혜란 씨는 50이 넘으니까 피부도 탄력이 없고, 얼굴색도 자꾸 탁해지는 것 같다며 중년여성으로서 예전 같지 않은 몸 상태를 토로해왔다. 필자는 격의 없이 편하게 물어오는 혜란 씨에게 의사로서 호감을 느끼며 한번 세포검사를 받고 줄기세포를 할 것을 권유했다. 그러면서 병원의 줄기세포 프로그램에 따라 얼굴 미백에 좋아지는 줄기세포도 맞고, 주름도 제거하면서 필자와 점점 신뢰를 쌓아갔다. 주사를 맞으면서 효과도 좋은 것 같고 점점 병원에 신뢰가 쌓이자 어느 날 혜란 씨는 속에 넣어놓고 말하지 못했던 진짜 고민을 털어놓았다. 혜란 씨는 정신없이 살아오다보니 어느 날 50이 넘었고 소위 갱년기가 지나고 얼굴에 콜라겐이 빠지면서 피부가 처지고 주름이 생기면서 아침에 자기가 봐도 혐오스럽고 화가 날 정도로 외모가 마음에 안 들었다고 한다. 그러면서 자연스럽게 내가 봐도 내가 안 예쁜데 남편이 보면 어떨까 하는 두려움이 앞선다고 했다. 혜란 씨는 자신이 갱년기와 폐경기를 겪으면서 자기도 알게 모르게 남편이 어려워졌는데 남편도 자신을 부담스러워하게 될까 봐 겁이 났다고 했다. 그러면서 요즘은 예전 같지 않게 부쩍 자신감도 없어지고 남편도 잘 만족하지 않는 것 같다며 푸석한 얼굴만큼이나 부쩍 걱정이 많아졌음을 토로했다.

필자는 우선 그분에게 충분히 그럴 수 있다고 안심을 시켜드린 뒤 "여성분들은 걱정할 만한 문제가 있으면 충분히 성형외과적인 상담을 합니다. 그러면서 내면과 외면을 같이 하는 상담을 하곤 하죠. 아무래도 줄기세포를 한다고 하면 항노화 상담을 하면서 성형적인 테크닉과 함께 피부도 젊어지는 등 훨씬 더 좋아질 수 있습니다" 하고 그분에게 용기를 북돋아주는 말들을 해주었다.

신선줄기세포 시술은 의료기술로 치면 문제 부위를 원인적으로 재생시켜주는 뛰어난 혈관 재생능력 치료법이다. 여성이라면 누구나 아름답고 싶고 탄력 있는 피부를 유지하고 싶다. 그런데 50이 넘어 아이들 낳고 생활고에 시달리다 보면 어느새 얼굴색도 탁해지고, 피부도 탄력이 없어져 왠지 자신이 없어진다. 한마디로 예전 같지 않다는 자괴감과 김빠진 맥주처럼 몸이 헐렁해진 듯한 느낌이 영 사는 게 확 당기는 맛이 없어지게 되는 것. 여기엔 심리적 요인이나 몸의 기능 저하

등 여러 가지 원인이 있겠지만 아름답고 활력 있는 여성으로 다시 예전의 기운을 회복하길 원하는 중년여성에겐 줄기세포 시술도 꽤 효과 높은 원인 치료가 될 수 있다.

우선 여성의 질 개선 수술로 쓰이는 줄기세포 시술은 질 부분의 혈관 재생능력을 향상시키는 원인 치료 시술이다. SVF 주사를 질 부위에 맞으면 혈관 재생능력이 뛰어나 질 부위에 새 혈관이 생성되면서 재생 치료가 된다. 같은 이치로 남성의 음경에 SVF 주사를 맞으면 혈관 재생능력이 좋아져서 주위에 혈관이 많이 만들어져 발기력을 향상시킬 수 있다.

SVF-피부 미백, 주름 폄, 관절 연골 생성 등 탁월한 효과

여기에 여성이라면 누구나 원하는 백옥 같은 피부도 SVF를 맞으면 어느 정도 원인적인 효과가 가능하다. 난치성 피부 질환인 백반증의 치료제를 만드는 원리가 멜라닌 색소가 없어서 하얗게 보이는 피부에 멜라닌 세포를 이식하여 이 세포가 만든 멜라닌이란 색소가 피부를 햇빛으로부터 보호할 수 있게 하고 자연스러운 피부색을 갖게 하는 것이다. 유명한 가수였던 마이클잭슨의 얼굴이 하얗고 이상하게 보였던 질병이 바로 백반증이다. 피부의 진피 아래층에 존재하는 지방조직은 나이가 들면 세포의 기능이 저하되며 지방조직의 두께가 얇아지게 된다. 동시에 피부에 탄력을 주는 엘라스틴, 콜라겐 등을 분비하던 섬유아세포 등 피부의 구조와 기능에 관련된 세포들의 기능이 저하되어 주름이 생기고 탄력이 없어지게 된다. 아이러니하게도 이 지방조직이 충분히 두껍고 활성화 되어 있으면 오히려 피부의 멜라닌세포가 멜라닌 색소를 분비하는 기능을 억제하게 된다. 난치성 피부질환인 백반증의 치료제를 만드는 원리가 인체의 멜라닌 세포를 억제시켜서 멜라닌 생성을 줄이는 것이다. 그래서 피부 톤이 하얗게 되는 것이다. 그런데 우리 병원에서 SVF를 맞은 사람의 95%가 다 화이트닝을 느낀다. 지금 휴림바이오셀 연구소에서 개발 중인 백반증 치료제도 이런 원리로 만들어지는 제품으로, 동물 임상을 끝내고 현재 인체 임상에 들어가려고 준비 중에 있다.

또한 SVF는 중년의 주름을 펴는 치료법으로도 효과적으로 활용되고 있다. 유난히 주름이 많은 분들이 SVF를 진피층에 맞게 되면 피하지방층에 줄기세포가 들어가 주위에 있는 혈관을 더 생성시켜서 피부가 더 두꺼워지게 된다. 그러면 자연스럽게 얼굴을 펴주면서 주름이 사라지고 탄력이 개선되는 것이다.

따라서 SVF를 맞으면 피부의 미백 효과를 나타내서 화이트닝과 젊어 보이는 효과를 다 얻을 수 있는 것이다. 피부가 젊어 보인다는 의미는 주사 맞은 부위 주위에 혈관이 재생됨으로써 미백과 동시에 탄력이 생겨서 얼굴이 좋아진다는 것이다.

여기에 이미 굵게 패인 주름이나 처져 있는 주름은 물리적으로 올려줘야 하기 때문에 필요한 부분에 별도로 성형을 더 하는 것이다. 우리가 소위 말하는 성형이나 레이저를 하는 경우에도 줄기세포 주사를 같이 해주게 되면 효과가 높아질 수 있다.

SVF는 재생력을 도와주는 세포이고 성장인자가 나와서 회복력을 더 증가시켜 줄 수 있다. 그래서 지방 이식을 할 때도 단순 지방 이식보다 줄기세포를 섞어서 지방 이식을 하는 이유는 혈관내피세포가 주위세포로부터 혈관을 끌어들여서 이식한 지방 부위의 혈관이 살아있게 하는 원리이다. 배에 있던 지방을 얼굴로 이식해 가면 이식한 지방이 살 때까지는 혈관이 생겨야 사는 것이기 때문에 혈관이 빨리 못 생기면 이식한 지방이 다 흡수돼 없어져서 다 배설되게 된다. 그럴 때 이식한 지방을 지켜주는 게 SVF의 기능이다. 이식할 지방에 SVF를 섞어주면 혈관을 빨리 당겨 와서 지방이 빨리 생착되게 도와줘 지방 이식 생착률을 높여준다. 가슴같이 대량 지방 이식을 하면, 많은 지방을 가슴에 심어줘야 하기 때문에 이식한 지방이 혈관이 올 때까지 버티지 못하면 안에서 쉽게 흡수돼 죽은 세포로 없어지게 된다. 따라서 가슴 같은 대량 지방 이식을 할 때는 줄기세포를 섞어서 하면 좋다. 이런 원리로 인해 성형외과 의사들도 광고를 하고, 모병원은 SVF를 특화상품으로 선전하고 있다. 그런 것들이 다 줄기세포와 혈관내피세포의 뛰어난 재생 효과를 홍보하는 것들이다.

현재 지방줄기세포 중 신선기질세포를 이용해 치료하는 대표적인 분야가 주름, 피부 재생 등의 성형외과와 무릎관절 연골 재생의 관절 성형외과라 할 수 있다. 특히 성형외과 줄기세포 치료의 경우 가슴, 꺼진 이마 등의 부피 증가가 필요한 부분에서 탁월한 효과를 보이고 있다.

필자는 2012년부터 아시아 의료 한류 사업에 뛰어들어 줄기세포

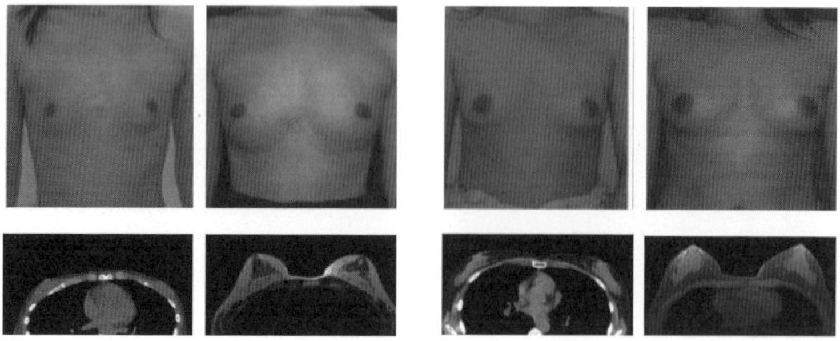

줄기세포 자가지방이식 가슴확대 전 후 사진

치료 전문 클리닉인 탑메디컬센터를 운영하며 줄기세포 시술의 탁월한 효과를 많이 봐 왔다. 줄기세포가 일부 지방세포로 분화할 때 혈관내피세포가 같이 이식되기 때문에 지방조직만을 이식했을 때보다 높은 생착률과 부피 유지 효과를 얻을 수 있으며 치료의 효과와 지속시간을 배가시킬 수 있기 때문이다. 자신의 지방줄기세포를 이용한 성형 시술은 자연스럽고 부작용이 적으며 치료 후 바로 현장에 복귀할 수 있다는 장점으로 인해 수술과 회복이 빠른 장점을 갖고 있어 중년 여성의 아름다워지고 싶은 마음을 제대로 사로잡을 수 있는 우수한 성형미용술로 점차 자리잡아가고 있다.

정원장이 권하는
건강하고 아름다운
웰빙라이프 ②

피부를 탄력 있게 유지하는 생활 · 식습관

1. 자외선 차단제 바르기

자외선은 피부 노화의 주범. 폭염주의보에는 가급적 야외활동을 삼가고 자외선 차단체를 필수품처럼 가지고 다니며 수시로 덧바르는 것이 좋다. 특히 코, 뺨, 귀 부위는 자외선에 가장 많이 노출되는 부위이므로 정성들여 꼼꼼히 발라야 한다.

2. 오색 채소와 과일 섭취하기

오색 채소와 과일을 하루 다섯 접시를 먹는 것이 이상적이다. 각각 폴리페놀, 라이코펜, 카테킨, 안토시아닌, 베타카로틴, 알리신 등 영양성분이 들어 있어 피부를 탄력 있게 유지하는 데 도움을 준다. 여기에 풍부한 단백질, 칼슘, 철분을 곁들인다면 금상첨화다.

3. 음주와 흡연 금지하기

피부 탄력 최대의 적은 음주와 흡연이다.

음주는 체내 수분 증발을 유도해 피부를 건조하게 만들고, 흡연은 진피층의 콜라겐과 엘라스틴 세포를 파괴해 탄력을 무너뜨린다. 30년간 흡연을 지속해 온 흡연자가 비흡연자보다 3배 이상 주름이 많은 것으로 밝혀지기도 했다.

4. 밤 12시 전에 취침하기

수면은 피부 탄력과 관련이 깊다. 잠을 제대로 못 자면 탄력섬유 재생을 더디게 만들 뿐 아니라 다크서클이 심해져 눈가도 처진다. 충분한 수면을 위해 밤 12시 이전에는 잠자리에 들어 피부 재생과 호르몬 분비가 원활하도록 하는 것이 좋다.

5. 매일 보습제 바르기

피부 타입에 따라 콜라겐과 엘라스틴 생성을 촉진하는 보습제를 매일 바른다. 제대로 피부에 보습을 해주면 목의 피부를 더 탄력 있게 만드는 데 도움이 된다.

6. 우유와 꿀을 이용해 팩하기

피부 영양을 주는 팩으로도 많이 사용하는 우유와 꿀은 피부 노화 방지와 피부 탄력을 지키는 데에도 좋은 천연재료이다. 우유 속 풍부한 단백질은 지친 피부를 달래주는 역할을 하기 때문에 예로부터 젊음을 유지하는 데 우유가 꾸준히 사용되어 오기도 했다. 보통 유통기한이 지난 우유는 버리는 경우도 종종 있는데, 버리지 않고 이 우유를 차갑게 보관한 다음 세안을 할 때 사용하면 피부 탄력 유지에 도움이 된다. 또한 잠자리에 들기 전 우유에 담가둔 화장 솜을 이용해 주름이 많은 목과 얼굴 부분에 팩을 해주면 피부 탄력에 아주 좋은 팩이 된다.

7. 피부 탄력 운동하기

얼굴 근육을 전체적으로 사용할 수 있는 피부 탄력 운동의 대표적인 것들 중 하나는 혀를 길게 내밀이 준 다음 눈과 눈썹까지 한껏 위로 올려주는 동작이다. 또한 눈썹 전체를 손으로 감싸주며 엄지손가락으로 광대뼈를 받쳐주는 상태에서 입술로 '오'자를 만들어주는 것도 효과적인 피부 탄력 운동이다.

8. 세안은 미온수로 하기

평소 세안을 할 때에도 너무 뜨겁거나 차가운 물로 세안을 하는 것보다 미지근한 미온수로 세안을 하는 것이 좋다.

또한, 세안 후에는 피부에 수분기가 남아 있을 때 바로 보습제로 피부의 보습력을 지켜주는 것이 중요하다.

9. 무리한 다이어트 NO!!

다이어트로 급격히 체중을 줄이면 탄력을 잃어 주름의 원인이 된다.

줄기세포, 남자는 자신감이지

우리가 '중년' 하면 '빈둥지 증후군'이니 '폐경기'니 '서글픈 노을 증세'니 하는 우울한 단어만 떠올리다가 '중년이 오히려 자신을 새롭게 발견하는 찬란한 전성기'라는 대목을 발견하면 중년의 '나이 듦의 미덕'을 되짚어보게 된다.

필자가 성형외과 전문의로 성형 시술에 전념할 때는 주로 4, 50대 여성들을 상대로 시술할 때가 많았다. 그러다가 최근 줄기세포 성형을 하게 되면서 4, 50대 남성환자들과도 상담할 일들이 많아졌다. 병원에 내원한 중년남성들과 상담을 하다보면 요즘 4,50대 남성분들이 겪고 있는 심신의 질병들이 생각보다 심각하다는 데 놀라곤 한다. 40대 후반에서 60대 중후반을 지나는 중년남성들은 사회와 가정에서 여전히 중요한 역할을 하고 있고, 관심 받아 마땅한데 자꾸 소외되는 것 같아서 속상하다고 속의 마음을 털어놓는다. 인생의 나이마다 저마다의 사연이 있겠지만, 특히 50대의 나이는 여러 모로 조금 더 특별할 것이다. 노년이라고 하기엔 아직 너무 젊고, 삶의 어떤 부분에서는 손을 내려놓아야 할 시기이기 때문이다. 자녀들은 품을 떠나 독립하고,

누군가는 청춘을 바친 자리에서 물러나야 할 지도 모른다. 몸과 마음에 큰 변화가 일어나기 시작하는 것도 이 즈음. 백세의 절반을 지났지만 여전히 절반을 더 살아내야 하고, 입지는 자꾸 좁아지는 것 같은데 책임져야 할 일들은 여전히 많다.

중년남성, 신체와 마음의 변화가 만드는 자신감 부족

이처럼 몸과 마음이 쉬 지치고 예전 같지 않은 중년남성들을 우울하게 하는 것들엔 어떤 것들이 있을까. 필자도 어느새 50대 후반으로 가는 나이라 동년배 중년들의 말 못할 고민이 어떤 것일지 궁금해 인터넷을 검색해보니 가장 많이 떠오른 단어는 단연 성 관련 연상어였다. 발기부전, 조루 등등. 그 다음으로 전립선관련 질환과 우울증, 음주문제, 피로와 자신감 결여가 떠올랐고, 탈모에 관해서도 심각한 고민을 토로하는 글들이 많았다.

50대를 보편적 수치로 설정할 순 없을 것 같고 '2020년을 지나는 50대'의 고민을 이야기해야 맞을 것 같다. 요즘 중년남성들의 고민은 빠르게 변하는 세대, 문화, 세태 속에서 나름대로 건강하게 살아왔다고 자부하는 자신의 기반이 흔들리는 것에서 오는 혼란이 가장 클 것이다. 과거에는 50대에 찾아오는 갱년기, 우울증 등의 신체적 변화, 혹은 갑작스러운 명예퇴직 등이 고민이었다면 지금은 우리와 너무 다른 아랫세대라는 외계적이고 낯선 우주와의 대면에서 찾아오는 당혹감이 마음을 힘들게 하곤 한다.

중년남성의 웃지 못할 일상 속 해프닝을 다룬 TV 속 코미디 프로나 〈극한직업〉 같은 영화에서는 종종 남성들의 성적 고민을 웃음코드로 활용하는 경우가 많다. 모 코미디프로에서는 부인이 화장하고 샤워하고 나오니 이를 지켜본 남편이 가슴이 덜컹 내려앉는 모습을 코믹하게 보여준다. 또한 영화 〈극한직업〉 속 형사반장이 통닭집에서 수사에 전념하다 오랜만에 집에 월급을 갖고 들어간다. 그러자 부인이 기뻐서 "여보 기다려 나 머리 푸니까"라고 말하자 남편이 "너 왜 이러니" 하면서 다시 밖으로 나가면서 "우리 나가서 얘기하자"는 대사가 관객들의 격한 공감을 자아낸다.

우리 병원에서는 줄기세포 남녀 성 성형도 할 때가 종종 있다. 필자에게 어느 날 줄기세포를 맞는 부부가 찾아와 남편이 아내의 질을 축소해달라고 부탁해 왔다. 그래서 부인을 검사해 보니 그 부위가 처진 것도 아니고 그 나이대에 적당한 탄력을 유지하고 있어서 별 문제가 없었다. 그래서 지나가는 말로 "선생님이 더 노력하셔야겠네요" 하고 우스갯소리로 넘어간 적이 있다. 줄기세포 병원을 운영하면서 가끔 성 성형 관련 문의도 받다 보니 환자를 직접 검사하곤 한다. 그때마다 느끼는 건 하나님이 사람의 인체를 만들 때는 다 하나는 커지고 다른 하나는 늘어나게 만들어서 웬만하면 남녀가 잘 맞도록 만들어 놓았다는 것이다. 그러니 그 크기나 탄력에 너무 집착할 필요는 없다. 다만 남자가 젊었을 때보다는 발기력이 떨어지고 자신감이 없어지는 건 나이 들면 나타나는 자연스러운 인체의 현상이다. 그러니 대기업 모 회장님은 호르몬을 맞는 분도 있고, 모 대학교수는 줄기세포를 해보겠다고 찾아오는 분도 있는 것이다. 남성들이 나이가 들어가면서 젊었을 때보다 발기력이 떨어진다면 그 또한 누구에게 말 못할 고민이기도 하고 자신감의 상실을 불러오는 일이 아닐 수 없다.

우스운 건 우리 병원 근처에 있는 S여성병원이 '여성 질 성형이 남성력 강화에 좋다'며 여성 줄기세포를 표방했더니 남성들이 더 많이 찾아오더라는 웃지 못할 상황은 요즘 남성들의 고민이 그만큼 더 깊다는 것을 방증하는 사례가 아닐 수 없다.

SVF의 세포 재생능력이 남성 고민 해결의 비법

여기에 또 다른 남성의 말 못할 고민은 바로 탈모이다. 탈모는 어려서부터 유전적으로 생기는 분들도 있지만 나이가 들어서 두피가 얇아지면서 머리카락이 자꾸 가늘어지다 결국 빠지는 탈모증상을 호소하는 분들도 많다.

머리가 탈모가 되는 사람들은 두피가 다 얇고 딱딱하다. 탈모환자의 머리를 만져보면 다 푹신푹신하지 않고 딱딱하다. 탈모환자들의 십중팔구는 머리카락을 나게 하는 모낭에 문제가 있다. 모낭에 이상이 있는 남성 탈모환자에게 SVF를 주사하면 죽어 있는 혈관 주위에 새로운 혈관이 생겨나게 된다. 그렇게 해서 모낭을 살린다는 게 우리가 두피 치료에 쓰는 SVF의 이론적 근거이다.

사실 SVF의 원리를 알고 나면 이보다 더한 재생 효과도 얼마든지 볼 수 있음을 알게 된다. 남성의 성기능 장애 회복은 물론이고 탈모환자들의 고민거리도 충분히 해결할 수 있다는 자신감을 가질 수 있는 건 바로 SVF의 혈관생성능력 때문이다.

SVF(신선기질세포)는 재생성 치유세포로 인체의 지방조직에서 채취하는 세포이다. SVF의 구성인자는 지방줄기세포와 섬유모세포, 그리고 면역세포와 혈관내피세포 등이 다 포함된 세포를 말한다. 이 세포는 다른 세포로 분화하는 줄기세포의 기능 플러스 다른 세포의 장점을 다 갖춘 세포라고 할 수 있다. 이 세포는 혈관을 생성하는 기능이 가장 발달돼 있는 세포이다. 따라서 SVF는 혈관하고 연결되어 있어서 이 세포를 주사하면 주사한 주위에 있는 혈관들을 끌어오는 작용을 한다. 그래서 재생세포이면서 혈관생성세포인 것이다. 따라서 SVF를 맞으면 그 주위에 혈관이 새로 생겨 주사 부위를 재생시켜주게 되는 것이다.

SVF를 쓰면 남성 해면체에 있는 주위혈관들을 더 만들어서 남성의 발기력을 더 좋게 해주는 경우도 있고, 머리에 놔주면 경화돼서 약해진 모낭의 주위혈관을 재생시켜 줌으로 해서 두피 치료가 되는 것이다.

젊은 중년, 외모와 내면 가꾸기의 조화로운 일상을

남성이 50대가 돼서 무엇보다 두려운 것은 신체의 노화현상으로 인한 자신감 결여일 것이다. 그것이 어떤 이에게는 성기능 장애로, 또 어떤 이에게는 전립선 관련 질환으로, 누구에게는 탈모로 나타나는 데에는 다 신체의 노화로 인한 자신감 결여로 이어진다는 데 문제의 핵심이 있다. 중년남성이 되면 누구나 정도의 차이는 있지만 조금씩 젊었을 때와 비교되는 신체의 이상증상이 하나둘쯤은 오게 마련이다. 그렇다고 해서 내 젊음 돌려다오 하기엔 지나가는 시간만 너무 아까울 뿐이다. 그럼에도 불구하고 이제는 산 날보다 살아갈 날들이 더 많은 인생 100세시대를 살아야 할 우리 중년남성들이다. 필자는 예전 같지 않은 몸의 노쇠현상은 줄기세포든 첨단의학이든 발달된 의료기술을 이용해 충분히 정상적인 인체로 되돌리는 방법을 게을리 하지 말라고 권하고 싶다. 물론 예전만큼 젊고 싱싱한 몸으로 되돌릴 수는 없겠지만 쓸 만한 몸으로 만들어놓을 수는 있는 게 최근의 의료기술이다. 여기에 더해 중년으로서 자신의 외모 가꾸기와 내면 가꾸기에 힘쓴다면 젊었을 때의 자신감 회복과는 근본적으로 차원이 다른 제2의 품격 높은 삶을 살 수 있을 것이다. 지금 중년들은 자신만의 시간을 할애하기에도 너무나 바쁜 사람들이다. 자신이 하고 싶은 취미생활도 해야 하고 몸과 마음에 지성과 교양을 채우는 자기투자도 해야 한다. 한마디로 나 살기도 바쁜 HOT한 인생을 사는 분들이 5060 젊은 중년들이다. 젊은 중년은 앞으로 평균 30년은 더 팔팔한 몸과 마음으로 살아야 하는 시대이다 보니 무언가 예전의 노인처럼 살 수는 없는 시대가 온 것이다. 이러한 고령사회로의 변화에 따른 중년 이후 세대의 변화는 나도 가꿔야 할 것도 많고 돈 들어 갈 일도 많으니 몸 걱정 할 시간에 어떻게 살 것인지에 관한 전략적 모색까지 필요한 세대인 것이다.

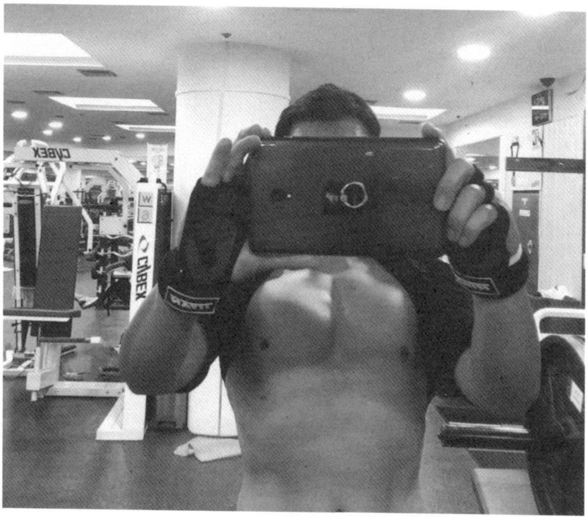

'운동화 1켤레가 닳아지면 1년 더 건강하게 산다' – 틈틈히 체력단련하는 저자

젊어 보인다는 것은 외모에 관한 것이지만 이보다 더 중요한 건 '나의 내면이 얼마나 젊으냐'는 것이다. 물론 사람인지라 외모가 젊어 보이고 싶은 것은 인간의 당연한 바람이다. 외모는 타고난 사람도 있고 열심히 가꿔서 아름다워지기도 하지만 단지 외모만으로 그 사람이 젊다고 단정 지을 수는 없다. '젊음'의 의미는 단순히 외모만으로 볼 순 없고, 하고 싶은 열정이 살아있다면 그 사람은 젊은 것이다.

중년의 섹시한 사람이 되려면 열정과 매력이 두루 갖춰져야 한다. 중년이 되면 세상 모르고 뛰어다니기 바빴던 청년시대와는 또 다른 중년만의 멋이 있다. 생활하면서 뭔가에 집중해 열심히 하는 모습은 아름답다. 어떤 일에 남보다 훨씬 자신만만하고 저만의 목소리를 내는 사람의 모습은 당당하다. 그렇지 않고 이미 노쇠하고 힘도 없고 매사에 자신감이 없는 중년을 섹시하고 매력적으로 느낄 사람은 없다. 중년의 매력은 충분한 경쟁력이 있다.

아름다운 건강을 원하면 줄기세포 항노화 관리를

요즘 주부들은 나름 눈코 뜰 새 없이 바쁜 스케줄을 소화해내고 있다. 그러다보니 정신없이 바쁘게 지나쳤던 일과를 뒤로하고 TV를 켜서 자신의 스타에게 시선을 주며 안락한 휴식에 빠질 때가 하루 중 가장 행복한 시간이다. 가끔은 〈도깨비〉를 보며 천년 동안 늙지 않는 거짓말 같은 공유의 귀공자 같은 모습에 흠뻑 빠지다가 어떨 때는 〈미스터 선샤인〉의 유진 초이 이병헌의 조각 같은 얼굴에 넋을 놓기도 한다. 그러다가 너무도 비교되는 남편의 외모에 한숨을 길게 내쉰다. 그래도 뭐니 뭐니 해도 중년여성들의 꿈같은 로망은 60이 넘어도 주름살조차 없는 여자연예인들의 아름다운 미모를 볼 때이다. 얼마 전 인기리에 방영된 KBS 드라마에서 열연한 청순가련형 J배우를 보면 어쩌면 저렇게 피부색이 탱글탱글하냐며 감탄하다가, 젊은 제자와 불륜을 해도 용서가 되는 50대의 K배우를 보면 군살 하나 없는 몸매에 불룩 나온 자신의 아랫배를 쳐다보며 잠깐 우울모드에 빠져들기도 한다.

아름다움의 유지는 꾸준한 관리가 생명

드라마와 영화에서 종횡무진하게 활동하는 K배우나 H배우, 책받침 미인 L배우는 세월이 지나도 여전히 청순미모를 잃지 않아 여성들의 부러움의 대상이 되고 있다.

그중에서도 얼마 전 인기리에 방영됐던 KBS 드라마 〈같이 살래요〉에 출연했던 J배우는 줄기세포 하면 빼놓을 수 없는 인물이다. 당시 J배우는 공교롭게도 줄기세포 치료제를 만든 N사의 화장품 모델로 주름살 하나 없이 하얀 얼굴색을 드러내 여성들의 부러움을 한몸에 받았다. N사 광고를 찍고 나서 사람들은 J배우에게 "아, 줄기세포를 해서 주름 하나 없이 피부색이 저렇게 하얗구나" 하고 말들이 많았다고 한다. 하지만 줄기세포 성형 전문의인 내가 보기엔 의학적으로는 맞는 말이 아니다.

줄기세포가 물론 얼굴에 미백을 주고 재생을 해주는 것은 맞지만 주름을 싹 펴주거나 갑자기 젊게 해주지는 않는다. 그건 꾸준히 관리받고 난 후의 얘기이다. 무엇보다 중요한 것은 이런 분은 타고난 것도 있지만, 자기를 위해서 그만큼 관리를 하고, 줄기세포도 보관해 필요할 때 쓰고 있고, 최신 정보를 들으면 그걸 실천에 옮기고 있기 때문에 가능한 것이다.

탑성형외과에서 하는 일이 텔로미어 검사에 의한 평생건강주기 관리와 줄기세포 성형 시술이다 보니 심심찮게 스타급 연예인들이 병원을 찾을 때가 있다. 필자도 좋아하는 국민배우 C씨가 언젠가 우리 병원을 찾아와 팬의 입장에서 진심으로 정성을 다해 관리 치료를 해준 적이 있다.

C씨는 직업상 밤샘촬영도 많고 제 때에 식사도 잘 못해 보기보다 몸이 축나는 직업 같다며 잠시 고충을 털어놓았다. C씨가 출연한 영화 얘기도 하고, 의사로서 50대의 건강 관리에 대해서도 약간의 조언도 해주며 검사를 기다렸다. 바로 옆에서 바라본 C씨는 아닌 게 아니라 무척 얼굴이 상하고 잔주름도 많았다. 그래서일까, 기다리는 C씨의 표정도 그리 밝지 않고 조금은 초췌해 보이기까지 했다.

C씨의 경우는 겉으로 볼 때는 과다음주도 안 하고 성실하고 건강하게 사는 것 같은데 영화라는 직업이 워낙 스트레스도 많고 생활패턴도 일정하지 않다 보니 결과를 예측하기가 어려웠다. C씨의 팬으로서 이렇게 훌륭한 배우는 자기 관리도 잘해서 우리 곁에 오래 오래 남아서 스크린에서 자주 봤으면 좋겠다는 솔직한 기원을 해봤다.

C씨는 그날 텔로미어 검사를 했고, 우려한 대로 텔로미어 결과가 생각보다 나쁘게 나왔다. 생체나이도 본인 나이보다 훨씬 많이 나왔다. 필자는 결과를 보고 영화팬의 한 사람으로 무척 안타까운 마음이 들었다. 그래서 병원에서 진행하는 줄기세포 관련 시술과 건강 관리에 대해 C씨에게 충분히 설명을 하고 병원의 관리 프로그램을 진행했다.

C씨는 그 후 정기적으로 병원의 줄기세포 치료도 하고 항노화 프로그램도 진행하면서 건강 관리에 많은 신경을 쓰면서 국민배우로서 자신의 위치에 걸맞는 자기 관리에 만전을 기하고 있다. 무엇보다 C배

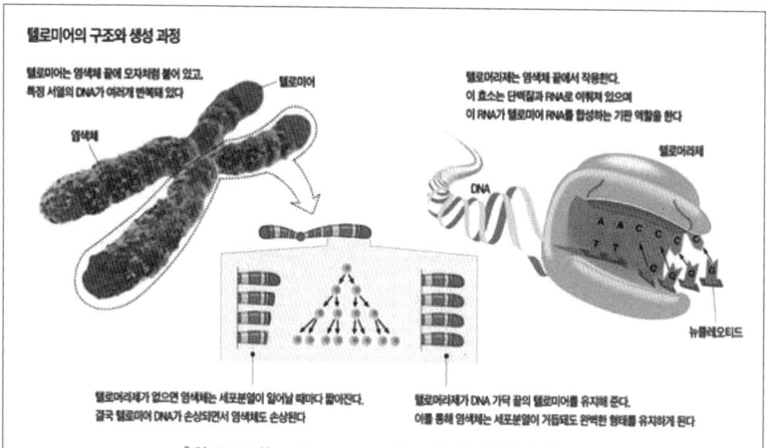

출처 : https://www.hankyung.com/news/article/2010111650361

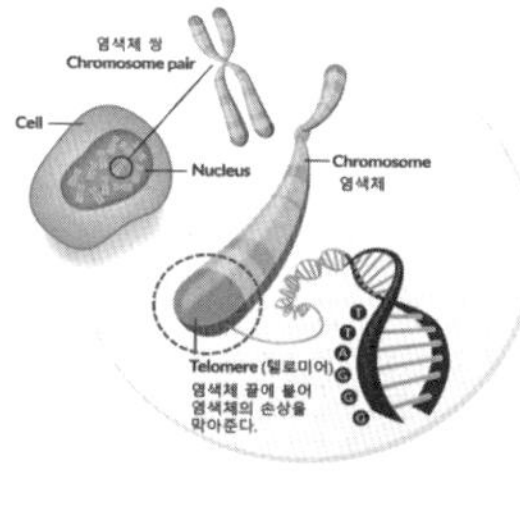

출처 : https://brunch.co.kr/@hesse24/78

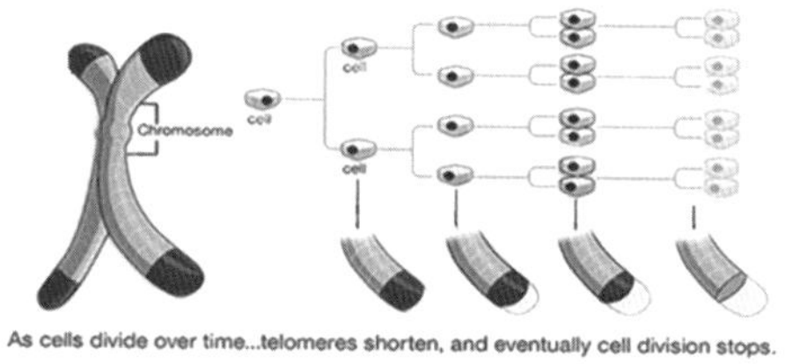

텔로미어는 세포분열이 진행될수록 길이가 점점 짧아진다.
텔로미어의 길이가 짧아지는 과정이 곧 노화이다.
[사진] https://www.tasciences.com/what-is-a-telomere/

우 같은 국민배우가 자신을 잘 관리해 건강하게 팬 곁에 오래도록 남아 좋은 영화로 우리를 더 즐겁게 해주길 바라는 팬의 마음으로 필자는 C배우의 줄기세포 치료 관리를 꼼꼼히 봐줬던 기억이 생생하다.

꾸준한 줄기세포 관리가 젊게 사는 비결

우리나라의 줄기세포 기술은 선진국 수준이어서 세계적으로 유명한 명배우들도 한국에 와서 줄기세포 관리를 받는 사례가 늘어나고 있다. 필자는 이름만 대면 알만한 유명인들을 직접 대하며 줄기세포 관리를 꾸준히 한 분들은 그렇지 않은 사람과 분명하게 비교될 정도로 건강하고 아름답게 중년을 보내고 있다.

자기 관리를 어떻게 하느냐에 따라 사람의 인생이 어떻게 달라지는지는 유명 연예인들의 사례를 통해서도 볼 수 있다. 드라마에서 활발한 활동을 하는 K배우는 67년생으로 올해로 54세이고, 방부제 같은 미모를 자랑하는 J배우는 58년생으로 올해로 63세이다. 그런데 이 분들을 가까이서 보면 다들 실제나이보다 훨씬 젊어 보이고 탄력 있는 피부를 유지하고 있다. 여기에 연륜이 쌓여서 필자가 보기엔 예전보다 훨씬 자연스러운 아름다움이 살아나는 느낌을 받게 된다. 반면 〈나 홀로 집에〉란 영화의 아역스타로 인기를 누렸던 메컬리 컬킨이나 중국 배우 주성치 같은 경우엔 자기 관리를 제대로 하지 않았는지 실제 나이보다 노안에다 피부나 외모도 많이 상한 것처럼 보인다. 이런 분이 좀 더 일찍 자기 세포를 보관해 놨으면 지금보다 훨씬 더 건강한 몸을 유지할 수 있지 않았을까 하는 안타까운 마음도 든다.

결국 평소 자신의 몸을 어떻게 관리하느냐가 나이 들수록 개개인의 차이를 극명하게 보여준다. 줄기세포 관리는 하루라도 젊을 때 하게 되면 그만큼 효과도 좋고 오래도록 건강하고 아름답게 살 수 있다.

대통령이 보증하는 한국 줄기세포 성형

대한민국은 줄기세포 성형 선진국이다. 섬세하고 디테일한 성형기술을 자랑하는 성형 전문의가 뛰어난 줄기세포 성형을 하고, 줄기세포 연구에서 둘째가라면 서러울 줄기세포 연구진이 첨단 줄기세포 치료법을 계속 내놓고 있기 때문이다. 그런데 이보다 더 든든한 지원군은 바로 대한민국을 이끌어가는 대통령들이다. 세계 어느 나라 지도자보다 우리 대통령들은 줄기세포 성형을 공개 비공개로 참 많이들 하셨다. 노무현 대통령은 나이가 들어 상안이 처지면서 눈썹이 자꾸 눈을 찔러 쌍꺼풀 수술을 해서 한국 안면 성형을 세계에 알렸고, 이명박 대통령은 머리숱이 자꾸 빠져 머리카락을 심어서 우리 모발기술의 우수성을 세계에 자랑했다. 이뿐인가, 헌정 사상 최초의 여성 대통령이었던 박근혜 대통령은 여성 대통령답게 미용성형에 아주 관심이 많아 우리 줄기세포 미용 등, 쁘띠성형 같은 우수한 기술을 전 세계에 홍보했다. 물론 박근혜 대통령이 줄기세포 성형을 했는지 안 했는지는 아직 확실하게 밝혀지지는 않았지만 최소한 실성형 등의 시술을 한 것 정도는 이미 언론보도로 온 국민이 다 아는 사실이다. 이처럼 최근 14년에 걸쳐 3대의 대통령이 성형을 하는 세계 유례 없는 대단한 성형홍보대사 역할을 톡톡히 하셨다.

아마도 지난 2000년의 황우석 사태로 불거진 줄기세포 공포증은 우리나라 최고지도자들이 우리 줄기세포 기술에 전혀 문제가 없음을 입증해 줘 사실상 줄기세포 성형 대중화시대로 가는 데 혁혁한 공을 세웠다고 해도 과언이 아니다.

대통령에서 시작해 높으신 분들만 자신들끼리의 정보로 아는 사람만 시술하고 치료했던 줄기세포 성형은 이제 서서히 VIP만의 비밀정보이기를 멈추고 하나둘 미용과 치료라는 두 마리 토끼를 잡기 위해 일반인들도 높은 관심을 갖는 단계에 이르렀다. 바야흐로 나만 모르면 손해 보는 줄기세포 성형의 대중화시대가 점점 우리 곁에 다가온 느낌이다.

줄기세포 성형 – 미용과 건강을 한꺼번에

줄기세포 성형은 크게 두 가지로 해석해 볼 수 있다. 우선 아름다운 몸으로 자신을 가꾸는 미용 개념의 성형이 있고, 다른 하나는 안 좋은 몸의 어느 부위를 좋게 만드는 건강 치료 개념의 성형을 들 수 있다. 첫째로 미용성형은 얼굴의 미백이나 지방 이식 시 줄기세포를 섞어서 하는 성형을 들 수 있다. 안 예쁜 사람을 예쁘게 하고 처진 몸의 부위를 탄력 있게 하는 미용성형이 하나 있다면, 오래 써서 노화된 부위를 다시 재생해 신체 기능을 회복하게 하는 건강성형이 하나 있을 것이다. 한마디로 예뻐지는 미용성형과 건강해지는 몸성형이 다 돼는 것이 줄기세포 성형이다.

너무 안 생긴 친구(?)가 김희선 사진을 들고 와 수줍게 내밀며 그렇게 해달라고 부탁을 하면 우리는 농담처럼 "너 다시 태어나야 돼, 내가 무슨 신이냐 널 어떻게 더 고쳐?" 하며 우스갯소리를 할 때가 있다. 요즘엔 고등학생이 성형 수술을 하고 나면 '새아빠 만났다'고 한단다. 성형의가 자신을 다시 태어나게 해줬다고 해서 아이들이 성형 수술하고 나서 "어제 저 새아빠 만났어요"라고 말한다는 것이다.

30년을 성형 전문의로 일하면서 요즘은 줄기세포까지 다루다 보니 내가 하는 이 분야가 신의 영역까지는 아니더라도 그 근처 어디쯤이 아닌가 하는 생각이 들 때도 있다. 사실 사람들은 줄기세포 시술은 안 되던 것을 되게 하고 기능이 멈추었던 걸 돌아가게 하는 다시 태어난 느낌을 가질 정도의 '재생기술'로까지 놀라운 의술로 생각하는 경향이 있다.

최근까지 국민들의 논란의 중심에 섰었던 박근혜 대통령은 역설적이게도 국민들에게 줄기세포 성형의 관심을 끌어올리는 데 큰 기여를 했다. 줄기세포 시술을 했는지 안 했는지는 아직 정확하지는 않지만 논란의 중심에서 관심을 끈 것만은 사실이다. 얼마나 대단한지를 자진해서 증명해 준 최고지도자로 기억될 것이다.

첨단재생의료법 통과로 줄기세포 치료 대상이 확대돼

필자가 외국에 가서 우리 병원을 찾은 고객들에게 강연할 때마다 하는 말이 대한민국이 성형강국일 수밖에 없는 이유가 바로 대통령을 비롯한 온 국민이 성형에 관심이 많기 때문이라고 말한다. 결론부터 말하자면 아름답고 건강하게 오래 살려면 몸성형을 해야 하는데, 그건 지방흡입 같은 성형이 아니고 내 몸에 있는 내 지방을 빼서 몸도 조금 다듬고, 줄기세포를 내 몸에 맞음으로써 호밍이펙트Horming Effect 효과를 봐서 몸을 다시 재생시킬 수 있다고 말한다.

지난 2019년 11월 '첨단재생의료법'이 국회 본회의를 통과했다. 이에 따라 지금까지 '자가 지방줄기세포 치료술'의 연구발전을 가로막고 있던 현행 의료법의 빗장이 풀림에 따라 국내 '근골격계 질환'의 재생 치료에 획기적인 진전을 기대할 수 있게 됐다. 그동안 현행법은 줄기세포의 증식과 배양을 제한함으로써 줄기세포 치료의 유효성 면에서 한계를 보여 특정환자의 경우 치료 효과가 미미했다. 그러다보니 우리나라에서 기술을 개발해 놓고는 자기 배양 세포를 가지고 일본이나 중국에 가서 줄기세포를 맞는 안타까운 일들이 비일비재했다. 그런데 이제 첨단재생의료법의 통과로 앞으로 줄기세포 치료에 있어 유의미한 효과를 거둘 수 있을 것이다. 특히 치료 대상의 확대, 즉 재생이 어려웠던 퇴행성 관절염 말기환자나 고령자에게도 실질적인 치료 효과를 거둘 수 있는 길이 열리는 셈이다. 물론 아직은 넘어야 할 산이 많지만 내년부터는 국가가 지정하는 난치병, 혹은 유관된 질환에 대해서 정부가 지정하고 그걸 줄기세포를 배양하도록 허용해 준다는 것이 첨생법의 핵심내용이다. 하지만 첨생법이 실제로 적용되려면 아직도 꽤 많은 시간이 걸릴 것이다. 먼저 첨생법을 적용할 수 있는 관계법도 제정돼야 하고 고시령도 나와야 하고 행정명령도 나와야 한다. 그래서 당분간은 보험으로 적용되기는 시간이 걸릴 것 같다. 다만 신의료기술에 지정이 되거나 진단을 받은 것에 대해서 줄기세포 치료제를 쓸 때는 일부 실손보험이 적용될 수 있을 것이다.

그 다음에 지방조직을 효소처리하여 얻을 수 있는 신선기질세포군SVF 같은 경우는 우리가 논문들을 내야 된다. SVF와 세포 배양은 다른 부분이다. 그래서 우리 병원 같은 경우는 탈모 임상을 한 이유가 탈모를 난치병으로 볼 것인가 안 볼 것인가의 문제는 남아 있지만, 탈모 때문에 고통받는 수백만 인구가 있는데 이들의 고통을 덜어주는 의미에서 탈모도 난치병으로 지정을 해달라는 것이다. 그렇게 되면 이번에 통과된 첨생법에 의해 탈모환자에게 SVF 시술을 할 수 있는 근거가 될 수 있다. 우리 입장에서는 백반증도 자연적인 난치병이기 때문에 그런 질병을 치료할 수 있는 약으로 만들 때 트랙이 빨라지고 배양으로 하는 트랙도 빨라지고 심의도 좀 빨라질 것이다. 이러한 현상들이 벌어지면서 앞으로 재생의학에 활력을 불어넣으면서 빗장은 풀어지게 될 것이다.

'줄기세포 치료술'에 쓰이는 줄기세포는 바로 '성체줄기세포'이다. 이 성체줄기세포는 이름처럼 다 자란 성체 즉 사람의 혈액, 지방, 골수, 신경, 근육, 피부, 탯줄혈액(제대혈), 태반 등에 존재하는 줄기세포를 말한다.

지방조직을 효소처리하여 얻을 수 있는 신선기질세포군SVF은 다양한 세포군을 포함한다. 신선기질세포군에 있는 다양한 세포군들을 전체로 사용하는 것이 더 효과적인 부분도 있다. 왜냐면 여기에는 지방 줄기세포, 면역세포, 혈관내피세포 및 섬유아세포들이 다 포함되어 있기 때문이다. 따라서 SVF를 쓰면 줄기세포의 원래 기능에다가 면역세포인 대식세포(마크로파지)가 있어서 손상된 조직을 정리하고 염증 등을 완화시킬 수 있다. 동시에 이식된 세포가 잘 살 수 있는 영양물질 및 노폐물의 통로인 혈관을 형성하는 세포들이 같이 존재하므로 더욱 좋은 효과를 내는 것을 알 수 있었다.

나만 관리받고 싶은 한국 줄기세포 성형

2012년도부터 동남아와 중국으로 미용성형 사업을 진출하다 보니 이 나라들의 VIP들을 많이 상대하게 되었다. 그러면서 자연스럽게 동남아 VIP 여성고객들의 독특한 성형취향을 발견하게 되었다. 뭐랄까, 아직은 한창 개발중인 나라의 특권층으로서의 자기들만 알고 싶은 고급정보의 공유랄까. 신당동 유명 떡볶이집 사장이 양념장 비법을 안 가르쳐 준다며 했던 '며느리도 모르고 손자도 모르는 나만의 레시피' 같은 것이라고나 할까.

한국에서 직접 시술받고 싶은 동남아, 중국 VIP

우리 병원을 찾는 동남아나 중국 고객 중엔 그 나라에선 이름만 대면 누군지 알만한 유명 연예인들이 줄기세포 치료를 받으러 많이 온다. 그때마다 항상 느끼는 건 부자도 나라마다 그 정도가 다 다르다는 것이었다. 우리만 해도 강남 사거리쯤 지나가면 몇 십억 자산가는 흔해 빠져서 대접받는 축에도 못 끼지만 베트남이나 태국, 중국쯤 되면 VIP의 개념이 천양지차이다. 워낙 상류층이 희소하다 보니 이들의 차림새나 병원에서의 행세도 여간 신경이 쓰이는 게 아니다. 그런데 이들이 좀 특이한 건 하나같이 자신만 특별한 치료를 받고 있다는 것에 대한 만족감과 우월감이 보기에 따라서는 '참 유난스럽네' 싶은 때도 있다. 무엇보다 베트남이나 태국, 중국에 우리나라 성형 시술이나 줄기세포 의료장비가 들어가 있는데도 굳이 한국에서 시술해야 제대로 효과를 봤다고 생각한다는 것이다.

병원의 단골 고객 중에 베트남의 탑스타이자 유명모델인 린 야키라는 여배우가 있다. 이 친구는 2007년도에 필자와의 인연으로 한국영화에 출연하게 되면서 그 프로듀서였던 감독하고 연결이 돼서 감독의 소개로 한국에 온 배우였다. 워낙 미모가 뛰어나 그렇게 큰 시술은 할 것이 없었는데도 본인은 간절하게 우리 병원에서 성형 관리도 하고 건강 관리도 하고 싶다고 말했다. 그래서 미백에 좋은 줄기세포 성형도 하고 자신의 몸상태를 알기 위해 텔로미어 검사도 했다. 베트남은 아직 의료시장이 발달돼 있지 않아서 첨단의료시설이 구비가 안 돼 한국에 와서 주기적으로 몇 년째 줄기세포를 꾸준하게 맞으면서 자신의 건강과 아름다움을 지키고 사업도 잘해서 유명한 대배우가 됐다.

또 한분의 동남아 사업가분도 기억에 남는 고객이다. 이분은 필자가 10년 전에 태국에 의료 사업으로 진출하면서 알게 된 비비클리닉 대표의 아버지인 쏨자이넉이라는 저명한 인사였다. 이분은 태국 재무차관을 지낸 유명한 분이고, 지금은 크게 사업을 하시는 태국에서는 대단히 성공한 사업가이다. 이분의 딸이 병원을 하고 있는데, 그 병원에 휴리셀을 수입해 가서 장비를 다 갖추고 있는데 유독 시술은 한국

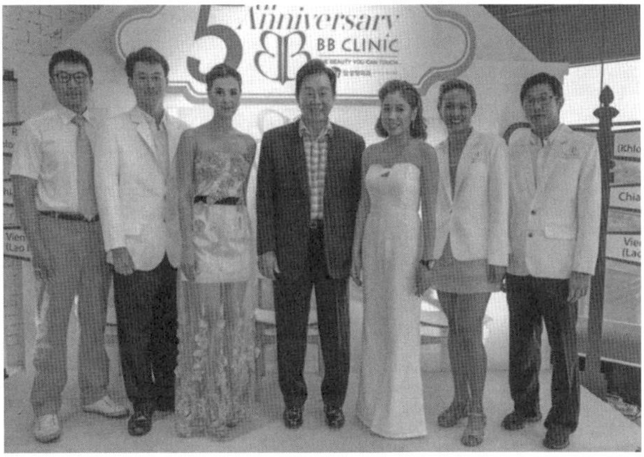

▲ 탑성형외과 협력병원인 BB클리닉 쏨자이녁 회장과 함께

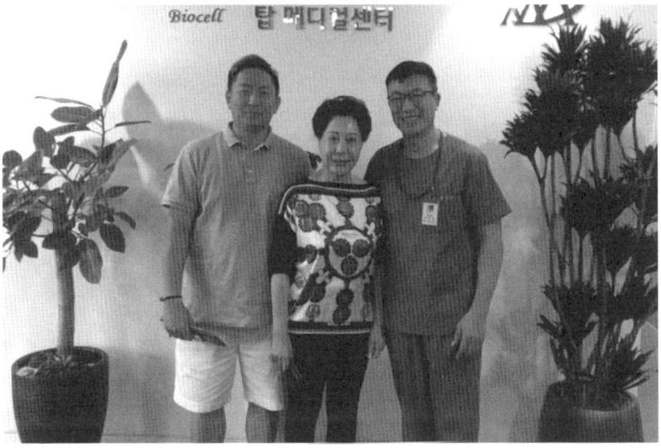

▲ 줄기세포 사업 관심으로 방한한 베트남 전총리 부인과 함께

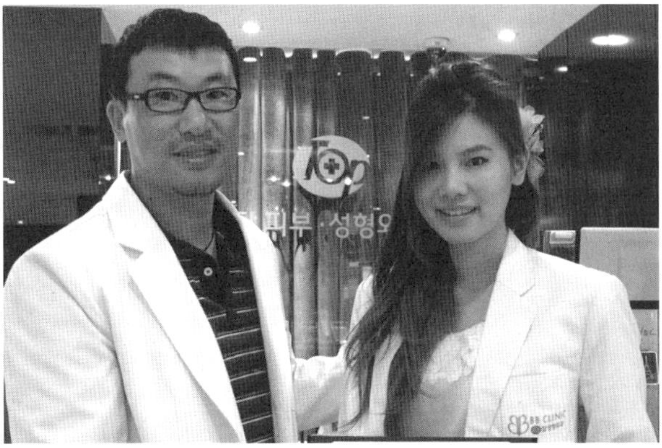

▲ 태국 배우 탄야와 함께

에 와서 한다. 실제로 태국 병원의 장비로도 충분히 줄기세포 시술을 받을 수 있지만 워낙 태국에서 VVIP여서 태국 의사에게 시술을 받는 것보다는 한국에 와서 나에게 직접 시술받기를 원했다. SVF는 세포를 분리해서 배양하지 않고 바로 시술 부위에 맞는 것이어서, 자신의 세포도 보관한 상태로 주기적으로 SVF를 맞으면서 건강을 관리하고 있다. 태국에서는 우리 의료기술이 훌륭하다는 것을 충분히 인정하고 있고 한국 장비로 태국 사람들이 많이 활용하고 있지만 쏨자이넉 대표 주위에 있는 VIP들은 상당한 고가로 한국에 직접 들어와서 시술을 받는 사례가 많다.

중국의 경우는 동남아 VIP와는 좀 결이 다른 줄기세포 성형을 오는 분들이 많다. 필자가 중국에서 근무했던 4년 정도에 만난 사람들은 초창기 중국 성형외과였기 때문에 지금보다 훨씬 더 보편화되기 전의 사람들이어서 상위 0.01%의 필자가 상상할 수 없는 어마어마한 재력의 부자나 연예인들을 많이 상대했었다. 그 후 의료관광이 활성화되기 전에 필자가 한국으로 귀임을 하고서도 그 인맥에 의해서 오는 환자들이 꽤 많았다.

중국의 대부호는 갑자기 큰돈을 벌어서 돈 개념 없이 한국에 와서 마구 쓰는 부류가 있고, 또 다른 부류는 권력이 있는 분들 중에 뇌물로 한국에 와서 시술을 하고 가는 경우가 있다. 이분들 같은 경우엔 이분이 와서 수술을 하면 결재는 다른 누군가가 한다. 그래서 그분들이 와서 쇼핑하고 의료관광하고 수술받고 하는 모든 비용을 스폰서가 다 지불하는 구조이다.

한국은 SVF와 지방줄기세포시장을 개척해야

2012년, 줄기세포를 막 시작할 때 줄기세포도 하고 미용성형도 해서 얼굴도 예뻐지고 몸도 젊어지겠다는 중국 부유층 여성들이 한국으로 많이 왔다. 이들은 명품 트레이닝복을 입어도 촌스럽고 뭔가 조합이 안 맞는 차림의 소위 졸부 여성들이었다.

그들이 한국에 와서 병원에 오면 첫인상이 딱 우리 식당에서 서빙을 하는 외국인 여성을 연상케 한다. 예의도 없는 것 같고 함부로 고성을 지르기도 하는 등 우리 간호사들이 보면 참 교양 없는 중년여성쯤으로 느끼게 된다.

이분들이 병원에 오면 이불 안 바꿔 준다고 클레임을 걸 때가 많다. 그런데 대한민국 어느 병원에서 매일 이불을 바꿔 주는가. 호텔도 아니고. 그런데 이 사람들은 그게 또 이해가 안 되는 것이다. 자신은 최고급 호텔에서 체류하고 있었는데 갑자기 덮는 이불을 며칠씩 써도 바꿔 주지도 않으니 그들의 입장에서는 무척 불쾌한 것이다. 자신은 중국 병원에 입원을 해도 그런 대우를 받고 있는데 한국에 와서 그 돈을 쓰러 왔는데도 병원 직원들이 자신들을 무시하는 것 같아서 불쾌한 것이다. 그리고 화장실 가도 변기도 일회용으로 쓰고 했는데 그런 게 안 맞는 것이다. 그래서 그런 컴플레인을 많이 한다.

한번은 이런 사례도 있었다. 이분들이 돈에 대한 개념이 좀 없다보니 하루에 230만 원 하는 리츠칼튼 스위트룸을 예약을 해놓고 왔는데 병원에 입원해야 한다는 생각은 못하고 온 것이다. 병원 담당자는 상담하는 날 이틀은 입원을 해야 한다며, 호텔은 이틀을 캔슬을 하라고

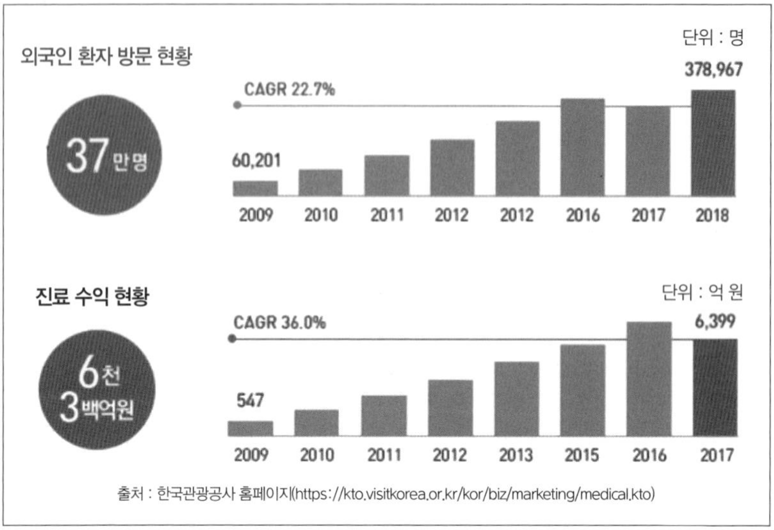

◆ 한국의료관광 현황

한다. 그러면 열에 아홉은 귀찮다고 캔슬을 안 한다. 그러고는 자기가 입원실에 있으니 직원에게 호텔을 쓰라고 한다.

그런데 그 사람들은 그런 서비스에 아주 익숙하다. 한번은 우리 병원 실장이 중국에서 온 고객을 좀 무시하다가 그분의 씀씀이에 놀라 정중하게 대한 적이 있다. 그분이 한 5일째 되는 날 몸이 괜찮아서 갤러리 명품관에 쇼핑하러 갔다. 그런데 쇼핑을 하면서 쿠폰만 180만 원을 받아온 것이다. 그런데 체류기간이 정해져 있다 보니 쿠폰을 기한 내 쓸 일이 없다. 그래서 자연스럽게 실장에게 그 많은 쿠폰을 그냥 줘버렸다. 그때부터 실장의 태도는 '존경합니다 사모님' 모드로 돌변한 건 당연한 결과였다.

중국은 이제 의료관광 10년차가 됐다. 그래서 중국도 웬만한 성형은 많이 따라왔기 때문에 자국에서 해결이 된다고 본다. 또 사드 이후로 한국에 대한 인식이 조금 떨어진 것도 있고, 특히나 최고위층들은 한국은 자기들보다 아래라고 인식한다. 경제적으로 자신들보다 아래인데 한류 같은 특별히 세계적인 것 몇 개만 인정해주는 분위기다. 그렇게 옛날같이 '온리 한국성형' 하지는 않는다. 중국도 성형기술이 많이 올라와서 앞으로의 중국 성형시장은 틈새로 가야 될 것 같다.

중국은 줄기세포와 제대혈이 많이 보관돼 있다. 그런데 우리가 하고 있는 SVF나 지방줄기세포는 아직 활성화되어 있지 않다. 아직도 중국은 제대혈에 주로 관심이 많다. 그래서 지방줄기세포 관련돼서는 선택의 폭이 많지 않기 때문에 한국에 많이 들어온다. 한국 연구소도 많이 방문하고 있다. 그리고 중국에서는 줄기세포 치료가 아주 고가로 인식돼 있다. 그러다보니 한국에 와서 줄기세포 치료를 하면 중국보다 더 비쌀 걸로 당연히 알고 있다.

줄기세포는 원래 비싼 종목이라고 인식하고 있어서 치료비에 대한 가격 저항이 없다. 그리고 선택의 폭이 넓지 않다. 특히 SVF의 경우는 우리나라가 강점인데, SVF 시술을 하는 클리닉이라고 해봐야 몇 군데 안 되는 게 한국의 상황이다. R사도 줄기세포 배양을 외국으로 나가서 하기 때문에 한국에서는 안 한다. 따라서 SVF를 하려고 하면 휴리셀 장비를 가지고 있는 휴림바이오셀이나 필자의 의존도가 커질 수밖에 없는 것이다.

중국은 현재 줄기세포 분야는 제대혈이나 세포 보관 쪽으로 관심이

가 있고 유전자 치료 쪽으로도 빨리 갔다. 어찌보면 줄기세포를 약간 건너뛴 느낌이다. 그런데 여전히 간엽줄기세포나 항노화시장에서는 유전자보다는 줄기세포시장이 있으니까 이 분야를 하려면 마땅한 데가 별로 없다. 그런 틈새를 노려서 집중적으로 공략을 해야 한다. 그래서 나는 SVF시장을 크게 본다. 배양은 누구나 하는 것이지만 SVF를 얼렸다 녹이는 기술은 쉽지 않기 때문에 나는 SVF 기술을 더욱 발전시키고 대중화하는 데 남은 도전과제가 주어져 있다고 생각한다.

줄기세포는 어떻게 이루어져 있는가?

현대의학에서 줄기세포 치료가 인류가 도달할 최첨단 의료기술 중 하나라는 데 이견異見을 제시할 의료인은 별로 없다. 지금까지 인류가 해온 의료술이 질환이 있는 부위를 제거하고, 병이 더 진행되지 않도록 약으로 처방하고, 병이 걸리지 않도록 미리 예방하는 데 중점을 둬왔다면 앞으로의 의료기술은 자기 몸 안의 세포로 자신의 병을 스스로 낫게 하고, 기능이 정지됐거나 미진한 부위가 제대로 기능하도록 병변 부위에 세포를 새로 나게 하는 차원이 다른 치료가 대세를 이룰 전망이다. 여기서 일반인들이 참 많이 헷갈려하고 복잡해하는 부분이 바로 그토록 중요한 세포가 어떤 계통으로 나눠지고, 각각의 기능과 역할이 어떤 것인지를 일목요연하게 알고 싶은 것이다. 중간엽줄기세포, 배아줄기세포, 만능유도줄기세포, 성체줄기세포, 지방유래줄기세포 등등 도대체 뭐가 그렇게 복잡한 건지 머리가 지끈거릴 만큼 아파오다 보면 정말로 '뭣이 중한디' 하는 핵심내용에 대한 정리가 그렇게 아쉬울 수가 없다.

기본적으로 줄기세포에 대한 이해를 위해서는 세포가 무엇이고 어떤 역할을 하는지를 알고, 큰 줄기에서 배아줄기세포와 성체줄기세포, 그리고 성체줄기세포를 이용해 인공적으로 만든 역분화줄기세포의 기능과 효과에 대해서 살펴보면 된다.

줄기세포의 구성 요소

먼저 줄기세포의 시작을 알리는 세포에 대해 알아보도록 하자.

우선 '세포'라는 용어는 1665년 로버트훅이라는 생의학자에 의해서 처음 사용되었다.

우리의 몸은 세포로 구성되어 있다. 세포들 중에서 모양이나 하는 일이 비슷한 세포가 모여 조직을 이루고, 비슷한 일을 하는 조직이 모여 기관을 이루는데, 위, 심장, 신장, 허파 등을 기관이라고 한다. 이들 기관이 모여 한 사람의 개체를 이루게 된다.

이해를 돕기 위한 설명으로 세포들이 모여 위벽을 이루는 조직이 되고, 위와 관련된 여러 조직이 모여서 위라는 기관이 된다. 위라는 기관은 소화기관의 한 부분으로 다른 소화기관인 간, 십이지장, 소장, 쓸개, 이자 등이 모여 소화기관계를 이루며, 배설계, 호흡계, 순환계 같은 여러 가지 기관계들이 모여 하나의 인체를 이룬다.

기관과 조직을 이루고 있는 세포들은 일정한 수명이 있어, 수명이 다하게 되면 새로운 세포로 대체돼야 한다. 이렇게 수명이 다한 세포를 대체해주는 세포가 만들어지려면 계속 분열을 하는 미분화세포가 있어야 하는데, 그 역할을 수행하는 세포가 바로 줄기세포stem cell

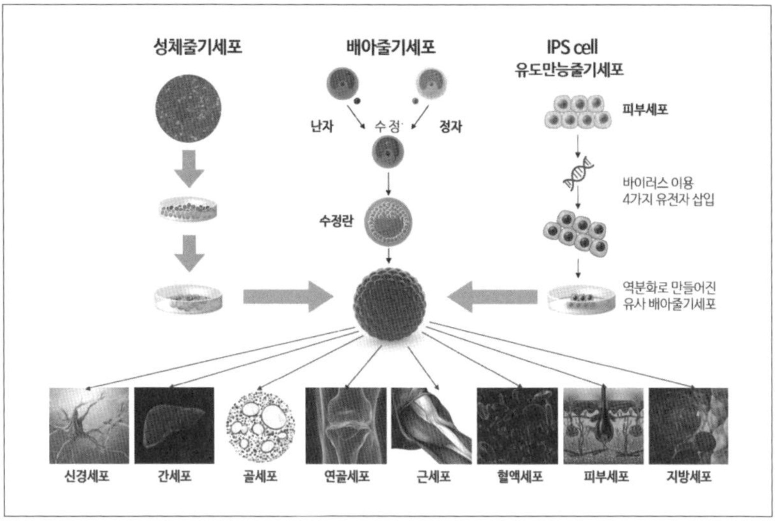

◆ 줄기세포의 종류

이다. 세포는 한번 만들어지면 영원히 살 수 있는 게 아니고 자기 수명이 있어서 그 수명을 다하면 사멸하게 된다. 적혈구는 태어나서 죽는 데 한 120일 정도, 백혈구는 10일 정도만 살 수 있다. 우리가 넘어져서 무릎에 피가 나도 금방 새 살이 돋는 건 상처 부위에 새로운 피부세포가 생기기 때문인데 그건 피부세포를 만드는 공장인 줄기세포가 있기 때문이다.

줄기세포의 인체 기능 재생 기전

의학전문가들은 흔히 '줄기세포는 어린이다'라는 말을 많이 하는데 이 말은 어린아이가 자라서 어떤 사람이 될지 알 수 없듯이 줄기세포도 어떤 세포나 조직으로 분화될지 모르는 미분화세포이기 때문이다.

줄기세포는 인체의 다양한 부위에 존재하며 미분화 상태의 세포로 다양한 기능의 세포로 분화할 수 있는 능력과 스스로 재생하는 능력이 있어 손상되거나 노화된 세포를 대체하는 잠재력을 가지고 있는 세포이다. 따라서 스스로 손상되거나 퇴화된 조직으로 이동하여 분화를 통해 인체의 기능을 원상태로 회복하게 한다.

조직재생은 손상된 조직세포를 재생시켜 조직의 기능을 회복시키는 것을 말하며, 이때 분화되지 않은 줄기세포는 손상된 조직의 세포로 분화하여 조직을 재생하는 기능을 하는 것이다. 이중 주변 분비물 촉진 기능은 이식된 줄기세포가 콜라겐, 호르몬 등 성장인자를 포함하는 다양한 물질을 발현하여 주위세포에 영향을 주어 인체 내 조직 개선의 기능을 한다. 면역조절 기능은 지방줄기세포 자체가 가지는 면역조절 효과도 있지만, 줄기세포 이외의 SVF 성분의 하나인 마크로파지(대식세포)가 면역세포이며, 외래성 물질을 포식하는 작용을 하여 면역에 관여한다. 또한 SVF에는 혈관내피세포도 상당 수 존재하며, 이 세포가 혈관 재생 및 신생혈관의 생성에 영향을 주어 손상된 혈관을 재생하고 혈액 공급을 원활히 한다.

배아줄기세포, 성체줄기세포, 역분화줄기세포

줄기세포는 크게 3가지가 있는데, 정자와 난자가 만나 수정된 수정란의 분열을 통해 형성되는 '배아줄기세포'와 탯줄이나 골수 등으로부터 얻을 수 있는 '성체줄기세포' 그리고 성체의 조직세포를 이용해 인공적으로 만든 '역분화줄기세포'이다.

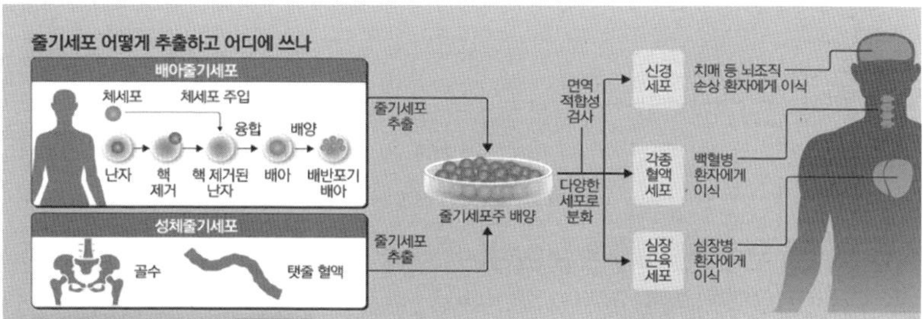

성체·배아줄기세포 비교

구분	성체줄기세포	배아줄기세포
특징	골수·제대혈에서 뽑은 줄기세포	배아(수정란)에서 추출한 줄기세포
장점	골수 등에서 줄기세포 손쉽게 추출	면역 거부 반응 작고 다양한 장기로 분화 가능
단점	분화능력 낮고 개인에 따라 효과 차이	난자 사용에 따른 윤리 논란
개발 정도	치료제 시판	임상 중

◆ **성체줄기세포 / 배아줄기세포 차이**(출처 : https://www.mk.co.kr/news/it/view/2018/05/326978/)

배아줄기세포는 수정란에서부터 만들어지기 때문에 우리 몸을 구성하는 모든 종류의 세포를 만들 수가 있다. 또 특별한 환경만 만들어 준다면 실험실에서 무한정 만들어낼 수도 있다. 또 배아줄기세포는 노화가 되지 않는 세포이기 때문에 한 개의 배아줄기세포만 있어도 몇 십만에서 몇백 만 명이 넘는 환자를 치료하는데 이용할 수도 있다.

배아줄기세포를 얻을 수 있는 방법은 유산된 태아를 이용하는 방법과 냉동배아를 이용하는 방법 외에도 한 가지가 더 있는데 바로 복제배아를 이용하는 방법이다. 복제배아라는 것은 사람의 몸에서 체세포를 떼어내서 체세포 안의 핵을 뽑아내고 핵을 없애버린 난자에 체세포의 핵을 집어넣는 방법으로 얻는 세포이다. 핵을 뺀 난자에 체세포의 핵이 만나는 것인데, 냉동배아는 정자와 난자가 만나는 것이지만, 이 복제배아는 체세포의 핵이 난자에 들어가는 것이다. 이것은 줄기세포를 대량으로 만들 수가 있지만 윤리적인 문제로 논란이 되는 방법이기도 하다.

이렇게 만든 배아줄기세포는 간, 콩팥, 근육 등과 같은 각종 신체 기관을 구성하는 세포로 분화할 수 있는 전분화능全分化能, totipotency을 지니고 있어 손상된 장기나 신경을 대체할 수 있는 세포 치료법의 도구로 주목을 받고 있다.

한국에서는 2001년 마리아 생명공학연구소의 박세필 박사팀이 인간의 배아에서 줄기세포를 만들어내는 데 성공했다.

위의 내용으로 보면 배아줄기세포가 성체줄기세포보다 좋다고 쉽게 단정할 수 있지만 배아줄기세포는 윤리적으로 문제가 있기 때문에 사회적으로 많은 제재를 받고 있다.(배아줄기세포는 수정란에서 뽑아낸 것이기 때문에 배아줄기세포가 빠진 수정란(생명체)은 죽게 된다.)

배아줄기세포는 윤리적인 문제 외에도 다른 문제가 있다.

예를 들어서 고무공을 던졌을 때 어디로 튈지 예상할 수 없듯이 배아줄기세포도 우리 몸을 구성하는 모든 세포가 될 수 있다고 했는데, 원하지 않는 세포, 악성세포인 암 같은 세포도 될 가능성이 있다는 것은 아주 큰 문제점이라 볼 수 있다.

배아줄기세포가 수정란으로부터 만들어지는 원시세포라고 한다면, 성체줄기세포는 성인의 몸에 존재하는 줄기세포를 지칭한다.

성체줄기세포는 1961년 틸과 맥클로흐라는 학자가 실험용 쥐를 대상으로 연구를 하여 발견하였다.

줄기세포는 우리 몸의 대부분의 조직에 존재하며 특히 골수, 제대

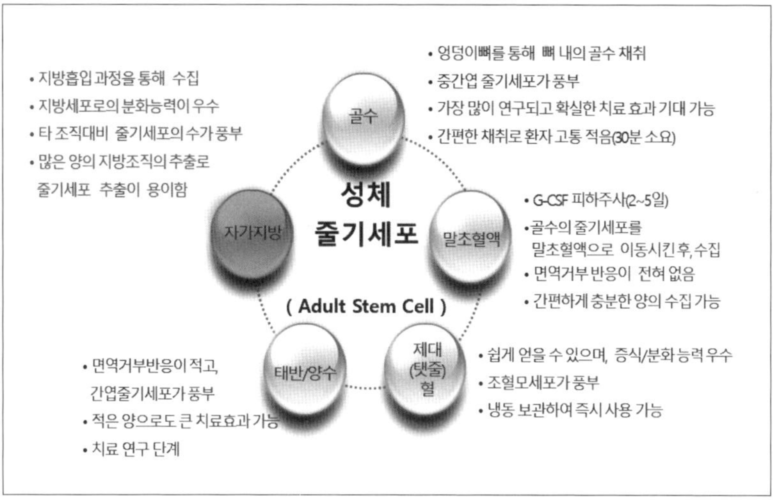

혈, 지방조직 등에 다량 존재한다. 성체줄기세포를 이용한 치료법은 환자 자신의 신체조직에서 줄기세포를 분리하여 자신의 질병 치료에 사용하기 때문에 면역 거부반응과 같은 문제점도 해결할 수 있다는 장점을 지니고 있다.

성체줄기세포는 골수, 지방, 제대혈, 치수 등에서 채취할 수 있다. 가장 먼저 유효성이 알려진 것은 골수줄기세포이다. 그러나 채취 시 통증, 많은 양의 줄기세포 획득이 어려운 점이 있고, 제대혈은 출산과정에서만 얻을 수 있는 단점이 있다.

이에 비해 지방줄기세포는 지방 채취 후 쉽게 많은 양의 줄기세포를 얻을 수 있으며, 최근 다양한 효과가 검증되어 다양한 줄기세포 치료제로 이용되고 있다. 지방줄기세포의 장점은 일정 단위 부피당 함유하는 줄기세포 수가 많고, 한번에 많은 양의 지방조직을 채취함으

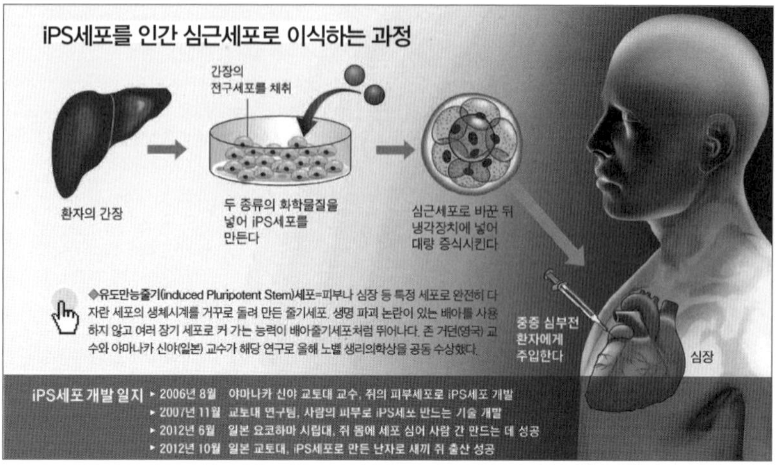

◆ **유도만능줄기 심근세포이식**(출처 : https://news.joins.com/article/9567775)

로써 확보할 수 있는 줄기세포 수가 훨씬 늘어날 수 있다. 또한 자신의 세포를 사용하기 때문에 면역 거부반응이 거의 없다. 또한 지방줄기세포는 지방조직만이 아니라 연골, 골, 신경조직, 혈관조직 등 간엽조직 재생과 간세포, 신장, 심혈관 재생 등 다양한 조직을 재생할 수 있는 것으로 알려졌다.

역분화줄기세포(또는 유도만능줄기세포)는 성인의 피부나 혈액 등 이미 어른이 된 자기 자신의 세포를 거꾸로 되돌려 미분화 상태의 세포로 역분화시켜서 배아줄기세포와 거의 동등한 전분화능을 가지게 된 세포를 말한다. 이 경우 타인의 난자를 사용하는 데 따른 윤리적인 문제도 없고, 체세포로부터 복제 과정을 거치지 않고도 환자의 유전자와 일치하는 전분화능을 얻을 수 있어 세계적으로 활발하게 연구되는 세포이고, 2012년에는 이러한 역분화 기술에 노벨 의학상이 수여되기도 하였다.

역분화줄기세포는 환자의 체세포를 역분화시켜 면역 거부반응을 해결할 수 있지만, 배아줄기세포와 마찬가지로 기형종과 같은 종양을 일으킬 가능성을 완전히 배제할 수 없는 상태이다. 최근 일본과 한국에서 역분화줄기세포를 환자의 임상 치료에 적용시키는 연구가 활발히 이루어지고 있지만, 아직은 대부분이 안전성과 효과를 측정하는 연구단계이다.

배아줄기세포와 성체줄기세포가 모두 장기 및 조직의 재생에 응용될 수 있다는 점은 동일하지만, 이 둘은 세포학적 특성에 있어 매우 상반된 특징을 가지고 있는 것이 알려지게 되었다. 즉, 배아줄기세포는 세포 증식 쪽으로 치우친 경향이 있는 반면, 성체줄기세포는 세포의 분화 쪽으로 기능이 발달한 양상을 보이는 것으로 생각되고 있으며, 이에 따라 두 종류의 세포에 대한 기술적 접근이나 세포 치료를 위한 연구의 방향에 대한 접근이 서로 다르게 발전할 것으로 보인다.

줄기세포, 미용과 건강을 지키는 안티에이징의 해법

현재 의료 산업화 과정에서 중요한 미래가치로 대두되는 사업이 셀뱅킹 사업이다. 이는 곧 고령화에 따른 의료비 비용 부분과 미래 건강 측면, 그리고 재생 치료 분야에서 확실히 중요한 의료 분야로 대두될 수 있다. 특히 지방유래 자가 줄기세포는 신선줄기세포SVF의 무한가능성을 선도하는 역할을 하는 큰 시장으로 발전할 확률이 높다. 이는 현재 지방유래 자가 줄기세포를 활용한 바이오 분야와 신약 분야에서 눈에 띄는 눈부신 성장을 이루고 있으며 실제로 의료기관이나 재생 성형목적의 성형의료기관에서 이미 많은 세포 보관이 이루어지고 있다.

현재 우리 탑성형외과에서도 자가 면역 질환의 실사례를 공유하고 있으며 관절 치료나 항노화 부분에서 배양 없이도 자가 치료가 가능한 시술 방법을 모색하고 있는 중이다. 현재 탑성형외과는 지방을 빼고 넣는 시술 분야에 가장 효과적인 시술과 많은 경험을 갖고 있다. 물론 성형외과 전문의로서 줄기세포의 가능성을 보고 연구를 하는 단계에서 좀 더 많은 공부를 해야 하는 과제가 내 앞에 놓여 있다. 그런

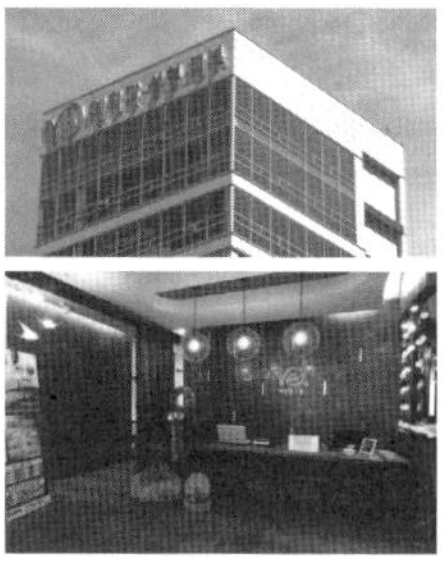

▲ 예 성형외과

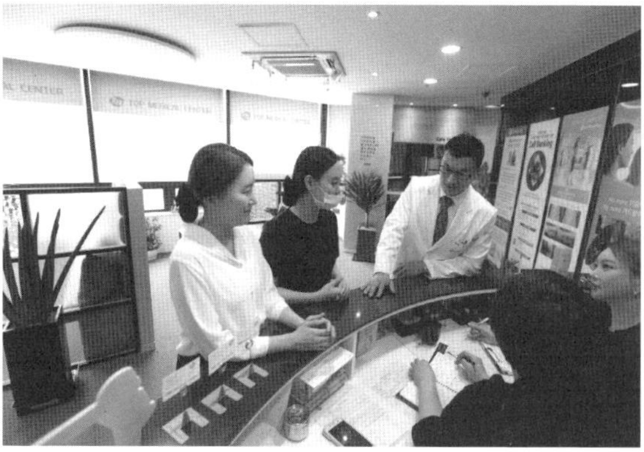

▲ 탑성형외과 강남

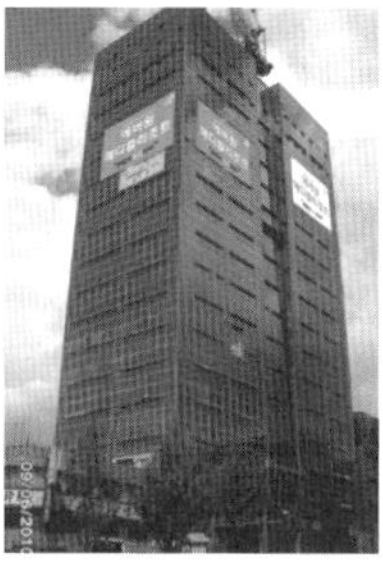

▲ 에버원 메디컬리조트

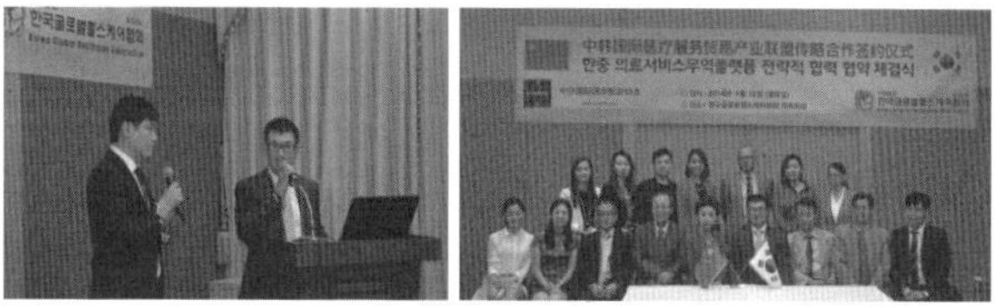

▲ 한국글로벌헬스케어협회

◈ 탑성형외과 변천 역사

연유로 관심을 가지고 줄기세포 분야에 들어와 보니 내과나 일반생리학과 의사들도 많이 줄기세포 치료를 하고 있지만 성형외과 전문의도 이들 못지않게 줄기세포 분야에서 활발히 활동하고 있음을 알게 되었다.

셀 뱅킹 사업은 초고령화사회의 확실한 자가 치료의술

1995년에 개원해 탑 성형외과를 거쳐 SF 클리닉, 예 성형외과, 에버원 메디컬리조트에 이르기까지 다양한 형태의 메디컬 비즈니스와 성형외과 운영을 20여 년간 앞만 보며 내달려 왔다. 그러던 중에 국내

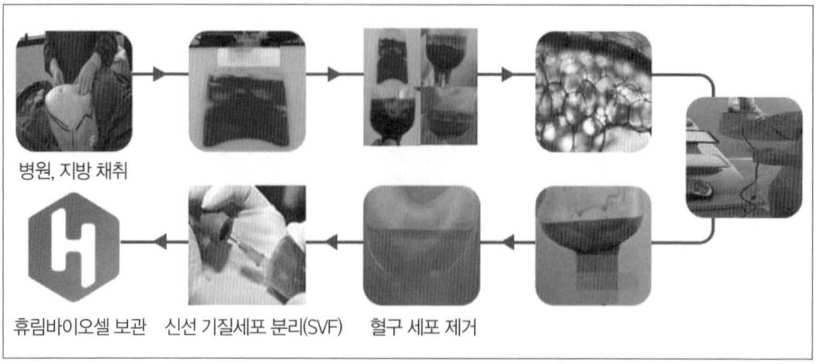

◆ 휴림바이오셀 회사의 뱅킹 과정

성형시장 침체와 어려운 상황들이 겹치면서 내 인생의 중간점검이 필요한 때가 왔다. 그래서 오래전부터 구상해 왔던 줄기세포 연구를 차분하게 준비하기 위해 2년 넘는 안식년을 가지게 되었다. 나에게 안식년은 여러 가지로 의미 있는 시간이었다. 예전부터 필자가 의욕을 가지고 병원 메디컬 비즈니스로 접근했던 줄기세포 회사가 법정관리에 들어가고, 마땅히 국내에 성장동력이 없는 상태에서 그동안 동남아시아의 거점지역으로 관리했던 중국과 태국 쪽과 해외 비즈니스는 안식년 중에도 지속적으로 하고 있었다.

그러다가 2018년에 들어와 다시 회사가 회생절차로 접어들면서 줄기세포 항노화 콘셉트의 메디컬 센터를 다시 하면서 마케팅도 하고 여러 가지 일들을 의욕적으로 시작하게 되었다.

그래서 탑성형외과와 휴림바이오셀에서 지금까지 했던 경험, 실패의 경험과 절반의 성공의 경험들을 다 응집시켜 한국형 줄기세포 사업을 체계적이고 효과적으로 하는 방안을 구상 중에 있다. 이 사업은 국내에서 몇 안 되는 미래형 의료 사업 모델이라 이번에는 의미 있는 결과물을 만들어낼 수 있도록 조금 더 집중하고, 다방면에 걸친 이 분야의 전문 인력들과 하나하나 새로운 메디컬 패러다임을 만들기 위해 재미있게 일에 매진하고 있다.

이러한 노력의 결과는 2018년 들어 본격적인 형태로 나타나는 바휴림바이오셀과 에이플러스 에셋이 줄기세포 보관 사업을 잘하고 있고, 탑성형외과는 채취병원 협약에 의해서 줄기세포 사업을 외곽에서 지원해주고 있다.

우리가 하고 있는 셀 뱅킹Cell Banking 사업은 자신의 몸 안에 자연적으로 생성되는 성체줄기세포를 활용한 재생의료 사업이다. 이 사업은 근미래의 초고령화사회를 위한 가장 확실하고 안전한 자가 치료의술이다.

자신의 맞춤형 치료를 위해서 '젊고 건강할 때 자신의 세포를 보관하는 세포은행' 사업으로, 미래의 질병을 대비해 젊고 건강할 때 자신의 면역세포 및 성체줄기세포를 추출, 보관하는 진정한 의미의 생명은행이다. 이는 질병 발생 시나 항노화, 재생 치료가 필요할 때 자신의 세포를 이용하여 면역 거부반응이 없는 1:1 맞춤형 치료가 가능한 전 세계적으로 주목하고 연구하는 재생의료 분야이다.

이 분야는 크게 면역세포를 이용한 암 치료법 및 면역력 강화 치료 개발과 줄기세포를 활용한 조직 재생과 항노화 시술로 나눌 수 있다. 여기에 우리가 전념하는 분야는 줄기세포이다.

줄기세포, 안티에이징과 질병 치료의 새로운 가능성

필자는 줄기세포를 R&D(연구개발) 하는 의사는 아니고 임상을 주로 하는 의사로서 미용의료를 전문으로 했다. 외모를 젊게 하거나 예쁘게 하는 쪽에 이십년 넘게 일하면서 나도 연령대가 올라가고 내가 상대하는 성형을 원하는 분들의 연령도 자연스럽게 올라갔다. 그러다 보니 젊을 때는 미용과 성형에 관심이 많던 분들이 나이가 들면서 안티에이징 쪽으로 관심을 가지게 되고 건강하게 오래 살기 위하여 지금까지는 외모적인 안티에이징을 해왔다면 이제는 65세 이상 고령층의 항노화와 질병 예방 및 치료로 임상의 목적이 바뀌게 되었다.

요즘 필자와 관계하는 환자들의 반 이상이 세 가지 이상의 만성 질환을 앓고 있다. 모 신문에서 언급했듯이 '현대는 유병장수시대'라는 제목에 걸맞게 이제 고령화사회를 맞이한 시점에서 준비가 안 된 상태에서 자신에게 닥치는 노화와 질병에 대해서 최소한 준비할 수 있는 개인건강 준비시대가 오고 있는 것이다. 소위 말하는 건강하고 아름답게 오래 살기 위해서는 기존에 미용에 많이 사용했던 줄기세포를 건강 쪽에서 발전된 치료법을 많이 개발해내고 있다. 여기에 한류의료의 강화를 위해서도 새로운 사업 아이템이 몇 가지 더 필요한데 그 중 가장 주목받고 있는 절대필요 분야가 바로 줄기세포이다. 이 분야는 치료 분야에도 앞으로 탁월한 성과가 더 나오겠지만 미용과 성형에도 안티에이징의 새로운 가능성으로 각광을 더 받으리라 전망된다.

필자가 인생 후반기에 전념하려고 하는 지방유래줄기세포는 앞으로 우리나라가 초고령화에 들어가서 나타날 수 있는 고령화에 따른 질환들, 예를 들어서 퇴행성 관절염, 근골격 약화와 미용성형 분야에 복합적인 효과를 얻을 수 있는 긴요한 연구개발이라고 할 수 있다. 그래서 단순히 미용 쪽에만 집중하는 것이 아니고 좀 더 공부를 하는 이유가 고령화에 따른 퇴행성 질환들을 같이 봐줘야 진정한 젊음을 되찾는 것이 올바른 안티에이징이 아니냐 하는 질문에서 학문적으로 임상적으로 공부하고 노력하고 있다.

줄기세포 분야는 앞으로 우리나라 의료성형시장에 외모뿐만 아니라 내면 건강과 신체적인 건강까지 같이 할 수 있는 재생의학을 선도하는 의료 사업이 될 것이다.

지금까지의 의료한류가 쌍꺼풀, 코 성형 등 비교적 기초적인 성형 단계에 머물렀었다면 앞으로는 이런 최첨단의 의료까지 접목된 한국 성형의료 미용시장이 한류에 더 큰 영향을 미치면서 발전해가지 않을까 하는 전망을 가져본다. 그러기 위해서는 새로운 사업모델로 잘 만들어가야 한다. 2020년에는 이 사업과 연관된 몇 가지 의미 있는 일들을 더 하기 위한 구상 중에 있고, 현재 협상 중인 것도 있어서 2020년이 더 기대되는 해가 될 것 같다. 그래서 2020년, 2021년이 더 기대될 수 있게 줄기세포 사업을 통해 좀 더 삶의 활력이 될 수 있는 방향으로 즐겁게 해나갈 것이다.

언제나 그렇듯이 일이 있어 즐거운 삶, 그렇지만 일에 치이고 싶지는 않고 집중해서 뭔가 새롭게 의미 있는 사업을 꾸려나가려 한다. 물론 천성적으로 시작은 좋은데 뒷심이 부족한 나를 채찍질하기 위해 여러 사람들과 힘을 합쳐 미래재생의학으로서 꼭 필요한 이 사업을 잘 만들어가려고 노력하고 있다. 이 분야는 의사 혼자 할 수 있는 일이 아니기 때문에 바이오연구소나 회사하고 같이 일을 하고 있고 이 영역을 넓혀가는 데 선도적인 역할을 하고 싶다. 그러기 위해서 휴림바이오셀 연구소의 기술적 지원을 통해 많은 임상을 하는 것이 나의 역할인 듯하다.

이번에 진행된 탈모 논문이나 지방줄기세포를 이용한 혈액 투여에 의한 항노화, 텔로미어 검사를 통한 수명 연장, 또한 앞으로 정형외과, 신경외과 등과 함께 퇴행성 질환 치료들에 효과적인 SVF 사용에 대한 메뉴얼 작업 등이 될 것이다.

정원장이 권하는
건강하고 아름다운
웰빙라이프 ③

주름을 예방하는 생활・식습관

1. 충분한 수분 섭취

피부건강을 위해 하루 1.5~2L 정도의 물을 수시로 섭취해 피부에 수분도 충전하고, 노폐물도 배출할 수 있도록 한다.

2. 얼굴 표정 관리(눈살 찌푸리기, 눈썹 치켜뜨기 ×)

자주 웃게 되면 주름이 생긴다고 생각하지만 환하게 얼굴을 펴면서 웃으면 오히려 화내고 찡그리는 얼굴보다 처지는 방향이 달라 주름을 위로 밖으로 펴주는 운동 효과가 있다.

3. 무리한 다이어트 NO!!

다이어트로 급격히 체중을 줄이면 탄력을 잃어 주름의 원인이 된다.

4. 세안이나 샤워할 때 뜨거운 물보다 미지근한 물 사용

세안이나 샤워를 할 때 뜨거운 물은 오히려 피부의 수분을 빼앗기 때문에 미지근한 물이 좋다.

5. 각질 제거하기

각질 제거는 죽은 세포는 물론 주름에 쌓이는 먼지, 이물질 등을 청소하는 것이다. 이는 피부를 관리할 때 필수적인 것으로 보습은 물론 피부의 재생을 돕고 피부를 건강하게 만들어준다.

6. 규칙적인 식사 습관

영양상태가 나쁘면 피부에 주름이 생기기 쉽다. 특히 단백질은 피부 노화와 잔주름을 예방하는 필수 영양소로 놓치지 않는 것이 좋다.

7. 자외선을 최대한 피한다.

자외선은 피부 콜라겐을 파괴시켜 주름과 피부색 변화의 주범이므로 항상 자외선 차단제를 바른다.

8. 녹차 마시기

녹차에 들어있는 카테킨이라는 폴리페놀 성분은 노화 방지에 뛰어난 효과가 있다. 피부 노화의 원인인 활성산소를 없애주기 때문에 주름 생성을 방지한다. 레몬보다 5~8배 많은 비타민 C를 함유하고 있다.

9. 당분 섭취 줄이기

당분을 함유하고 있는 사탕, 초콜릿 등은 피부 트러블을 유발할 가능성이 있다. 트러블 주변이 착색되고 피부가 손상될 가능성이 있기 때문에 당분이 다량 함유된 간식류보다 과일을 섭취하는 것이 좋다.

10. 천연재료로 주름 제거하기

과학적으로 입증된 천연재료들을 사용하여 피부의 주름을 예방하고 개선하는 효과가 있다.
코코넛 오일을 이용해 마사지 팩을 하거나 올리브 오일과 아몬드 오일을 섞어 피부에 바르는 방법, 알로에 베라 팩을 하여 30분 후 씻어내는 방법, 꿀과 레몬을 섞어 얼굴에 바르고 20분 후 씻어내는 방법 등이 있다.

원하는 대로 바로 치료하는 SVF 줄기세포 성형

불과 1년 전만 해도 일본의 줄기세포 병원 환자의 90%는 한국인이었다. 이들은 주로 관절염이나 암 같은 난치성환자가 대부분이고 줄기세포 성형을 하려는 5,60대 여성분들도 기꺼이 2~3주마다 일본행 비행기에 몸을 실었다. 이들이 하는 시술은 자기 줄기세포를 배양해 주사를 맞는 치료목적의 시술이었다. 환자들은 실험실서 지방조직 내 중간엽줄기세포를 분리해 성장 촉진, 감염 방지 약물 등을 투여해 줄기세포 증폭 배양을 한 후 고농도 줄기세포 액을 혈액 또는 관절, 근육 등에 투여한다. 이들이 줄기세포를 맞는 부위는 난치성 자가 면역 질환이나 퇴행성 관절염, 혈관이 막혀 근육이 썩는 질환 등에 사용한다. 비용도 만만치가 않아서 수천만 원에서 1억 원의 비용을 들여 오사카나 도쿄, 후쿠오카의 줄기세포 클리닉에서 주사를 맞는 이유는 한국에선 줄기세포 배양 치료가 연구·임상목적이 아닌 개인치료는 불법으로 돼 있기 때문이다. 한마디로 우리 기술로 만든 줄기세포를 일본 가서 수억 원을 쓰며 치료받는 셈이다.

줄기세포 치료, 성형은 줄기세포 클리닉 방문부터

지금까지 '자가 지방줄기세포 치료술'의 연구발전을 가로막고 있던 현행 의료법이 2019년 11월 '첨단재생의료법'으로 국회 본회의를 통과함에 따라 국내 '근골격계 질환'의 재생 치료에 획기적인 진전을 기대할 수 있게 됐다. 그동안은 줄기세포의 증식과 배양을 제한함으로써 줄기세포 치료의 유효성 면에서 한계를 보여 특정환자의 경우 치료 효과가 미미했다. 우리나라는 다른 나라에 비해서 배양치료제에는 엄격하게 기준이 강화되어 있다. 이제 재생의료법이 국회를 통과했으니 조금 더 편안하게 연구들이 이뤄지지 않을까 하는 조심스런 바람도 가져본다. 이제 재생의학에서의 임상시험도 활용도가 좀 더 높아질 것이라는 게 이 분야 전문가들의 전망이다. 줄기세포 치료술의 한계를 보완하는 첨단재생의료법이 시행되면 앞으로 줄기세포 치료에 있어 유의미한 효과를 거둘 수 있을 것이다. 특히 치료 대상의 확대, 즉 재생이 어려웠던 퇴행성 관절염 말기환자나 고령자에게도 실질적인 치료 효과를 거둘 수 있는 길이 열리는 셈이다.

얼마 전까지만 해도 줄기세포 치료나 성형은 아는 사람만 아는 공공연한 비밀스런 의료성형술이었다면 이제는 알만한 사람은 다 하는 대중적인 시술로 점점 일반인들에게 다가서고 있다. 그래도 아직까지는 일반인들은 줄기세포가 좋다는 데 어떻게 맞아야 하는지 잘 모르겠다는 분들이 대부분이다. 구슬이 서 말이라도 꿰어야 보배이고, 책을 읽고 싶으면 서점 가서 책부터 사고 볼 일이듯이 줄기세포를 하고

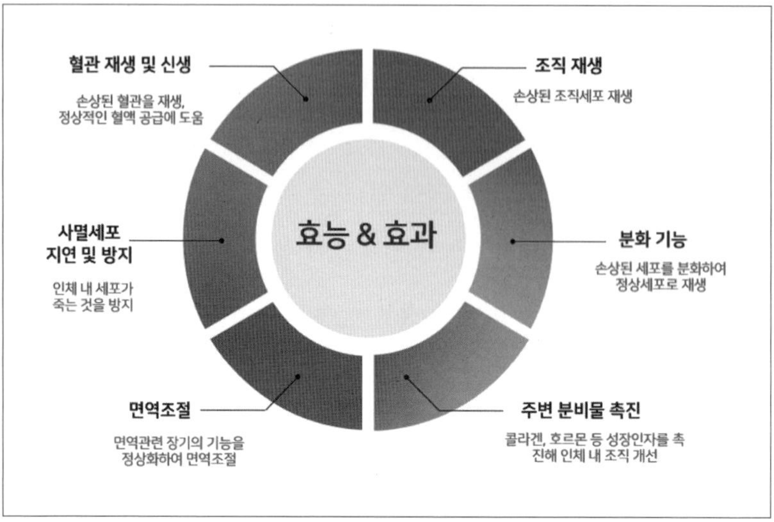

◆ SVF 장점(출처 : 휴림 IR 자료)

싶다면 줄기세포 클리닉에 가서 상담받는 것부터 시작해보면 어떨까 한다.

병원에서 상담을 받고 나면 자기 몸에서 줄기세포만 추출해서 보관하고 시술하고, 필요 시 배양을 하게 된다. 다만 아직은 우리나라에서 줄기세포를 배양한 것을 맞지 못할 뿐이다. 배양액을 급히 맞아야 할 상황이라면 일본이나 중국에 가서 배양해서 맞으면 된다. 지금 바로 좋다고 느끼는 사람들은 치매 목적이든 항노화 목적이든 배양이 합법인 나라에 가서 맞으면 된다.

SVF – 자기 세포를 라이브로 맞는 시술

무엇보다 지금 자신의 건강과 미용을 통해 아름다움을 지키고 싶은 분에겐 SVF 시술이 최적이다. 이 시술도 예전엔 고가였고 배양 자체가 외국에 나가야만 하는 시술이었지만 이제는 배양 없이 바로 맞을 수 있는 유일한 방법이다. SVF는 다른 줄기세포처럼 배양해서 맞는 게 아니고 자기 세포를 라이브로 맞는 것이기 때문에 굳이 일본에 가서 맞지 않고 바로 탑성형외과와 휴림바이오셀을 만나면 미용과 건강 목적으로 사용할 수 있다.

지금까지 줄기세포 치료에서 중요한 것은 세포 보관이었다. 휴림바이오셀과 탑성형외과가 하는 면역세포는 30년, 지방유래줄기세포나 SVF는 20년 등 지금도 한 달에 몇백 케이스가 있을 정도로 보관 사업은 알게 모르게 많은 사람들이 하고 있다. 그러면서 수집된 정보 중에 하나가 SVF는 나중에 배양이 필요할 때 하기 위해 보관도 해놔야 하지만 라이브도 알게 모르게 많이 하고 있다.

SVF라는 세포는 유한한 세포이다. 평생 가도 많이 써야 한두 번 쓰는 것이다. 지방을 매번 뽑을 수 없기 때문이다. 그러면 한번 채취해서 일단 자동분리기를 돌려서 라이브로 맞게 된다. 한번 맞아서 좋은 사람이 60%~70% 정도가 나왔으니까 줄기세포라는 것은 한번 맞아서 좋은 결과를 보는 사람도 있지만 재생 치료가 필요한 분들은 반복해야 하기 때문에 그때 지방에서 세포를 좀 더 채취해서 보관해 놓는 것이다.

탑성형외과에서는 보관을 위해 지방 채취를 하는 당일 환자가 라이브 시술을 해보고 반응이 있는데 조금 더 세포를 투여해야 되면 휴림바이오셀 기술에 의해서 냉동되어 있는 자신의 지방줄기세포를 잘 해동하여 세포를 자신에게 또 놓으면 된다. 그러고 나서도 뭔가 좋은 것 같아서 나중에 더 맞고 싶은 분들은 배양을 위한 세포를 찾아 배양하거나 지방을 다시 채취하여 다시 한다.

그런데 SVF는 기존의 줄기세포 치료와 조금 다르다. SVF는 16가지 세포와 인자가 섞여 있는 것이고, 배양은 온리 줄기세포만 배양해서 세포를 늘린 것이다. 분명히 결이 다르다. SVF는 일생에 많이 써야 한 두 번 정도 사용하는 산삼이고, 배양세포는 언제든지 구할 수 있는 인삼이다. 그래서 나는 일반 줄기세포가 인삼이라면 SVF는 산삼이라고 표현한다. 일반 줄기세포는 언제라도 돈만 있으면 할 수 있는 것이고, SVF는 혈관내피세포를 포함한 16가지 세포가 들어갔기 때문에 혈관 확장성이나 이와 유사한 기능면에서는 일반 줄기세포보다 좋다고 생각한다.

현재 P사가 하는 줄기세포는 골수에서 배양하는 것이고, B사에서 하는 줄기세포는 배양하는 지방줄기세포이다. 그런데 필자가 하는 줄기세포는 자신의 몸에 있는 지방 100cc 이상에서 뽑아내는 지방줄기세포를 포함한 1억셀 이상의 다양한 세포를 가지고 '당신에게 한번의 찬스를 주는 것'이다.

SVF시장은 아직은 굉장히 극소수만 알고 있고, 세포를 배양해서 만든다는 것은 사람들이 다 안다. 오랫동안 제대혈서부터 배양하는 프로세스가 있었기 때문에, 약도 배양해서 만드는 것이기 때문에 잘 안다. 그리고 일본이나 중국에 가서 배양해서 맞는다고 R 회사가 워낙 홍보를 해놨기 때문에 배양해서 맞는다는 게 어떤 의미인지를 일

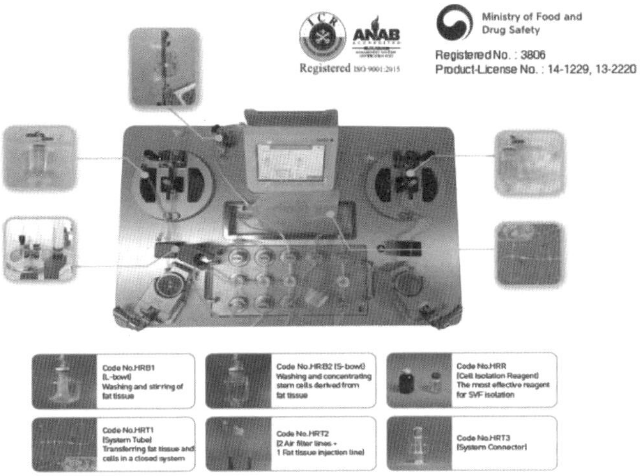

국내 특허 : 11건 등록
국제 특허 : 7건 등록 (미국, 중국, 일본, 대만, 싱가포르 등)

◆ 휴리셀(지방유래줄기세포 자동 분리기) 의료기기 특징

반인이 많이 알고 있다. 그런데 SVF는 시술이 진행된 것이 15년 정도 됐다. 지금은 보관이 꼭 필요해서 보관에 중점을 두고 있다. 라이브도 중요하지만 보관을 해놔야 나중에 우리가 급할 때 꺼내 쓸 수 있으니까 배양하지 않고 보관하고 있다.

SVF는 아직은 대중화가 되어 있지 않지만 필자는 우리나라 고객에게 안성맞춤형 줄기세포 시술로 앞으로 확실한 질병 치료 효과와 시장 가능성이 있다고 판단해 SVF 치료와 연구, 홍보에 열과 성을 다하고 있다. 이 시술에 사용하는 휴리셀 장비는 이미 식약처에서 3등급 허가를 취득하였으며 시술도 모든 검증이 다 되어 있다.

지방줄기세포, 퇴행성 질환과 근골격계 치료에 효과적

필자의 경우엔 성형외과 의사이다 보니 지방을 주로 추출하고 이식하는 과정에서 지방에 있는 줄기세포에 관심을 갖게 되었다. 나는 연구, 개발하는 의사는 아니지만 휴림바이오셀과 만나면서 휴림이 연구개발하여 우리 병원에서 임상 테스트를 수없이 하다 보니 지방줄기세포가 타줄기세포에 비해서 상당히 많은 가능성이 있다는 것을 발견했다.

특히 우리나라는 4가지 치료제를 제외하고 배양을 하게 되면 식약처의 허가 하에서 1–3상까지의 임상시험을 진행한 후 정식 세포 치료제로 판매 허가를 받아야 한다. 그러나 우리와 이웃한 일본이나 중국도 다 배양을 허용하고 있다. 따라서 우리나라에서는 배양하지 않고 쓸 수 있는 줄기세포는 SVF가 유일하기 때문에 나는 이쪽에 더 관심을 가지고 연구와 시술을 진행하고 있는 것이다.

앞으로도 분야에 따라 조금씩 다르겠지만 고령화에 따른 퇴행성 질환, 그중에서도 근골격계가 아픈 사람들에겐 가장 고통을 주는 부위인데 그 부분의 치료에 줄기세포가 아주 효과적인 치료수단으로 대두되고 있다. 관절이 아프고 근육이 약해지고 뼈가 당겨 오는 근골격계 치료에 자가 줄기세포가 큰 도움이 될 수 있을 것으로 보고 있다.

성체줄기세포에는 피를 만드는 조혈줄기세포와 우리 몸의 다양한 조직을 구성하는 간엽줄기세포가 있는데 지방줄기세포도 간엽줄기세포의 일종이다. 따라서 지방줄기세포는 앞으로 여러 분야의 줄기세포의 기능성이 있으나 그 중에서 퇴행성, 고령화시대에 운동기능을 강화시켜주는 쪽의 활용도가 가장 높기 때문에 지방줄기세포에 나는 조금 더 가능성을 본다.

물론 당뇨나 치매나 이런 부분들, 자가 면역 질환, 이런 쪽도 많이 쓰이고 있어서 앞으로 그쪽도 많이 발전할 것이다. 줄기세포는 재생치료 분야 중 하나지만, 이제 불과 10년 밖에 안 지났기 때문에 앞으로 가장 발달할 수 있는, 또 인간이 고령화되면서 가장 필수적인 치료 부분으로 들어가면 그 영역이 아주 넓어질 것이라고 전망된다.

현재 타원에서도 지방줄기세포의 치료는 점점 확대되고 있다.

관절전문 Y병원의 보건복지부의 제한적 의료기술로 고시된 근골격계 질환에서의 자가 지방줄기세포 치료술은 무릎 관절염 등 무릎 통증 치료에 환자 자신의 지방줄기세포를 이용한 치료를 적용하여, 연골 재생을 유도해 통증 완화는 물론 무릎관절의 퇴행을 늦추는 효과까지도 기대하고 있다.

치료방법은 환자 본인의 복부나 둔부에서 채취한 지방에서 줄기세포를 분리하여 무릎 퇴행성 관절염의 병변 부위에 치료를 시행할 수 있으며, 증상의 정도에 따라 외래에서 직접 주사하거나 혹은 관절내시경을 통해 손상된 연골에 직접 도포하는 방식으로 진행된다.

우리 병원에 내원해 치료받은 류마티스 환자 사례를 통해서도 효과를 살펴 볼 수 있다.

◆ 고객나이 : 김OO (여 / 21세)
◆ 증　　상 : 류마티스 질환으로 인해 통증
(관절기형 및 운동능력 저하)
◆ 시술방법 : 정맥주사 / 국소부위 직접주사
◆ 시술일자 : 2018년 6월 20일

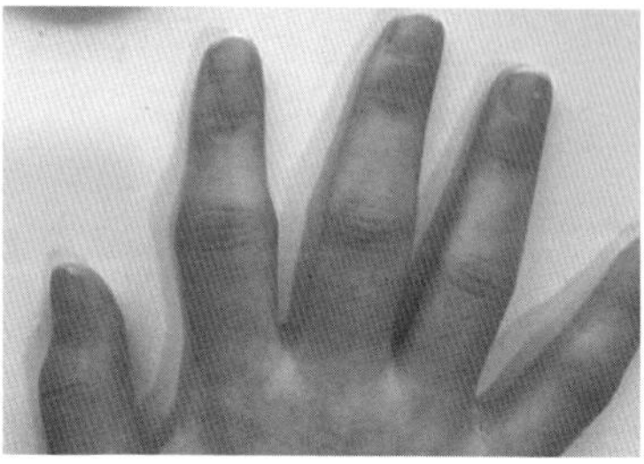
시술 전

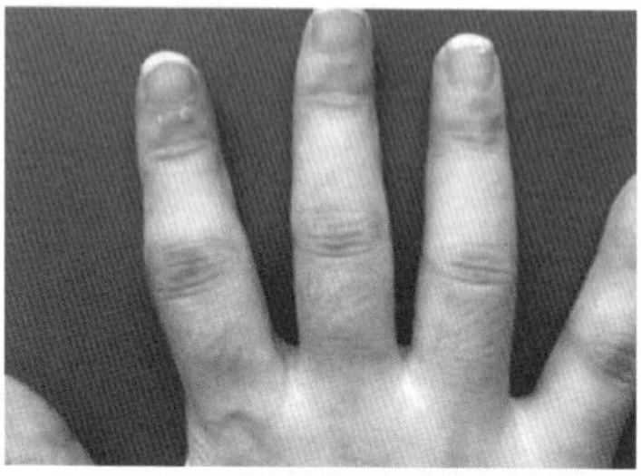
시술 후

◆ 탑성형외과 임상사례

세포재생, 항노화, 치료 목적에 맞는 맞춤형 줄기세로 연구 진행중

지방줄기세포라는 것은 재생세포이고 항노화세포이다. 내 몸의 재생이 무얼 뜻할까? 예를 들어 우리 몸의 적혈구는 계속 소멸되고 골수로부터 재생되어야 살 수 있다. 어려운 얘기로 내가 산소를 마시면 폐에 산소를 날라다주고, 내가 밥을 먹으면 에너지를 쓸 수 있게끔 인체 각 부분으로 날라다주는 일을 혈액세포들이 하고 있는데 그 세포는 일정기간 일을 하고 나면 다 죽는다. 쓰임이 다하고 나면 세포 사멸 후 내 몸 밖으로 배설해서 없어지는 것이다. 또한 우리 뇌세포나 연골세포 심지어 심장을 이루고 있는 세포들도 일정 기간이 지나면 소멸되고 재생되어야 하는 것이다. 그렇다면 이것을 계속해서 몸속에 만들어놔야 몸이 제대로 기능을 할 것 아닌가. 우리 몸이 유전자지도로 디자인되어 있을 때 이미 그런 재생세포들이 우리 몸에 있는 것이다. 그래서 이 줄기세포들이 우리 몸을 계속 재생시켜 주기 때문에 우리가 지금 살아서 활동할 수 있는 것이다. 따라서 그런 세포들을 통칭해서 성체줄기세포라고 한다. 줄기세포는 이미 우리 몸에 있는 세포이며 우리가 살아가는데 꼭 필요하기 때문에 이를 이용하여 세포재생, 항노화, 치료 목적에 사용하려고 하는 것이다. 특히 각자에 필요한 대로 그런 세상이 반드시 올 것이라고 믿는다.

자기 줄기세포 보관, 100세시대 행복하게 나이 드는 법

우리나라가 예상치를 훨씬 웃도는 전광석화 같은 속도로 고령사회로 접어들 것이라고 예상한 전문가들은 별로 없었다. 이제 우리나라는 2020년이 되면 이미 인구의 17%가 65세가 넘어가고 2026년도가 되면 전 인구의 20%가 65세가 넘어간다. 바로 초고령사회로 진입하고 있음을 예측할 수 있는 전망이다. 초고령사회에 진입을 하면 건강하게 오래 살 수 있느냐가 개인의 행복의 관건이다. 문제는 자신이 바라는 기대수명만큼 건강수명을 유지하면서 행복하게 살 수 있느냐는 것이다.

WHO 기준 2015년도 전 세계 평균수명이 70.5세였다. 그런데 우리나라는 평균수명이 83.5세이다. 평균이 그렇다는 것이다. 그렇다면 건강에 관심을 가지고 자기 관리를 하는 분들은 평균연령 83.5세보다 훨씬 더 오래 산다는 의미이다. 지금 내 나이가 50대라면 최소한 90까지는 원치 않든 원하든 살게 된다. 내가 이렇게 오래 사는구나 하는데 대비가 안 돼 있다. 예전에는 전염병, 감염으로 많이 사망했다면 이제는 어쨌든 오래 사니까 암이 제일 많다. 그리고 치매가 가장 사회적인 문제로 떠오르고 있다. 내 생명의 존엄성이 없이 내가 그냥 오래 살아야 된다. 준비가 안 돼 있으면 앞으로 이런 것들이 다 문제가 될 수 있다. 그다음으로 퇴행성화 되는 것도 문제이다.

그래서 우리는 어떻게든지 건강수명과 기대수명을 좁히는 것에 관심을 가져야 하는 것이다. 오래 사는 것이 중요한 것이 아니라 어떻게 하면 그 틈을 줄여서 내가 가장 건강하게 살다가 내 기대수명을 채우느냐가 중요한 것이다.

줄기세포는 미래의학의 첨단 해법 제시

지금 현대의학이 난치병 치료나 각종 질병을 극복할 수 있는 방안으로 내놓고 있는 줄기세포 치료와 연구는 지금 이 순간에도 확실한 개발 성과를 보이고 있다. 오늘 개발된 줄기세포가 끝이 아니고 하루가 다르게 더 좋고 획기적인 기술과 치료술이 개발되고 있다. 줄기세포의 비약적인 연구성과는 세계는 물론이고 우리나라에서도 눈에 띄게 좋은 성과가 나타나고 있다. 그래서 노후를 준비하는 가장 중요한 방법은 하루가 다르게 발전하는 줄기세포 치료를 받을 수 있는 내 세포를 보관해 두는 것이다. 우리나라는 특히 지금보다 앞으로가 더 줄기세포 치료술의 발전된 기술이 의료현장에서 쓰일 수 있는 여건을 갖춘 나라이다. 지금도 우리는 치료기술이 발달돼서 수술이 필요한 질환은 정교하게 프로그래밍된 로봇 수술을 받을 수 있고, 인공지능이 알아서 나를 치료해주는 시대가 성큼 우리 앞에 와 있다. 그래도 치료하기 어려운 난치병 질환들(치매, 당뇨, 척수 질환 등)은 자기 세포를 가지고 치료하는 자가세포 치료가 점점 더 발달된 기술로 관련 질환을 극복할 수 있는 의학시대가 곧 올 것이다. 그래서 이 좋은 세포 치료를 받으려면 최소한 자기 세포는 보관돼 있어야 가능할 것이다. 물론 여기서 좀 더 발달하면 타인의 세포를 가지고도 치료하는 길이 열릴 수도 있겠지만 지금까지의 세포 치료술 발달단계로 볼 때는 아직은 자기 세포로 치료하는 것이 가장 안전하고 치료 효과도 뛰어날 수 있는 수준에 와 있다.

줄기세포는 우리에게 미래의학의 첨단 해법을 제시할 수 있는 최고의 의료술로 점점 더 중요한 위치로 가게 될 것이다. 자기의 세포를 이용한 줄기세포 치료는 이미 면역세포나 줄기세포의 인체 내 다양한 기능을 발휘할 수 있는 충분한 가능성을 담고 있는 의료 분야이다. 지금 우리가 하는 줄기세포는 기존의 제도권 안에 있는 치료에 앞으로 보다 나은 인체 내 효과를 더 볼 수 있는 플러스 알파 치료술이라고 보면 된다.

줄기세포 보관은 내 건강의 보험자금

한국의 줄기세포는 현재 의료법 상으로 치명적인 제한이 있는 의료 분야이다. 줄기세포 치료에서 대부분 세포를 배양하여 숫자를 늘려 사용하는 치료법이지만 아직 한국은 자가 줄기세포를 배양해서 쓰는 게 법으로 금지돼 있다. 다만 우리 탑성형외과에서 하는 SVF 시술은 의사의 권한과 판단하에 따라 환자 시술 목적으로 사용하겠다고 할 경우에 몇 가지 질환에만 허가해 놓았다. 그래서 우리나라 사람들이

◆ 골수와 지방조직의 줄기세포 비교

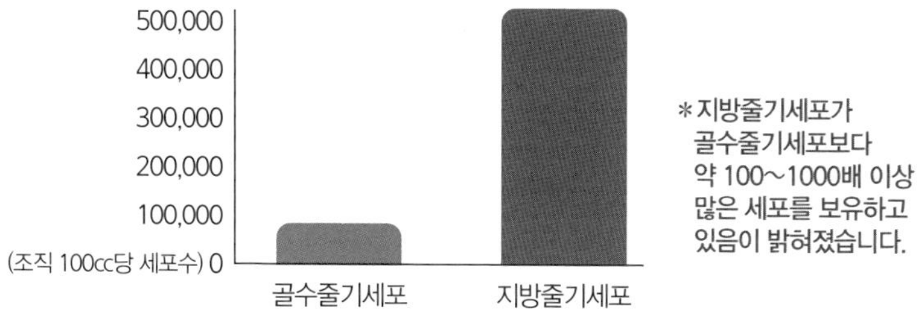

출처 : Clinics in plastic surgery(2006)

◆ 지방줄기세포 보관의 필요성

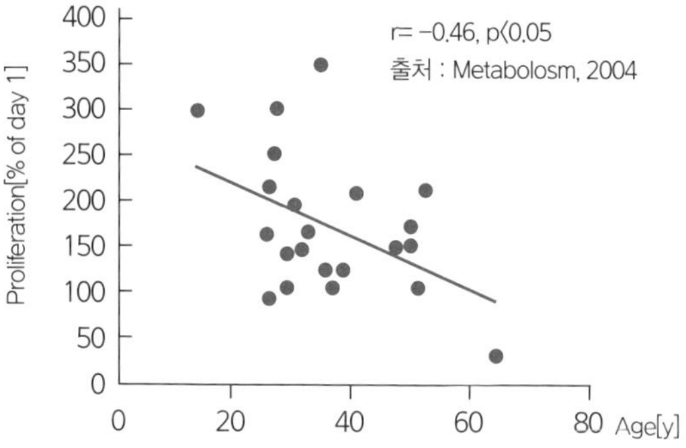

◆ 지방유래줄기세포의 특징

치매 치료한다고, 난치병 고친다고 일본에 가서 배양된 세포로 5번 6번 주사를 맞고 오는 것이다.

우리 병원에서 필자가 하는 SVF 치료는 자신의 몸에서 체취한 세포를 가지고 바로 맞는 시술법이기 때문에 임상적으로나 법적으로 문제가 없는 치료법이다. 이런 것을 진행할 수 있기 때문에 일단은 내가 신선줄기세포를 보관하고, 보관하고 있는 줄기세포와 SVF의 다른 기능을 좀 더 첨가해 한번 쓰고 또 미용에 필요하면 남은 줄기세포로 미용성형으로 쓸 수 있는 것이다.

여기에 2019년에 통과된 첨단의료재생법에 따라 관련 법률이 더 풀리게 되면 우리나라에서도 배양해서 쓸 수 있을 것이기 때문에 미리 보관해 놓았다가 나중에 상황에 맞게(배양할 수 있게 된다면) 보관했던 자기 세포를 더 쓰면 되는 것이다.

이미 우리 앞에 다가온 초고령사회의 노후대책을 위해서 줄기세포 보관은 선택이 아닌 필수가 될 수밖에 없다. 줄기세포 치료기술은 오늘로 개발이 끝나는 기술이 아니라 내일 또 내일에 더욱 발전할 기술이기 때문에 언제 어떤 첨단기술로 우리의 노후를 밝혀줄 지 모른다. 무엇보다 가까운 미래의 어느 때에 나의 지병을 줄기세포가 어떤 방식으로 치료해 줄지는 아무도 모른다. 언젠가 당뇨병의 기질적 요인이 밝혀져 세포로 원인 치료가 가능해진다든가 퇴행성 질환 정도는 자기 세포로 쉽게 극복할 수 있게 되었을 때 보관된 내 세포가 없어서 눈앞에서 치료를 받을 수 없다면 얼마나 가슴 아픈 일인가.

우리에겐 좀 익숙한 '제대혈'은 줄기세포 치료를 논할 때 빠질 수 없는 단골 치료법이다. 제대혈은 국내 백혈병 환자들에게는 구원의 단비 같은 비상약이었다. 줄기세포 연구가 진행되기 훨씬 오래 전부터 제대혈을 이용한 백혈병 치료제가 나오기 전까지 많은 사람들이 유용하게 제대혈을 이용해서 줄기세포 치료에 많은 도움을 봤다. 그보다

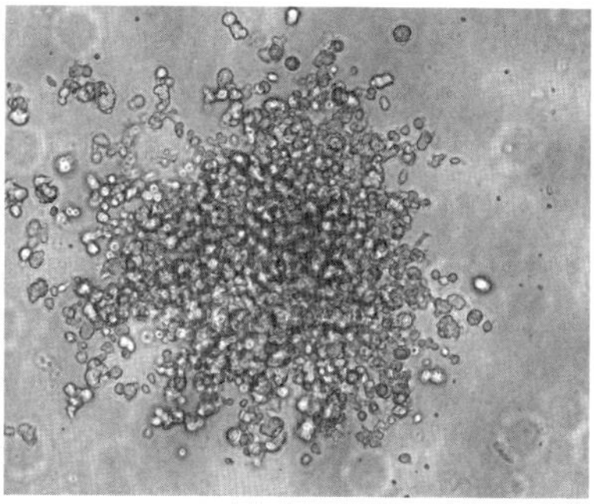

◆ 제대혈줄기배양

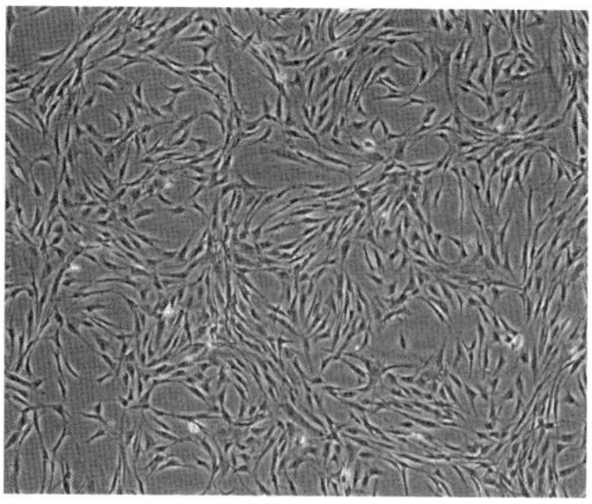

◆ 지방줄기배양

뒤에 지방유래줄기세포를 사용한 지는 불과 6, 7년이 지나지 않았다. 그중에 R사라는 회사가 있는데 그 회사를 통해서 많은 분들이 줄기세포 배양을 해서 일본 같은 곳에 가서 많이 배양액 주사를 맞았다. 필자가 잘 아는 모 교단의 큰 목사님도 지방유래줄기세포를 시술받으시고 몸이 좋아진 걸 느끼셨다며 "주님이 자신에게 더 많이 역사하라고 나에게 이렇게 좋은 걸 만나게 해줬나보다"고 말씀하셨다. 이 증언은 우리가 홍보를 부탁해서 한 말씀이 아니고 본인이 시술을 받고 몸이 좋아진 걸 직접 느껴서 그런 놀라운 체험을 고백한 것이다. 그런데 이런 사례들은 주변에 알게 모르게 널리 퍼져 있다. 문제는 세포 재생 방법이 마치 숨겨놓고 은밀히 해야 할 것처럼 이상하게 터부시돼 온 경향이 있다는 데 있다. 또한 우리나라 사람들의 좀 유별난 특성인 내가 좋으면 대놓고 해도 되지만 남이 하면 '야, 너 그것까지 해서 오래 살려고?' 하는 오래 사는 장수비결에 대한 내로남불 방식의 사생관이 있다. 그런 분위기 때문에 막상 본인은 셀 뱅킹도 하고 시술도 받으면서도 주위에는 떳떳하게 말을 안 해서 줄기세포 치료를 많이 한다는 게 잘 알려지지 않았다. 그런데 생각보다 많은 유명인들, 정치가들, 사회지도급인사들이 줄기세포 치료를 하고 있다. 이것이 가끔 문제가 될 때 보면 국내에서 법으로 금지돼 있는 것을 시술받아서 문제가 되곤 하는 것이다. 즉 국내에서 배양해서 맞으면 불법인데 이걸 배양해서 맞았네, 안 맞았네 하는 가십거리에 오르는 부정적인 기사들이 나오면 사람들이 자세한 사정은 잘 모르면서도 그런 것을 왜 하나? 이렇게 나오는 것이다.

노화 원인과 노화 지체의 열쇠, 텔로미어 검사

나는 줄기세포라는 분야를 노화와 더불어 자연스런 학문으로 받아들이고 있다. 이것이 새로운 학문이기 때문에 새로운 것을 배운다는 것도 내 인생의 또 다른 자극일 수 있다. 그럼으로써 내 나이에 비해 젊게 살 수 있는 것이다. 요즘에는 과학이 발달하다 보니 자기 수명도 예측하는 시대가 됐다.

필자는 얼마 전에 텔로미어telomere 검사를 했다. 다행히 내 나이보다 14년 정도 젊게 나왔다. 그런데 같이 일하는 사람은 자기 나이보다 17년이 더 나와서 매우 우울해하는 것을 봤다.

과학자들은 세포 노화의 원인과 노화를 늦출 수 있는 열쇠를 '텔로미어'에서 찾는다. 텔로미어는 막대 모양의 염색체 양쪽 끝에 있는 모자모양의 구조물로, 염색체의 손상을 막아주는 덮개 역할을 한다. 세

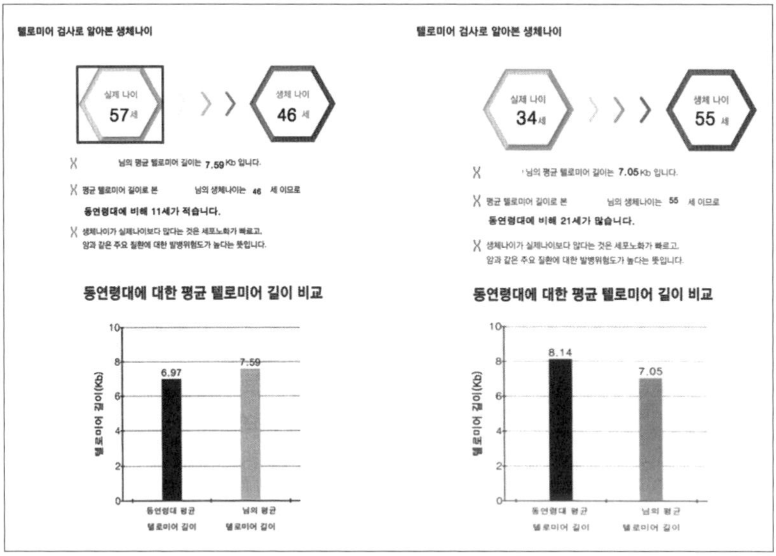

◆ 텔로미어 검사결과 비교

포가 분열할 때마다 텔로미어의 길이는 조금씩 닳아 짧아진다. 텔로미어가 일정 길이 이상 닳아 없어지면 세포가 분열을 멈춰 더 이상 건강한 세포가 만들어지지 않게 된다. 세포가 만들어지지 않은 몸은 노화되고 결국 죽게 된다. 텔로미어가 마모된 늙은 세포는 세포의 다른 부위와 의사소통을 잘하지 못한다. 그래서 늙거나 손상된 세포는 문제를 일으키지 않기 위해 '세포소멸'을 통해 스스로 자살한다. 텔로미어를 '생명시계'라고 부르는 이유이다. 그렇다면 텔로미어의 길이로 인간의 남은 수명을 알 수 있을까? 인간의 남은 수명은 세포 속의 노폐물과 질병 등 여러 요인의 영향을 받기 때문에 텔로미어의 길이로만 판단할 수는 없지만 텔로미어의 길이가 인간의 남은 수명을 측정하는데 중요한 역할을 한다는 것은 의학계의 정설로 받아들여지고 있다. 의학자들은 텔로미어의 길이가 짧을수록 죽음에 이를 가능성이 높고, 반대로 텔로미어가 길수록 장수한다는 연구결과를 내놓았다. 텔로미어가 길면 세포 분열이 일어나는 시간도 길기 때문이다.

사람마다 텔로미어 길이는 서로 다르다. 선천적으로 긴 텔로미어를 가진 사람도 있고, 짧은 텔로미어를 가진 사람도 있는데 선천적 이유보다 후천적 이유로 텔로미어의 길이가 결정되는 경우가 많다. 즉 흡연, 음주, 수면 부족, 스트레스, 잘못된 식습관과 생활습관 등으로 텔로미어의 길이가 짧아진다는 것이다. 따라서 텔로미어가 짧아지는 것을 예방하기 위해서는 금연과 절주 등 규칙적인 건강생활습관을 기르고, 주기적으로 땀나는 운동을 하며, 제철 음식을 비롯한 신선한 음식을 먹는 식습관을 갖고, 충분히 자고 편안하게 삶을 즐기는 것이 중요하다.

물론 이 결과로 누가 더 행복하고 누구는 덜 행복한 건 아니지만 그것보다는 결과를 보고 자신이 더 노력하고 관리하면 좋아질 것이기 때문에 자기 건강 관리에 자기가 관심을 갖는 방법으로는 유용한 검사법이라고 생각한다.

4대 노인성 질환을 대비해 셀 뱅킹을 준비해야

고령화시대를 맞이하여 점차 증가하는 4대 질환은 치매, 퇴행성 관절염, 골다공증, 안과&치과 질환들이다.

현재 줄기세포 적응증 및 치료 연구되는 것은 치매와 파킨슨병 치료에 대한 연구가 활발하게 이뤄지고 있으며, 퇴행성 관절염의 경우 현재 치료적인 부분으로 실제 병원에서 치료하고 있다. 고령화라는 것은 우리가 접해 보지 못한 새로운 문화적인 변화이다. 이번에 필자의 아버님이 84세로 돌아가신 것이 진짜로 서운하게 느껴졌는데 앞으로는 부모님이 90에 돌아가셔도 서운한 마음이 들 때가 곧 올 것이다.

이제 고령화시대를 맞아 셀 뱅킹은 자신이 자기 건강을 기대수명만큼 건강수명을 유지하면서 행복하게 살기 위한 필수 준비가 되는 시대로 접어들고 있다. 사실 2019년 4월 아버지가 소천하시면서 더 확신이 들었다. 미리 미리 아버지의 세포를 셀 뱅킹해 놓지 못한 것이 한이 맺힌다. 명색이 줄기세포 치료를 하는 임상의로서 여러 가지 감회가 남다름은 어쩔 수가 없다. 이제 건강 100세시대를 맞는 현대인은 이런 셀 뱅킹을 해놓으면 건강수명과 기대수명, 내가 정말 죽어야 되는 날이 될 때까지 건강하게 잘 살다 가는 데 유용한 건강지킴이가 될 것이다. 이제 세포의 보관은 앞으로 어떻게 의료가 발전할 지도 모르고 우리의 예측수명이 얼마나 더 길어질 지도 모르기 때문에 당연히 꼭 해야 하는 필수 의료 준비가 될 것이다.

어쨌든 우리가 특별한 질환이 없다는 가정 하에 평균수명이 80대가 넘어가고, 대부분의 사람들이 관리가 된다면 90대를 살아가야 하기 때문에 줄기세포 보관도 하나의 방법일 뿐이지 전부를 보장할 수는 없는 것이다. 무엇보다 스스로 자기 관리를 하는 게 중요하다. 섭식부터 운동, 질병 관리 등등 신체적인 관리와 함께 고령화에 맞는 지기 마인드도 바꿀 필요가 있다. 이 모든 관리를 국가가 다 책임져 주지 못한다면, 자신과 주변인에게 플러스알파로 서로 돕는 방식이 필요하다. 지금도 그렇지만 앞으로는 더욱 더 자식이 나를 모셔주는 세상은 아닐 것이다. 그렇다면 결국 동반자 개념, 공동체라는 개념이 중요할 것 같다. 어차피 아픈 사람끼리, 나이 든 사람은 나이 든 사람끼리 서로 이해해 줄 것이기 때문에 앞으로 중년 이상이 넘어가면 공동체 개념이나 동반자에 대한 가치에 대해서 많이 생각하고 동호회에 가입하거나 맘 맞는 사람끼리 공동체를 꾸려 나가는 것도 고령화시대를 현명하게 사는 좋은 방법이 아닐까 싶다.

사람은 유한한 존재이기 때문에 세월이 흐르면 나이를 안 들 수는 없는 것이다. 따라서 오히려 나이 들어감을 긍정적으로 생각하고 나이 들 때 나타나는 몸의 이상을 긍정적인 것으로 받아들이는 마인드가 필요하다. 나이 들면 당연히 아플 것이고 나이 들면 힘도 떨어질 것이지만 거기에 대한 긍정적인 마인드를 갖고 있으면 그런 상황이 와도 조금은 너그럽고 차분하게 대처를 할 수 있을 것이다.

텔로미어를 늘리는 좋은 생활습관

1. 싱싱한 제철과일, 채소를 자주 먹는다.
2. 가공식품을 멀리하고 달고 기름지며 짠 입맛을 담백하고 심심하게 길들여야 한다.
3. 최소한 일주일에 3일 이상, 하루 30분 이상, 숨이 약간 차고 옆 사람과 말할 수 있는 중등도 강도의 유산소운동과 함께 일주일에 2일 이상의 근력운동을 병행하는 것이 좋다.
4. 적당한 스트레스는 생활의 활력소가 될 수 있으나, 일정 기간 이상의 과도한 스트레스는 체내의 산화 손상을 유발하고 염증물질의 과다 생성을 통해 텔로미어 길이를 감소시킬 수 있다.
5. 텔로미어 길이 유지에 도움을 줄 수 있는 항산화제, 비타민, 미네랄, 오메가-3, 티에이-65 등과 같은 영양성분 섭취가 도움이 될 수 있다.
6. 비만 체형 등 만성 질환 관리, 호모시스테인 등과 같은 체내 염증수치의 정상화, 면역기능 강화 등이 도움이 되는 것으로 알려져 있다.
7. 평균 7시간 이상 수면 시간 지키기
8. 세포 재생을 돕는 블루베리, 자몽, 브로콜리, 아몬드 등 먹거리를 섭취해주는 것이 좋다.
9. 비만은 DNA를 손상해 텔로미어가 짧아지는 속도를 높인다. 따라서 적절한 몸무게를 유지하며 면역력을 높이는 것이 필요하다.
10. 과다한 음주, 흡연은 텔로미어를 빨리 짧게 만드므로 줄이는 것이 좋다.
11. 텔로미어는 유전적 요인 30%, 환경적 요인 70%이므로 꾸준한 관리가 필요하다.
12. 마음의 여유를 가지고 식사하기.
    급한 식사는 교감신경 항진을 유발하여 음식 소화, 흡수를 저해한다.
13. 일상생활에서 활동량 늘리기
    활동량을 늘릴 수 있는 사소한 생활습관은 기초 대사량을 증가시켜 나이에 따른 기초대사량 감소를 상쇄시킨다.

〈텔로미어 관리 습관 예시〉

* 주 2회 이상 근력은동으로 체력 증진 - 1.7세
* 작은 접시 사용하기 - 1.3세
* 일정한 시간에 숙면하기 - 3.0세
* 스트레스 해소방법 두 가지 이상 갖기 - 6.0세

줄기세포 안티에이징은 이미 시작되었다

세포는 언제가 제일 젊을까? 말할 것도 없이 한 살이라도 더 젊을 때가 가장 젊다. '오늘이 인생에서 가장 젊은 날이다'라는 말도 있듯이 하루라도 더 지난 세포는 말 그대로 오늘보다 더 오래된 세포인 것이다. 그래서 자신의 세포 보관은 하루라도 더 젊었을 때 하는 게 그만큼 더 효과가 좋고 신선한 상태로 보관할 수 있다. 지금 생명의학은 하루가 지나면 또 바뀌고 이틀이 지나면 또 다른 획기적인 뭔가가 개발되는 변화무쌍한 첨단의학의 시대로 접어들고 있다. 따라서 어떻게 변할지 모르는 세상에 내 세포는 오늘이 지나면 또 오래된 세포가 되는 것이기 때문에 하루라도 젊을 때 보관하는 게 제일 좋고, 좀 늦어도 자신이 셀 뱅킹에 대해서 알게 되면 바로 하는 게 그나마 최첨단 과학의료시대에 대비해 자신의 몸을 가꾸는 최선의 방법이 될 것이다.

몇 년 전 〈곡성〉이란 영화에서 인상적인 연기를 펼쳤던 한 아역배우가 극 중 많이 썼던 대사가 '뭣이 중한디'라는 말이었다. 고령화시대를 살아가는 우리들에게도 돈이나 친구, 가족, 준비 중에 뭣이 중한디

하고 묻는다면 나는 한 치도 망설임 없이 '건강을 위한 준비'라고 말하고 싶다. 그리고 현 단계에서 가장 확실하게 건강을 지키기 위한 준비는 자기 줄기세포 보관이 가장 먼저 해야 할 준비라고 생각한다. 건강을 지키기 위해서는 투자해야 하기 때문에 돈도 중요하고, 함께 여생을 살아갈 벗들이 있어야 행복하게 살 것이기 때문에 친구도 중요하지만 그 모든 것을 다 하기 위해선 건강하게 내 몸을 관리하는 것만큼 중요한 것이 없을 것이다. 그렇다고 여러분의 건강을 위해서 여러분이 직접 의학 공부를 하고 치료제를 개발할 수는 없지 않은가. 그런데 내가 할 수 있는 게 딱 하나 있다. 나를 위해서, 내 가족을 위해서 줄기세포를 보관하는 것이다.

줄기세포는 항노화 치료의 최적 의료기술

줄기세포를 맞았을 때 노화를 얼마나 막아 줄 수 있느냐? 그걸 날짜로 증명할 수는 없지만 줄기세포 시술을 한 경우에 피로도를 검사를 한 논문을 보면 항노화 단백질이 증가를 하고, 항노화 단백질이 결국 호르몬을 생성해서 노화를 예방하는 기본적인 역할을 했음이 보고되었다. 두 번째는 호밍이펙트Homing effect라고 해서 줄기세포가 가지고 있는 고유의 기능인 우리 몸에 재생이 필요한 부분에 스스로 찾아가서 복구해주는 효과가 높게 나타나고 있음을 확인시켜 주었다.

이처럼 줄기세포를 하면 호밍이펙트에 대한 기대치가 높고, 환자 자신의 지방에서 추출한 줄기세포로 치매를 예방하고 치료할 수 있는 가능성을 국내 연구진이 확인했다. 고령화시대에 주요 사망원인으로

SVF(메커니즘)

- ◆ 호밍이펙트 효과
  손상된 조직이나 부위를 찾아가는 효과
- ◆ 항상성
  생체 내의 균형을 유지하려는 경향
- ◆ 사이토카인을 생착
- ◆ 손상된 세포의 기능이나 조직을 회복
- ◆ 혈관 신생 작용(뇌혈류 개선)
- ◆ 항염증 & 항노화 방지

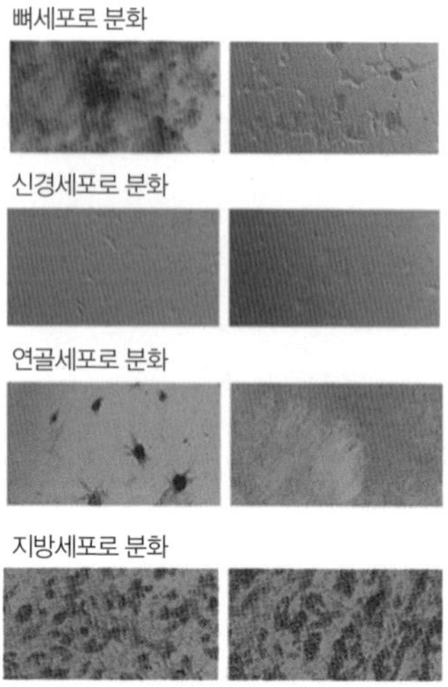

◆ **SVF(신선기질세포)의 효과 특장점**

주목되고 있는 치매에 대한 해결책이 될 수 있을지 주목된다.

치매에 관한 실험보고서에 의하면 한 마리의 쥐는 정상 쥐이고 다른 한 마리의 쥐에는 인공적으로 치매에 걸리도록 만든 쥐를 가지고 실험을 했다. 정상 쥐는 물에 빠져도 헤엄을 치며 중간부위에 만들어 놓은 섬을 잘 찾아낸다. 반면 치매에 걸린 쥐는 물속을 허우적거릴 뿐 섬을 찾을 생각을 하지 못한다. 이런 치매 쥐의 정맥에 사람의 몸속 지방에서 뽑아낸 줄기세포를 주사했다. 이 과정을 26주간 반복한 뒤 생쥐를 물에 넣었더니 섬을 쉽게 찾아낸다. 인지와 지각능력이 정상 쥐 수준으로 돌아온 것이다. 이것은 타가 지방 내 줄기세포를 가지고 동물 실험을 한 것이다. 사람 실험이 아니다.

특히 필자처럼 성형, 미용을 하다가 줄기세포를 만난 경우는 성형,

미용에 줄기세포의 대단한 효과를 직접 보게 된다. 필자는 성형환자의 지방 이식을 위해서 지방을 쓸 때 줄기세포에 있는 지방을 썼는데 생착률이 확실히 높아서 지방 이식이 잘 생착함을 알 수 있었다. 또한 모발 이식을 할 때도 생착률을 높이기 위해서 탈모 진행부분에 줄기세포나 성장인자를 놔줌으로써 탈모를 예방하거나 치료하는 결과를 보게 되었다.

또한 퇴행성 증상들, 무릎 관절이 아프거나 기립근이 약해져서 여러 가지 척추 증상들이 온다거나, 회전근이 파열된다거나 이런 부분에 대한 진행정도를 예방하는 데 줄기세포의 효과가 탁월한 것으로 연구·보고 되었다. 그리고 우리가 약이 없다고 하는 자가면역 질환, 아토피나 건선이나 루푸스 같은 경우도 아직까지 약이 개발되지 않은 상태에서 면역 억제력이 있기 때문에 줄기세포를 썼을 경우에 많은 임상적인 효과가 있다고 발표가 되고 있다.

줄기세포 – 피부 재생, 감염 감소, 모방 성장 등 임상 효과 뚜렷

필자가 줄기세포의 성형 활용에 분명한 효과를 본 치료 사례는 주로 괴사와 재생 회복 시간이 다른 치료에 비해 월등히 낫다는 것이었다.

최근 우리 병원에 온 김00(여, 58세) 씨는 코 필러 부작용으로 인해 코끝 부분에 괴사가 발생했다. 이 환자 같은 경우엔 다른 피부조직을 이식해야 되는 단계였다. 김씨는 성백주사로 코 주변 국소 부위를 직접 주사한 후 시술 후 평균 3개월 동안 지속적으로 관찰한 결과 피부 이식 없이 단순 지방줄기세포만으로 80% 이상의 회복 효과를 보였다.

두 번째, 얼굴에 똑같은 시술을 단순 성형 시술만 했을 경우와 줄기세포 시술을 같이 병행했을 때 회복 정도는 줄기세포 시술을 같이 했을 때 탁월하게 회복이 빠르게 되는 것을 보게 되었다.

세 번째, 지방 이식의 경우 생착률인데 일반 지방 이식은 20~40% 생착률을 보인 반면 줄기세포 지방 이식은 40~80% 이상의 높은 생착률을 보였다.

여기에 우리 병원에서 시술하고 있는 줄기세포 정맥 치료도 환자들로부터 좋은 반응을 얻고 있다. 줄기세포 정맥 치료는 직접적인 줄기세포의 세포 재생 효과 뿐 아니라, 성장인자, 항염증인자 등이 풍부한 줄기세포 치료를 통하여 만성피로 개선, 노화 방지 등의 효과를 기대한다. 실제 환자 중에 시력의 호전, 발기 기능 호전, 모발 성장 등의 증상이 개선되었다고 하였다. 줄기세포 정맥 치료는 의료학계의 임상연구로도 학술적 임상적 근거가 확실함을 입증하고 있다.

실제적으로 탑성형외과의 줄기세포 뱅킹 추출과정은 다음과 같다.

1. 최초 고객이 내원 방문하게 되면 상담을 통해 고객의 과거력을 조사하고 고객의 지방상태를 관찰하기 위해 인바디 측정을 하게 된다.
2. 고객의 지방이 뱅킹을 할 수 있는 것인지 확인하기 위한 감염 여

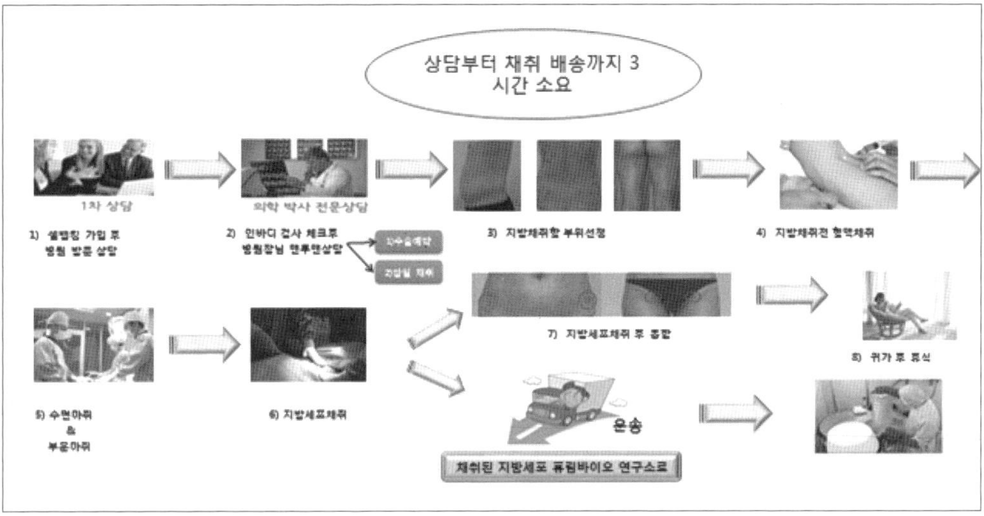

◈ 줄기세포 지방 추출 및 뱅킹 과정

부의 혈액 검사를 진행한다.

3. 모든 측정 및 검사를 완료하게 되면 지방 추출을 위해 고객의 지방 추출할 부분을 디자인하게 된다.
4. 수술을 하기 위해 고객 몸에 디자인된 부분주위로 소독을 진행하게 되며, 수면마취와 국소마취를 하게 된다.
5. 마취가 진행되면 지방유래줄기세포 추출을 진행하여 추출된 세포는 보관함에 담겨져서 연구소로 보내어 보관되게 된다.

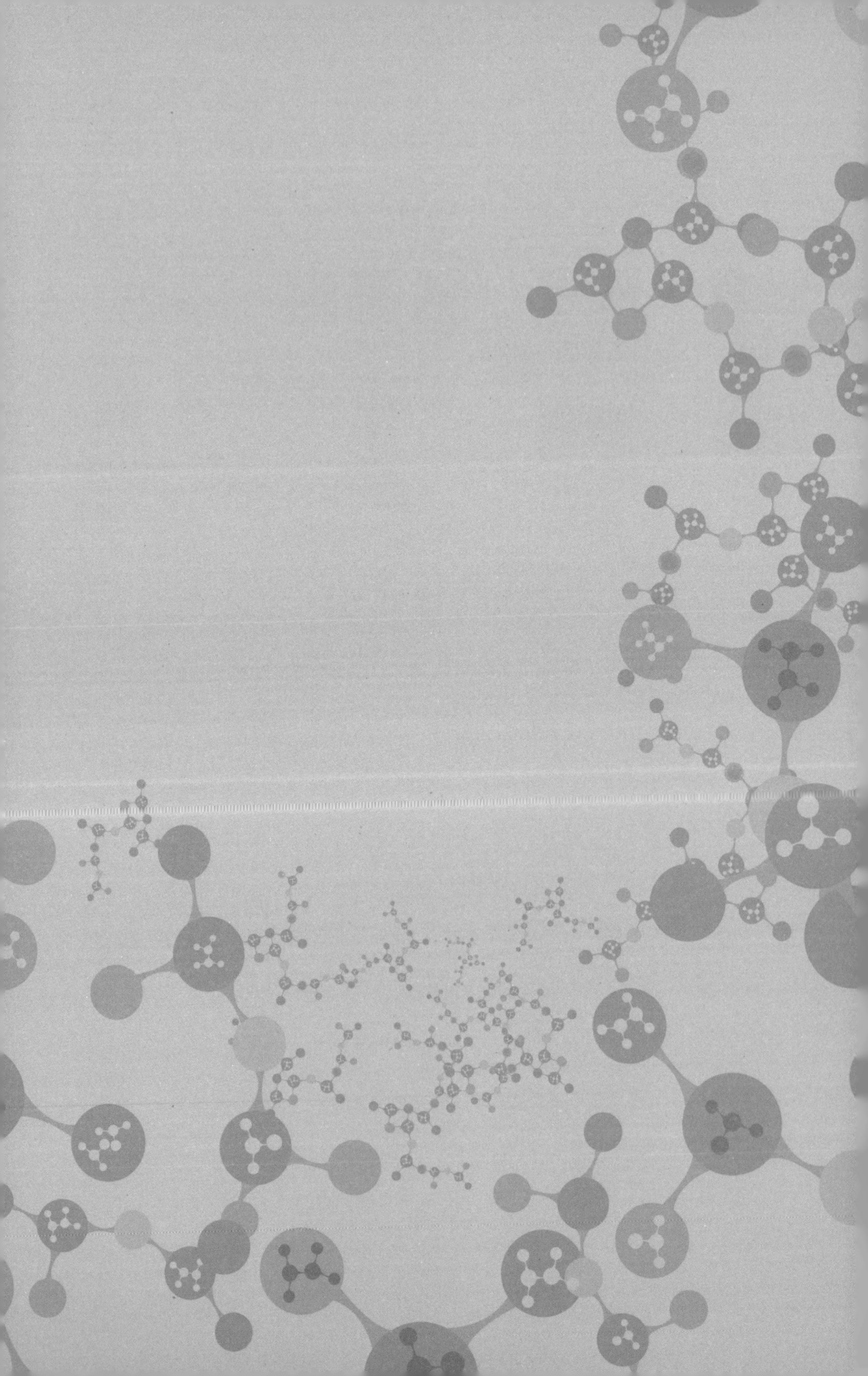

2장

줄기세포 치료,
난치병 치료의 최전선

줄기세포에는 면역기전이 있다

전 세계가 코로나 19 바이러스로 미증유의 전염병 공포에 사로잡혀 있는 요즘, 줄기세포의 코로나 감염병환자 치료 소식이 중국과 영국, 미국 등에서 연이어 보도되면서 우리나라의 줄기세포를 활용한 코로나 백신 치료제 개발 소식에도 급격히 관심이 쏠리고 있다.

지금까지 지구촌 안팎에서 전해온 소식은 크게 세 갈래로 모아진다.

첫째는 지난 3월 18일 영국 일간지 〈데일리메일〉이 전한 "미국 줄기세포 회사 'BHI'와 중국 우한의 우동청 박사의 공동 연구로 코로나 19 노인 중증환자 9명에게 줄기세포 정맥주사를 투여해 모두 치료하는 데 성공했다"는 보도이다.

둘째는 3월 2일자 홍콩 〈사우스차이나모닝포스트SCMP〉 보도로 "중국 윈난성 쿤밍 대학의 후민 교수가 이끄는 연구팀이 중국에서 코로나 19 중증 확진자(65세 여성)에게 줄기세포 치료를 통해 코로나 19 검사에서 음성 반응을 보이며 병세가 호전됐다"는 내용이다.

셋째는 국내 줄기세포 전문기업인 P사의 줄기세포 치료제 '셀그램-AKI'가 식품의약품안전처로부터 코로나 19 환자를 대상으로 치료 목적 사용승인을 받았다는 소식이다. 이에 더해 국내 M 바이오연구소는 "최신 연구결과들을 볼 때, 자신의 골수나 혈액에서 채취한 줄기세포는 염증을 감소시키고 손상된 조직을 스스로 찾아가 재생시키며 회복시키는 능력이 있다"며 "줄기세포는 몸속 손상부에서 면역세포와의 교신을 통한 조직재생 활성화를 주도함과 더불어 염증반응 조절에 도움을 줄 수 있어 과도한 염증반응을 억제하는 데에 효능성이 있을 수 있다"는 연구결과를 보고하기도 했다.

줄기세포의 자가면역기전이 바이러스 치료의 핵심

책을 탈고할 즈음에 중국발 코로나 바이러스가 우한을 중심으로 심각하게 퍼지고 있다는 얘기를 들으면서 문득 2003년 북경 SK 아이캉aikang 병원을 SK와 함께 시작할 때가 데자뷰처럼 떠올랐다. 그때에도 사스가 홍콩과 중국 남부 광저우를 중심으로 시작하여 북경 등 대도시가 폐쇄되고 세계적인 대유행을 예고하였다. 마침 2003년 2월인 북경 SK 아이캉의 공사 중에 시작되어 3개월 가량 중국에 출장도 가지 못하고 향후 어떻게 대응해야 하는지에 대해 무척 당황했던 기억이 떠오른다.

물론 그 뒤로 신종 인플루엔자나 메르스 같은 변종 바이러스는 항상 우리 인류에 위협이 되곤 한다. 물론 이번 COVID-19로 명명되는 이 코로나 변종 바이러스에 의한 호흡기 증후군이 어떻게 얼마나 지속되고 해결될 지는 지켜봐야 한다. 문제는 어찌 보면 세계가 더욱 글

중국서 코로나 중환자 줄기세포로 살려

(서울=뉴스1) 윤다혜 기자 | 2020-03-02 14:20 송고

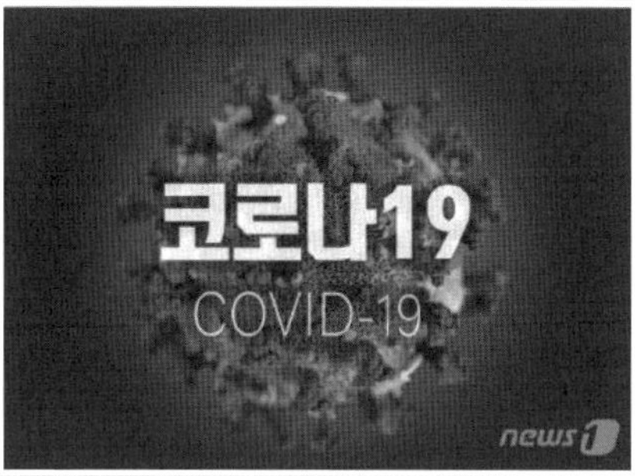

© News1 김일환 디자이너

신종 코로나바이러스 감염증(코로나19)에 감염된 환자가 줄기세포 치료를 받은 후 놀라운 회복세를 보였다고 홍콩 사우스차이나모닝포스트(SCMP)가 보도했다.

쿤밍 대학 연구팀에 따르면 중국 윈난성(雲南省) 쿤밍(昆明)에 위치한 병원 중환자실에서 2주 가까이 코로나19 치료를 받던 65세 여성이 줄기세포 치료를 받고 나흘만에 산책을 할 정도로 상태가 호전됐다.

▲ COVID-19에 줄기세포 적용 사례

로벌 네트워크로 연결되어지는 현재는 오히려 예전의 스페인 독감이나 홍콩 인플루엔자 사스 때와는 비교도 안 되게 더 판데믹하게 진행되어 인류에게 매우 나쁜 영향을 미칠 수 있다는 것이다. 그러나 한편으론 인간보다 먼저 생겨난 바이러스에 항상 노출되어 왔으나 약이 있던 시대이든 없던 시대이든 이 바이러스와 세균들로부터 살아남아 현재까지 왔고 앞으로도 이겨낼 것이라고 믿는다. 왜냐하면 우리 인간에게는 자연 방어기전인 면역력이 있고 이 면역력을 계속 유지시켜 주는 줄기세포가 있기 때문이다.

인간은 이처럼 자연 면역 치유능력을 계속 재생해주는 면역줄기세포를 가지고 있고 또한 이것들을 과학적으로 보강하고 새로운 영역으

로의 도전이 계속되기 때문이다.

중국 의약처에서 코로나 중증환자에게 줄기세포 치료가 효과적으로 적용된다는 보고와 중미 합자 회사에서도 제대혈 줄기세포를 이용한 치료사례를 계속적으로 보고하고 있다.

특히 자가면역 질환에 효과적인 줄기세포의 능력은 사이토카인 돌풍을 일으키는 면역체계 교란에 특히 유용하며, 손상된 폐의 실질적인 회복에도 특유의 자가 재생능력으로 많은 도움을 줄 것으로 기대한다.

이와 같이 우리 한국 의료의 선진화된 기술과 인력에 정부의 과감한 투자, 규제 완화 등이 합쳐진다면 우리나라는 세계적인 바이오강국이 될 것으로 믿으며 필자도 휴림바이오셀과 함께 이러한 선도적 바이오 시점에 줄기세포 치료제를 비롯한 SVF시장의 선도자 역할을 할 수 있을 것이라고 생각한다.

SVF의 마크로파지가 감염된 폐를 파괴하고 손상된 폐세포를 재생해

여기서 SVF가 우리 몸에 들어와 어떻게 손상된 세포를 파괴하고 면역세포인 대식세포로 새롭게 재생되는지 그 과정을 살펴보도록 하자.

SVF의 주 성분은 줄기세포, 혈관내피세포, 면역세포인 마크로파지(대식세포)이다. 이번 COVID-19는 폐의 기능을 상실시켜 죽음에 이르게 한다.

만일 자신의 SVF가 있어 환자에게 투여된다면, 면역세포의 일종인 마크로파지는(대식세포) 우리 몸에 침입한 외래성 물질을 청소하는 역할을 하므로, 코로나 바이러스를 공격할 것이다. SVF 내 마크로파지는 전체 세포 수의 약 5% 정도로 알려져 있어 실제로는 매우 적은 양이지만, 이론적으로는 NK세포와 더불어 외래성 세포를 직접 공격하는 세포이다.

대식세포는 비특이성으로 외래성 물질을 인식하여 직접 포식하고, 그 정보를 파악하여 체내의 다른 면역세포인 림프구(T세포, B세포 등)에 알려주어(항원제시작용) 림프구를 활성화시키는 역할을 한다.

따라서 이론적으로 코로나 바이러스를 직접 포식하고 그 정보를 T, B세포 등 림프구에 알려주어 이들 림프구들이 코로나 바이러스를 인식하고 공격할 수 있게 하는 것이다. 동시에 손상된 폐세포를 지방줄기세포가 활성화시키거나 직접 폐세포로 분화하여 폐기능 회복에 도움을 줄 수 있는 것이며, 이때 혈관내피세포는 손상된 조직의 혈관 재생에 크게 기여할 것이다. 폐조직의 기능성 부분인 폐포pulmonary alveolus는 산소와 이산화탄소의 교환을 위해 모세혈관조직이 매우 잘 발달된 조직이므로 SVF 내 존재하는 혈관내피세포가 폐조직 기능 회복에 매우 큰 역할을 할 수 있을 것이다.

이와는 별개로 폐포에는 공기와 같이 유입된 외래성 물질을 포식작용으로 제거하는 마크로파지가 존재한다dust cell. 즉, 폐포가 외래성 세균 등으로부터 폐포를 지키는 면역세포이며, 기본적인 작용은 SVF 내 존재하는 마크로파지와 큰 차이가 없음을 알 수 있다.

이러한 SVF의 대식세포의 기전을 종합해보면, 분명히 COVID-19 환자의 회복에도 SVF가 중요하게 작용할 것이라는 게 의학계의 대체적인 전망이다.

전 세계가 코로나 바이러스로 인한 감염증 공포에 시달릴 때 아직 치료제가 없는 코로나 19를 줄기세포로 치료한다는 소식이 전해지면서 줄기세포에 대한 관심은 더욱 높아졌다.

실제로 최근 중국에서는 코로나 19 환자 치료에 중간엽줄기세포를 사용해 치료에 성공한 다수의 임상결과 및 논문을 발표했다. 특히 국제학술지 'Aging and disease'는 중간엽줄기세포가 면역조절능력으로 코로나 19 환자의 폐기능을 2일 만에 상당히 개선시켰으며 10일 만에 7명 중 2명의 일반환자와 1명의 중증환자를 회복 및 퇴원시켰다고 밝혔다. 또한 지방유래줄기세포로 코비드 19 치료에 미국 FDA가 임상시험을 허가했다는 새로운 소식도 전해졌다.

코로나 19가 끝난다고 바이러스의 위기가 끝나는 것일까?

또다른 더욱 강력하고 위험요소가 큰 바이러스가 다가올 것이라는 염려는 기우가 아닐 것이다. 이에 따른 보다 발전적인 연구가 이뤄져야겠지만, 어떠한 바이러스건 줄기세포가 엄청난 역할을 할 것이라는 사실에는 이견이 없다. 시간은 기다려 주지 않는다. 이번 코로나 바이러스 사태로 줄기세포를 하루라도 건강하고 젊을 때 보관해야 하는 이유가 하나 더 늘어난 셈이다.

미래의학의 최전선, 줄기세포

"진화된 배아줄기세포 발견", "한 발 한 발 꿈을 현실로, 성체줄기세포", "줄기세포가 신체장애 치료 '구원의 빛' 될까"…….

최근 신문지상에 오르내리는 의학 관련 기사 제목들을 보면 줄기세포가 미래의학을 책임질 선도의학임이 확실히 입증된 듯한 희망에 찬 제목들로 가득 차 있다. 기사제목만 봐도 줄기세포는 이미 생명과학의 울타리를 벗어나와 우리 곁에 가까이 다가와 있다.

현재 줄기세포에 대한 관심이 생명과학자와 생명윤리 전문가뿐만 아니라 일반 대중에게도 높아지며, 줄기세포의 이해와 활용에 대한 올바른 인식이 미래사회를 살아갈 우리가 알아야 할 과제로 대두되고 있다

줄기세포 치료는 그동안 뚜렷한 치료법이 없었던 난치성 또는 퇴행성 질환 등에 대한 치료 가능성을 바탕으로 미래과학을 이끌어 갈 차세대 성장동력으로 각광받고 있다.

미래의학의 재생 치료를 선도할 줄기세포 연구·치료

1990년대 들어 비약적으로 발달한 과학의 발전에 힘입어 세계 의료기술은 새로운 지평으로 나아가고 있는 추세이다. 그중에서도 한국 의료기술은 당당히 선진의료국가로 자리매김할 수 있을 만큼 놀라운 의학 수준을 갖춰 세계 의료시장을 선도해나가고 있다. 사실 2000년대 들어 국민평균수명이 80에 가깝게 비약적으로 늘어난 것도 다 의학과 과학의 발달에 힘입은 바 크다. 우리가 어느 날 갑자기 오래 살려고 해서 오래 산 것이 아니고, 내가 운동을 열심히 해서 평균수명이 늘어난 것은 더더욱 아니다. 요즘은 웬만하면 전염병으로 잘 안 죽고, 수술도 인공지능을 갖춘 로봇이 숙련되게 수술 부위를 솜씨 좋게 수술해 준다. 예전과는 비교할 수 없을 정도로 치료방법도 발전했고 의료기술도 예전과 질적으로 다른 높은 수준으로 좋아졌다. 그래서 심심찮게 우리의 미래의학도 첨단기술을 갖춘 미래 의료진이 책임져 줄 수 있을 것처럼 보도되곤 한다. 그러면서 이런 최첨단기술들이 우리 평균수명을 계속 늘려주고 있다. 안마니도 이제 웬만한 기저질환은 가정에서 자가검진과 관리가 가능한 시대가 되고 있는 것이다. 이제 집에서 당뇨 체크하고 혈압 체크하고 화상으로 의사와 의료상담하는 시대가 오고 있는 것이다.

이처럼 눈부시게 발전하는 현대 의학체계에서 의학이 풀어야 할 당면과제는 장기적 재생이란 관점에서 보면 장기 이식이 최선의 방법으로 우리 앞에 와 있다. 문제는 장기를 기다리는 환자는 많은데 공유할 수 있는 장기는 부족하다는 데 있다. 간, 신장, 췌장 질환을 비롯해 다양한 난치 질환을 앓는 환자들이 줄기세포 연구개발을 통해 인공장기라든지 줄기세포 치료를 받을 수 있다면 이는 새로운 희망이 아닐 수 없다. 만약 줄기세포를 이용한 장기 이식으로의 개념이 이뤄질 수만 있다면 의학사에 새로운 패러다임을 만드는 큰 변화임에 틀림없다. 즉 병의 근본을 뿌리 뽑는 것으로 치료 개념이 바뀌게 되는 것이다.

다가올 가까운 미래의학의 화두처럼 떠오른 '재생'이라는 개념에서 우리의 몸을 살펴보면 사람이 다쳐도 자가 면역이 생겨서 염증이 안 생기기도 하지만, 저절로 살이 자라나고 붙고 치유가 되는 신체 메커니즘을 어떻게 바라보고 연구할 것인가에 가 닿는다. 뼈가 부러져도 그걸로 잘 맞춰놓고 있으면 본드로 붙이지 않아도 스스로 골 생성을 해서 붙는다. 그렇다면 '이런 인체 현상은 왜 그럴까?'에 대한 고민에서 시작된 연구의 해답이 소위 말하는 줄기세포라는 개념이다. 줄기세포의 개념이 아직은 연혁이 짧아서 초기 단계이지만, 우리가 이미 줄기세포의 능력이 재생의학의 상당히 중요한 축이라는 것까지는 알게 되었다. 그렇다면 이후의 단계는 병이 걸렸을 때 외부의 약을 먹고 내 몸을 고치는 차원을 벗어나 내 몸의 세포를 통해 스스로 자가 치유 능력을 어떻게 발휘할 수 있을 것인가가 앞으로 의학계가 연구하고 풀어야 할 숙제가 되었다. 그리고 그 중심에는 줄기세포가 있다.

당뇨병, 심장병, 치매 등 난치병 치료에 줄기세포가 핵심

얼마 전 뉴스에 치매에 관한 줄기세포 연구 기사가 나왔다. 기사에선 치매 임상연구에서 다분화줄기세포를 가지고 파킨슨병을 치료하

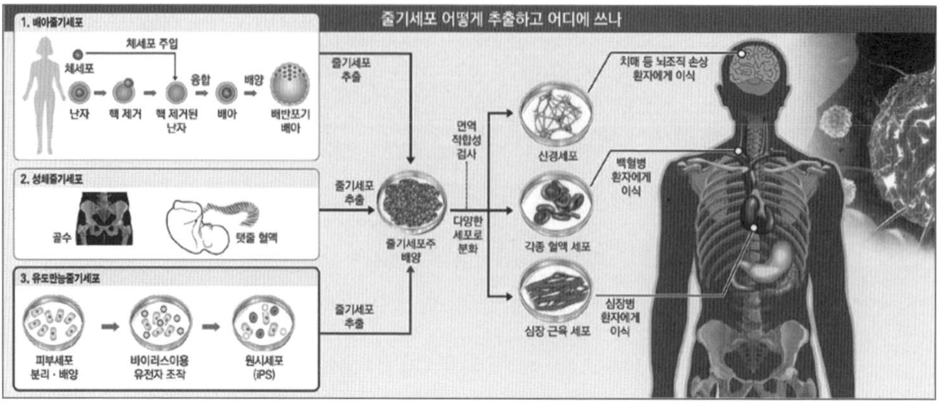

◆ 성체줄기세포(출처 : https://www.mk.co.kr/news/it/view/2016/05/321987/)의 유래와 사용

게 돼서 동물실험은 끝났고 일본에서 임상실험에 들어갔다고 한다. 이 말은 조만간 파킨슨병에 대한 치료제가 나온다는 걸 예고하는 기사이다. 한마디로 머지않아 인류에게 파킨슨병과 이에 연관하여 치매도 치료할 수 있다는 의미이다. 결국 우리가 자신도 모르는 새에 평균수명이 2, 30년 늘어나서 앞으로 건강하게 살 날에 대한 고민도 되지만 그만큼 우리를 위해서 세포 치료제나 여러 가지 의학적 발달이 이루어진다는 뜻이기도 하다. 세포 연구 성과가 연일 언론을 통해 보도되며, 난치성 질환을 앓고 있는 환자들의 새로운 치료법에 대한 기대도 한층 높아지고 있다.

실제로 줄기세포를 이용한 치료는 이미 백혈병을 비롯한 혈액 질환에서 임상적으로 이용되고 있으며, 신경 질환에서는 뇌졸중과 다발성 경화증의 치료가 이루어지고 있다. 그리고 척수 손상이나 신경퇴행성 질환들에 대한 실험적 연구도 활발하게 이루어지고 있다.

줄기세포 치료법은 당뇨병, 심장병, 파킨슨병, 알츠하이머 등의 난치병 치료에 밝은 비전을 제시해주고 있다. 앞으로 줄기세포가 불치병의 치료나 손상된 조직이나 기관의 이식 등 여러 분야에 널리 이용될 것으로 전망되고 있다. 따라서 기술을 이용할 때 발생할 수 있는 생명윤리적 가치관의 확립과 함께 이를 통제할 수 있는 법적, 제도적 장치가 시급히 마련돼야 한다. 이제 줄기세포의 개발과 이용에 대한 올바른 인식은 생명과학자나 생명윤리 전문가들만의 영역이 아니라 미래사회를 살아갈 우리 모두에게 주어진 과제이다

줄기세포의 재생력 기전에 관한 연구 필요

줄기세포의 이러한 변화로 인하여 인류는 새로운 양상의 의료형태를 꿈꾸게 되었다. 세포를 주입하면 그것이 '조직손상 부위를 스스로 찾아가 치료작용을 발휘한다'고 하는 새로운 치료, 즉 세포 치료를 경험하게 된 것이다. 특히 성체줄기세포의 경우, 이미 우리의 몸 안에 있던 세포를 주입하는 것이니 만큼 이물異物이 아니기에 온갖 종류의 질환에 대한 세포 치료가 곳곳에서 활발히 시험되고 있다.

현재 모든 질환이 유사한 것은 아니지만, 적어도 최근의 추세로 보아서는 심장 질환이나 혈관 질환, 뇌신경 질환과 같은 굵직한 질환들에 대해, 달리 다른 치료의 방법이 없는 상황에서도 줄기세포는 무언가를 하나 더 제공할 수 있을 것으로 보인다. 그러나 이러한 비전에도 불구하고 간과할 수 없는 면도 있다. 즉 줄기세포 치료가 제시하는 비

전들이 어느 정도, 또한 얼마나 빠른 시일 내에 실용화될 수 있을 것인가의 문제이다. 재생력을 가진 세포의 존재로 인해, 의료계는 어떤 의미에서는 무한한 가능성을 부여 받았지만 이들 세포가 실제로 어떤 세포이고, 어떻게 그 분화 과정이 바뀌게 되며, 어떻게 하면 보다 효율적인 세포 치료 효과를 낼 수 있는지에 대해 아직 완벽하게 밝혀져 있지 않은 상황이라 할 수 있다.

기술적인 면에서, 현재까지의 많은 세포 치료가 세포를 있는 그대로 또는 배양해서 주입하는 방식으로 이루어지고 있기 때문에, 세포 자체가 치료기능을 발휘하기를 기대하는 수동적 차원에 머물러 있고 이로 인해 세포 치료의 효과가 제한적인 측면이 있다 할 것이다. 그러나 보다 효과적인 줄기세포 치료가 가능하기 위해서는 실제 치료 효과를 나타내는 세포성분이 어떠한 세포들인지 파악해야 하며, 이들로부터 원하는 세포로의 분화를 유도하기 위해 어떠한 처치나 조작이 필요한지, 또한 생체 내에 이입된 후 기능성을 갖기 위해 필요한 제반의 조건에 대한 과학적 객관적 접근이 필요할 것이다. 여기에 더해 줄기세포의 잠재적 부작용에 대한 이해나 효과 검증 과정이 철저히 이루어져야 하는 등의 문제도 안고 있다.

배아줄기세포나 유도역분화 줄기세포와 달리 성체줄기세포는 무조건 안전하다고 믿고 있는 것도 문제이다. 최근 보고들에 의하면 체외배양된 중간엽기질세포를 혈관에 투입하였을 때 이들이 대부분 폐혈관에 응집되는 경향이 강하며, 이것이 심하면 폐혈관이 막혀 쇼크에 빠지는 폐색전증pulmonary embolism이 발생할 수도 있다는 것이 보고

되고 있다. 또한, 배양 과정 중 드물게 암세포화되는 경향과 함께, 이들 세포가 주입된 후에는 잠재적인 다른 암의 성장을 촉진할 수도 있음이 지적되고 있어 안전성에 대한 철저한 검증이 필요하다고 볼 수 있다.

무엇보다도, 줄기세포 치료는 현재 완성된 어떤 획기적인 치료제라고 보기보다는 개발 과정 중에 있는 상태임을 인식해야 하며, 지금 현재로서는 '시술'이 아닌 '시술 시험' 단계에 있다고 보는 것이 더 정확한 인식이 될 것이다. 다만 배양하지 않고 사용하는 SVF는 자신의 세포를 바로 사용하는 방식이므로 수혈과 같은 개념의 안전성이 있을 수 있다는 것이 큰 장점이며, 이에 보관이 무엇보다 중요한 개념이다.

난치 질환을 앓는 분들의 경우 치료약이 없어 하루하루 힘든 생활을 영위하고 있다. 무엇보다 질환으로 경제활동에 지장을 받기에 정신적, 경제적으로 어려움을 겪고 있다. 여기에서만 끝나는 것이 아니라 환자 가족도 정신적 경제적 부담을 안고 살아가는 경우가 많다. 만약 줄기세포를 통해 난치 질환을 정상적으로 회복시킬 수 있다면 환자나 가족 모두 정상적인 생활로 돌아가 윤택한 삶을 살아갈 수 있을 것이다.

'휴리셀'과 SVF

㈜휴림바이오셀에서 생산하는 '휴리셀'은 지방조직에서 지방유래 세포들을 자동으로 분리하는 기기이며, 이 기기가 지방조직에서 자동

적으로 분리해낸 세포를 일반적으로 지방유래세포군 또는 혈관기질 분획세포stromal vascular fraction, SVF라고 부른다. SVF를 구성하고 있는 주요 세포로는 지방유래줄기세포, 혈관내피세포, 면역세포인 대식세포 macrophage가 있으며 이 외에 섬유아세포fibroblast, 혈관주위세포pericyte, 평활근세포smooth muscle cell 등이 일부 포함된다. 지방줄기세포는 잘 알려진 바와 같이 손상된 조직의 회복에 작용을 하는 것으로 알려져 있으며, 동시에 면역억제 효과가 있어 과도한 면역작용을 억제할 수 있는 것으로 알려져 있으며, 혈관내피세포는 이식된 조직 또는 손상된 조직의 혈관을 생성하거나 복구하는 역할을 하는 것으로 알려져 있다. 또한 대식세포의 경우는 외래성 물질이나 세포 또는 손상받은 세포를 인식하여 직접 포식하는 청소작업을 하거나 그 정보를 다른 면역세포군인 T세포와 B세포에 알려주는 항원제시작용을 하며, 특정 환경에서는 과도한 면역작용을 억제하는 효과를 나타내어 인체 내 항상성을 유지시키는 것으로 알려져 있다.

이러한 SVF는 현재 세계적으로 다양한 질환의 치료 목적으로 연구되고 임상실험이 진행되고 있으며(2020년 4월 현재 http://clinicaltrials.gov에 약 98개의 임상시험이 등록되어 있음) 한국의 경우 세포치료제가 아닌 '최소조작세포치료제' 범주로 분류되어 병원 내에서 의사에 의해 환자의 치료에 사용되는 것이 '의료술기'에 해당되어 특히 성형외과 영역에서 다양하게 사용되고 있다.

미국의 clinicaltrials.gov 사이트에 등록된 주요 질환으로는 지방 이식 미용성형, 관절염, 남성형 탈모증, 류마티스, 피부 질환, 근골격계 질환 등이 있으며, 미국이 47개, 유럽이 18개의 임상을 진행하고 있음을 알 수 있다. 즉, 한국을 제외한 대부분의 국가에서는 SVF를 이용한 환자의 치료는 정식 임상시험을 거쳐야 하는 '세포치료제'로 취급되고 있는 반면, 한국은 '최소조직세포치료제'로 분류되어 의사의 '의료술기'에 해당되므로 현재 국내의 다양한 병원 등에서 SVF가 환자의 치료에 이용되고 있다.

국내에서 SVF를 이용한 치료는 주로 성형외과를 중심으로 지방조직을 이용한 다양한 미용성형술(얼굴, 가슴, 등) 시행 시 생착율 증가를 위해 SVF를 같이 이식하는 방법을 널리 사용하고 있다. 또한 정형외과 영역에서 퇴행성이나 류마티스 관절염의 치료에 사용되고 있으며, 외과 영역에서의 당뇨성족부괴양이나 필러 등의 이식 부작용으로 인한 피부 괴사의 치료, 피부과 영역의 건선, 아토피 치료, 화상이나 여드름 등으로 생긴 흉터 제거, 미백 효과 등의 치료에 이용되며, 특히 남성용 탈모증 등에 효과가 있는 것으로 알려져 있다.

SVF를 이용한 치료는 배양 과정이 없이 자신의 세포를 사용하므로 배양 과정이 있거나, 다른 사람의 세포를 이용하는 경우보다 상대적으로 안전하므로 향후 다양한 영역에서 세포치료제로서 사용될 것으로 기대하며, 특히 미용성형 분야, 자기면역관련 질환 분야, 남성탈모증 등에서 빠른 시간 내에 효과를 인정받을 것으로 기대된다.

백반증 치료제 개발

백반증은 멜라닌세포의 사멸에 의해 여러 가지 크기와 형태의 백색

반점이 피부에 나타나는 탈색소 질환으로 전 세계 인구의 1~2%가 앓고 있으며, 다양한 연령대에서 발생하지만, 주로 20대 이전에 많이 발병하며, 특히 피부의 노출 부위에 많이 발생할 뿐 아니라 치료 후 재발이 쉽게 되므로 삶의 질을 저하시키는 대표적인 난치성 피부과 질환으로 알려져 있다.

백반증은 매우 다양한 원인으로 발생하는 것으로 알려져 있지만, 주요 질환으로는 자가면역설, 신경설, 멜라닌세포 자기파괴설, 유전적 요인설, 복합설 등이 있다.

기존의 치료법으로는 스테로이드요법, 엑시머레이저나 단파장 자외선을 이용한 비수술적인 방법과 박피술, 흡입수포술 등을 이용한 자가피부이식법 등의 수술적 방법이 존재하지만 여전히 재발이 쉽게 되는 단점이 있다.

자기피부이식법을 이용한 수술적 치료의 경우 비교적 치료 효과가 좋은 것으로 알려져 있는데 이 경우에도 환부가 클 경우 필요한 자신의 피부가 한정적이므로 치료의 한계가 존재한다.

(주)휴림바이오셀에서 개발 중인 줄기세포 치료제인 '휴리셀-더마'의 경우 자신의 지방조직에서 얻은 지방줄기세포와 공여자의 멜라닌세포를 배양, 증식하여 치료제를 만들기 때문에 환부가 넓은 경우에도 치료가 가능할 뿐 아니라 1회 준비하여 증식된 세포들을 나누어서 냉동보관하므로 여러 번에 걸쳐 치료가 가능한 이점이 있다. '휴리셀-더마'에 포함된 멜라닌세포는 공여자의 것이므로 건강한 세포만을 선택하여 사용할 수 있으며, 자신의 지방줄기세포는 줄기세포가

가지는 고유작용인 면역억제작용에 의해 타인의 멜라닌세포가 자신의 피부에 생착할 수 있게 도와줄 뿐 아니라 다양한 성장인자와 사이토카인을 분비하여 이식 부위 미세환경을 조절하여 이식된 멜라닌세포가 자신의 역할을 잘 수행할 수 있게 도와주는 역할을 한다. 백반증 치료를 위한 연구 과정에서 3건의 특허를 출원하였고, 그 중 2건의 특허를 이미 취득하였다. 향후 동국대학병원 피부과와 진행 예정인 '휴리셀-더마'의 임상시험이 성공적으로 완료될 경우 아직까지 특별한 치료제가 없는 백반증의 특효약으로 자리 잡게 될 것으로 기대하고 있다. 이후 다국적 임상을 통해 인도, 파키스탄 등 백반증에 대한 혐오증이 있는 다양한 국가들에 치료제의 기술 및 치료제 수출을 계획하고 있다.

간 질환 치료제 개발

인체 내 가장 큰 기관의 하나인 간은 천 종 이상의 효소를 가지고 생존에 필수적인 매우 다양한 역할을 수행하고 있다. 간의 중요기능은 탄수화물, 지방, 단백질, 비타민 및 무기질, 호르몬의 대사작용, 담즙 생산, 해독작용, 살균작용, 혈류 조절 등 매우 다양한 작용을 하는 것으로 알려져 있다.

이렇게 인체에서 필수적이며 다양한 역할을 하는 간은 건강할 때에는 회복력이 매우 강력한 것으로 알려져 있어, 젊고 건강한 사람의 경우 간 이식을 위해 간의 상당부분을 공여한 경우라도 2달 정도면 대부분의 기능 및 크기를 회복하는 것으로 알려져 있으나, 다양한 원인으로 간의 기능이 손상된 경우에는 회복 및 재생이 되지 않아 간 이식이 유일한 치료법으로 알려져 있다. 간 손상의 주요 원인은 다양한 감염, 알콜, 자가면역 등이 알려져 있으며, 한국 40대 사망원인의 1, 2위를 다투며 전체 인구에서 볼 때에도 고혈압, 당뇨, 관절염, 신경정신계 질환과 더불어 5대 만성 질환으로 꼽히고 있다.

간 질환의 증상은 급성 및 만성으로 나눌 수 있으며, 급성 간 질환의 경우 주로 A~E형 간염 또는 약물의 오용과 남용으로 인해 유발된다고 알려져 있으며, 만성 간 질환의 경우 주로 B, C형 간염, 자가면역성, 알콜성 요인에 의해 유발된다고 알려져 있다. 이러한 간 질환은 경증 간 질환에서 중증인 지방간, 간경화를 거쳐 간암 등으로 이행할 수 있다는 문제까지 있어 효과적인 치료법의 개발이 지속적으로 요구되어 왔다. 간 질환의 치료방법으로는 간 절제술, 간 이식술 등이 알려져 있으나, 손상된 간조직은 회복 및 재생이 거의 되지 않으며, 간 절제술의 경우 치료 효과가 미미할 뿐 아니라 재발이 잘 되어, 간 이식이 유일한 치료법으로 대두되고 있다. 그러나 공여할 수 있는 건강한 간조직이 한정되어 있어 줄기세포를 이용한 간세포 치료제의 개발에 관심이 집중되고 있다.

세포를 이용한 간 질환 치료제에는 줄기세포를 이용하는 방법이 주로 연구되어 왔으나, 얼마 전 한국에서도 유전자를 도입한 세포를 이용한 간 질환 유전자 치료제 개발에 대한 성공적인 연구결과가 보고되었다. 현재까지 암세포 치료제 등에서 유전자를 도입하거나 변형한 유전자 치료제gene therapy product가 실용화단계를 거치고 있고, 일부가 임상 치료에 이용되기 시작하였으나, 여전히 대부분의 유전자 치료제의 경우 안전성 및 효능에 대한 문제를 해결하기 위해 노력하고 있다.

줄기세포 치료제의 경우도 마찬가지로 대량 배양 및 증식에 의한 안전성 및 효능에 대한 문제가 완전히 해결되지는 않았지만, 이미 급성 심근경색, 무릎연골결손, 크론성 누공, 루게릭병 등의 줄기치료제를 파미셀, 메디포스트, 안트로젠, 코아스템 등 한국의 기업들에서 임상시험을 통한 안전성 및 효능을 증명하여 치료제로서 시판 중에 있고, 외국의 경우에도 이식편대숙주병, 각막 손상, 중증 심부전 등에 대한 줄기세포 치료제가 이미 개발이 완료되어 시판 중에 있다.

세포를 이용한 간 질환 치료제의 개발에 많은 연구진들이 매진하고 있으나 아직까지 줄기세포 치료제의 개발 완료 및 치료제 시판에 대해서는 보고된 바가 없다. (주)휴림바이오셀도 공여받은 신생아의 탯줄에서 어리고 건강한 탯줄줄기세포를 얻어 간 질환 치료제를 개발하고 있으며, 서울대학교 의생명연구소에 비(전)임상시험을 의뢰하여 안전성에 대한 검증을 완료하고 현재 임상시험을 준비하고 있다. (주)휴림바이오셀에서 개발 중인 간 질환 치료제인 '휴라셀-헤파'의 경우 환자의 세포가 아닌 공여된 어리고 건강한 신생아의 탯줄줄기세포를 사용하므로 치료에 사용될 줄기세포를 쉽게 대량으로 얻을 수 있을 뿐 아니라, 자신의 세포가 아니므로 한 번에 대량으로 생산하여 냉동보관 하였다가 필요 시 언제든지 녹여서 여러 명의 환자에게 투여할 수 있는 장점이 있다.

앞서 설명한 바와 같이 간 질환은 경증 이상으로 시작하여 적시에 치료를 못할 경우 중증 이상인 지방간, 간경화를 거쳐 간암으로 진행될 수 있다는 문제점을 지니고 있다. 현재 '휴리셀-헤파'의 경우 경증 간 질환에서 지방간, 간경화로의 이행을 억제하거나 회복시키는 용도의 치료제로 개발을 준비 중이며, 향후 그 적응증을 확대할 예정이다. 또한 임상시험이 완료되면 중국 등 지속적으로 만성 간 질환이 증가하고 있는 국가와 다국적 임상을 통해 간 질환 세포치료제의 기술과 제품을 수출할 계획을 가지고 있다.

국내 줄기세포 연구기술은 무한한 잠재력을 갖고 있다. 세계적 추이도 줄기세포 연구에 많은 투자와 지원을 하고 있다. 우리나라도 정부 지원이 다양하게 이뤄지고 있다. 잠재력과 파괴력을 갖춘 바이오 연구소나 기업을 배출하고 국가적으로 바이오산업을 발전시키려면 정부 지원이 필수적이다. 앞으로 줄기세포에 대한 연구 및 임상시험에 적극적인 환경이 만들어져야 할 것이다.

지방유래줄기세포의 자가 치료 가능성

1999년에 전 세계적으로 미래공상과학영화들이 앞 다투어 상영된 적이 있었다. 아마도 1999라는 세기말적 시대가 곧 다가올 밀레니엄 시대에 대한 묵시록적 전망을 담고자 하는 영화인들의 상상력이 발동된 결과가 아닐까 싶다. 당시 상영된 영화 중에 톰 크루즈가 주연을 맡았던 〈마이너리티 리포트〉가 아직도 인상에 남는다. 영화 속에선 자신의 손상된 장기를 어렸을 때 냉동 보관해 둔 자신의 세포은행에서 꺼내 로봇이 손상 부위를 절제하고 새로 배양된 부위로 갈아서 끼는 수술을 하던 장면이 있다. 20여 년이 지난 오늘에 이르러 이 영화 속 상상은 현실의 의료행위로 이미 의료현장에서 그대로 재현되는 것들이 대부분이다.

젊고 건강한 자신의 세포 보관이 중요

바로 21세기 100세 건강시대에 우리가 가장 두려워하는 치매며 퇴행성 질환 등은 지방줄기세포로 어느 정도는 치료할 수가 있게 됐다. 현재 지방줄기세포는 나한테 올지 모를 치매를 어느 정도까지는 예방해 주거나 치료를 하는데 도움을 줄 수 있다. 이러한 이유로 세포를 보관하는 기술도 많이 발달된 상태의 시대에 우리는 살고 있다. 우리가 공상과학영화에서나 봤을 법한 얘기는 세기말을 예언한 공상과학영화가 만들어지기도 훨씬 전인 1994년도에 이미 시작된 학문이다. 영국은 세계 최초로 1994년도에 세포 보관 의료 사업을 시작했고, 우리나라도 2003년부터 세포 보관을 시작했다. 세포 보관 하면 너무 막연하지만 독신여성들이 가끔 하는 난자 보관을 생각하면 이해가 쉬울 것이다. 흔히 여성의 난자는 35세를 전후로 급격하게 기능이 떨어지는 걸로 돼 있다. 따라서 요즘 같이 결혼도 늦게 하고 고령화로 오래 사는 시대에는 여성들이 만혼 때를 대비한다거나 혼자 아이를 낳아 기르고 싶을 때 난자 보관을 하는 경우가 종종 있다. 가뜩이나 저출산의 시대여서 여성들이 언제 결혼할 지도 모르는 시대에 35세를 넘기기 전에 건강할 때 자기 난자를 보관해 놓는 것은 이미 많은 여성들이 택하고 있는 일이다. 마찬가지로 정자도 성인 남성 40세에 쓸 수 있는 정자가 몇 개 없다고 한다. 환경호르몬이다 스트레스다 하는 여러 가지 이유로 건강한 정자를 찾기도 쉽지 않다. 그래서 남자들 중에는 자신이 건강할 때 후세를 위해서 정자를 보관하는 시대가 됐다. 많은 스포츠스타나 연예스타들도 이미 자기 건강을 위해서 세포를 보관하고 있다. 2014년에 추** 선수와 박** 선수가 세포를 보관했고, 2017년에는 신** 감독과 이** 선수가 세포를 보관했다. 아무래도 운동선수들은 일반인들보다 자신이 다치거나, 위험할 수 있기 때문에 자기 면역세포나 다른 세포들을 자신의 건강이나 미래를 위해서 이미 보관을 하고 있는 경우가 많다.

이처럼 셀 뱅킹은 우리 주위에 흔하게 와 있는 하나의 현상이다. 필자의 판단으로는 이 방법이 자신의 건강을 위한 투자 치고는 가장 효과적이면서도 경제적인 방법이 아닐까 싶다. 왜냐하면 젊고 건강한 자기의 면역세포를 추출해서 보관하고 차후에 자신의 질병이나 미용을 위해서 쓴다는 것은 나중에 문제가 생겼을 때 큰돈 들이는 것보다 훨씬 경제적이고 효율적인 준비이기 때문이다. 내가 아플 때 맞춤형 치료로 내 것을 쓸 수 있는 것처럼 안전하고 효과적인 의료행위는 없기 때문에 줄기세포는 미래의 재생의학 분야에서 가장 주목받는 사업이 될 수밖에 없다.

'첨생법' 통과로 셀 뱅킹 수요자 늘어날 것

그렇다면 현재 일반인들의 셀 뱅킹 현황은 어떨까? 정확히 통계치로 잡혀 있는 자료는 없지만 생각보다는 많은 사람들이 셀 뱅킹을 하고 있는 것으로 알려져 있다. 물론 제대혈 같은 경우는 국가가 관리하기 때문에 정확한 수치가 있다. 제대혈을 보관할 수 있는 제대혈 은행이 16군데 정해져 있기 때문에 이 수치를 합치면 제대혈 보관 통계는 알 수가 있다. 하지만 유감스럽게도 제대혈 이후 면역세포나 지방유래줄기세포의 보관 통계는 알 수가 없다. 회사별로 개인사업자로 되어 있어서 통계는 안 잡히지만 추정해보면 대략 수십 만 건 이상이라고 추측할 수 있다. 우리나라 인구대비로 보면, 아주 어린층과 아주 고령층을 빼고 나면 생각 밖으로 굉장히 많은 숫자가 셀 뱅킹을 하고 있는 것이다. 그럼에도 불구하고 아직도 많은 사람들이 셀 뱅킹을 하지 않는 이유는 셀 뱅킹 사업분야가 여전히 편법과 불법과 합법이 혼재되어 있기 때문이다. 우리나라에서는 의료법상 아직도 불분명한 부분이 있기도 하고, 셀 뱅킹을 주도하는 곳이 병원이 아닌 보험회사나 보관전문업체에서 맡아서 하다 보니 아직은 국민들 사이에 신뢰가 가지 않는 부분이 많이 있는 것으로 보인다. 일반인이 느낄 때는 이것이 치료라는 개념이면 당연히 의원이나 병원에서 취급해야 하는 것으로 생각이 되는데 오히려 보험회사나 보관하는 회사들이 이 사업을 주도하고 있는 것이 영 미덥지 못한 부분도 있는 것 같다. 한마디로 셀 뱅킹을 주도하는 회사나 병원이 아직은 많지 않고 음지와 양지가 섞여 있는 상태이다 보니 관망하는 일반인이 더 많은 것으로 보인다.

이제 우리나라도 2019년에 첨단의료재생법이 통과됐기 때문에 조금 더 양지로 나올 수 있는 문이 하나는 열린 상황이다. 지금까지 줄기세포가 10년의 역사라고 보면 10년의 역사는 혼돈의 역사라고 보는 게 낫다. 황우석 박사로부터 시작을 해서 배아줄기세포가 마치 우리나라 전부를 살려줄 것처럼 하다가 갑자기 불법화되면서 이후 10년은 혼돈기였다고 볼 수 있다. 하지만 우리나라가 줄기세포 수준은 논문숫자나 임상숫자가 세계적으로 5위에 있기 때문에 첨단의료재생법에 의해서 이제는 양지로 나올 수 있는 문이 생겼고, 그 문을 열고 들어오는 사람들이 많아지면 수요와 공급이 균형을 이루면서 자연스럽게 셀 뱅킹도 정상적으로 발전할 가능성이 높다. 줄기세포 공급자가 수요자에게 이런 정보를 많이 제공을 하면 수요자는 자연스럽게 따라오지 않겠는가. 지금까지는 셀 뱅킹을 공개적으로 합법화되게 논의하는 장이나 기회가 적었기 때문에 받아들이는 정보가 적었고, 또 그 정보도 주관적으로 주다보니 혼란스러웠던 것이 사실이다. 그런데 이제는 어떤 테두리 안에 들어오는 계기가 10년 만에 만들어졌기 때문에, 좀 더 많은 사람들이 팩트에 준해서 줄기세포의 보관이나 사용을 합리적으로 보지 않겠느냐는 것이 지금까지 줄기세포 임상의사로서 보는 앞으로의 전망이다.

지방유래줄기세포의 다양한 치료 효과

현재 우리 병원에서 하고 있는 세포는 성체줄기세포이고 그 중에서도 자가지방줄기세포를 이용한 시술방법이다. 자가지방줄기세포의 경우 예측불가능한 분화부분이 없다는 것과 부작용이 없다는 것이 큰 장점이다. 지방유래줄기세포는 어떻게 보면 현대인들에게는 다다익선이다. 한마디로 지방 빼니까 체형도 좋아지고, 여분의 지방을 가지고 활용해서 항노화나 퇴행성증상들을 개선하는데 도움도 되고, 미용목적으로 사용할 수도 있다. 게다가 최근에는 필자가 탈모 쪽에 많이 시술을 하고 있기 때문에 모발 이식에도 탁월한 효과가 있는 등 다방면에 이용가치가 높다.

성체줄기세포 중에는 인체 각 부위에 따라 제각각의 세포를 추출할 수 있는데 채취 양이나 치료 효과, 연구개발 등에서 각각 다른 특징을 가지고 있다. 먼저 자가지방은 지방흡입 과정을 통해 수집한다. 또한 타조직 대비 줄기세포의 수가 풍부하기 때문에 많은 양의 지방조직의 추출로 시술에 사용할만한 줄기세포 추출이 용이하다는 장점이 있다. 태반/양수에서는 면역 거부반응이 적고, 간엽줄기세포가 풍부하다. 또한 적은 양으로도 큰 치료 효과가 가능하기 때문에 치료 연구에 많이 쓰이고 있다. 골수는 엉덩이뼈를 통해 뼈 내의 골수를 채취하는 방법이며 중간엽줄기세포가 풍부하다. 가장 많이 연구되고 확실한 치료효과가 기대되며 간편한 채취로 환자의 고통이 적은 편이다. 말초혈액 내 줄기세포는 G-CSF를 주사하여 골수의 줄기세포를 말초혈액으로 이동시킨 후 혈액에서 수집한다. 면역 거부반응이 전혀 없으며 간편하게 충분한 양의 수집이 가능하다. 제대혈은 쉽게 얻을 수 있으며 증식과 분화능력이 우수하고 조혈모세포가 풍부하며 냉동 보관하여 즉시 사용이 가능하다는 장점이 있다.

지방유래줄기세포는 여러 가지 줄기세포들 중의 하나이지만, 우리가 처음에는 골수줄기세포에 많이 관심을 가졌지만 최근에는 지방유래줄기세포 및 SVF(신선기질세포) 쪽으로 많은 관심과 연구가 이루어지고 있다. 왜냐면 제대혈에 주로 관심을 가졌기 때문이다. 제대혈은 혈액종양이나 백혈병 치료제에 쓰일 가능성과 심근경색 쪽에 쓰이는 것 때문에 많이 관심을 가졌었다. 하지만 지방유래줄기세포 및 SVF는 항노화와 근골격계 특히 혈관 재생이 필요한 부분에 아주 효과적으로 사용되어지고 있다.

필자가 하고 있는 성체줄기세포는 분화의 끝 단계에 있는 세포이기 때문에 위험성이 없는 반면에 분화될 수 있는 곳이 정해져 있다는 한계가 있다. 하지만 현재 교차분화라는 개념과 사실이 알려지면서 외

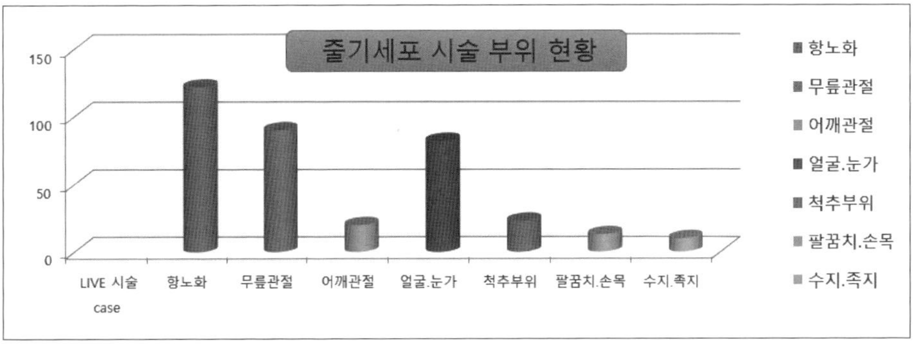

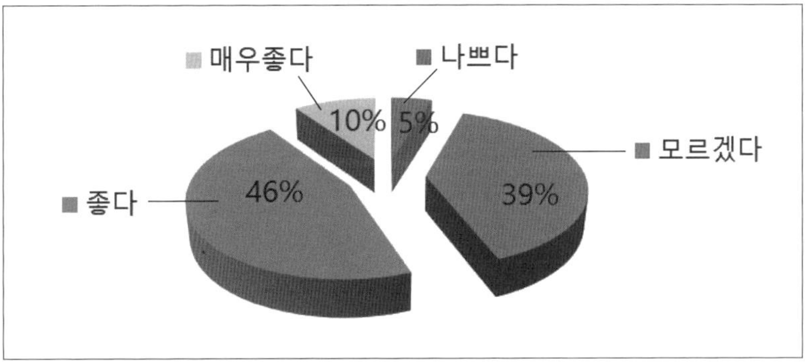

◆ 줄기세포 라이브 시술 고객반응

배엽성 기관에서 얻은 줄기세포를 중배엽성이나 내배엽성 기관의 세포로 직접 분화할 수 있음이 밝혀져 있으며, 앞으로 더 많이 발전한다면 역분화나 배아줄기세포 쪽에서도 연구는 이뤄질 것 같다.

면역세포는 주로 혈액에서 많이 채취를 한다. 흔하게 듣는 광고에서 NK세포라는 말을 많이 들어보았을 것이다. 또 T세포 등 우리 몸에 면역력을 관장하는 세포들이 혈액에 있다. 이런 면역세포는 나중에 면역력이 떨어지거나 할 때를 대비해서 보관해 놓는 것이다. 또 한 가지는 이런 면역세포들이 암세포를 공격해서 예방하고 치료할 수 있기 때문에 그런 목적으로 꼭 필요한 세포들이기 때문에 혈액에서 채취하여 보관을 해놓는 것이다. 다만 이 세포는 양이 그렇게 많지 않기 때문에 배양이라는 과정을 겪어야만 치료용도로 쓸 수 있기 때문에 정말 완전하게 보관을 해놓는 데 목적이 있다.

탑성형외과의 지방유래줄기세포 시술의 성과

우리가 지방유래줄기세포와 면역세포 뱅킹 사업을 하면서 당일 라이브 시술을 하다 보니 지방의 경우 항노화나 퇴행성 증상들에 대한 시술에 상당히 탁월한 치료 효과가 있다는 것을 임상으로 확인해오고 있다. 시술 8개월 동안 200명의 환자를 대상으로 6개월 추적 관찰 통계를 내어보니 여러 특이사항이 발견되었다. 이 시술을 받은 분들도 만족도 면에서 설문을 드려보면 '결과가 좋다'와 '매우 좋다'는 식의 호감도가 높은 쪽이 60%가 넘어가고 있다. 물론 100%가 되면 제일 좋겠지만 아직까지 경과를 지켜본 기간이 짧은 것에 비하면 단일시술로 이 정도의 좋은 효과를 보는 것도 쉽지 않으므로 고무적인 결과가 아닐 수 없다. 또한 이 시술을 한 분들 중 합병증이 왔다는 분은 한 케이스도 없었다. 따라서 줄기세포 시술을 하고 난 후의 효과에 대해서 미온적인 반응이 좀 있을 뿐이지 잘못되거나 악화되거나 합병증이 유발되는 것은 한 케이스도 없었기 때문에 앞으로 더 좋은 결과가 나올 것이라고 전망한다.

또한 성별을 비교해보니 여성이 68%로 남성 32%에 비해 2배 이상 많은 것을 확인하였다. 이는 특히 중년 이후 여성들이 남성에 비해 더 많이 건강과 노후를 걱정하며 준비하는 것으로 판단된다. 그리고 보관 당일 라이브 세포 시술을 받는 비율 또한 여성 70%, 남성 30%로 월등히 당일 미용과 건강을 위한 시술 선택이 남성에 비해 여성이 2배 이상인 것을 확인하였다.시술 비용이 부담될 수도 있으나 여성층에서 훨씬 적극적인 것이 특이하였다.

그리고 주시술 부위의 통계는 가장 많이 선택하는 것이 항노화를 위한 정맥주사였으며 다음으로는 퇴행성 증상에 있어 무릎관절, 어깨 척추 부위가 단연 많았다. 특히 여성 같은 경우는 92%가 얼굴에 미백과 탄력을 위한 지방줄기세포 얼굴 시술을 원하는 것으로 보아 중년 이상에서도 미에 대한 여성분들의 관심은 나이가 들면 어느 정도 관심이 줄어들 것이라는 세간의 생각을 넘어서는 것을 알 수 있었다.

시술받은 연령층도 단연 50, 60대가 전체의 79%를 차지하였으며 최연소는 26세 류마티성 관절염 증상의 여성환자였으며 최고령은 84세 여성이었다.

SVF 라이브 시술의 보관 후 해동 시술을 원하는 경우는 보관 1년을 기준으로 약 24%의 재시술 케이스가 있었으나 추가 효과를 기대하는 경우가 가장 많았다.

난치병 치료의 유일한 희망,
성체줄기세포 치료술

2005년 대한민국을 한바탕 뒤흔들어 놓았던 황우석 사태가 그토록 많은 사람들의 관심과 기대의 대상일 수밖에 없었던 건 수많은 난치병환자와 부모들에게 '배아줄기세포가 절망에 놓인 환자들의 질환을 해결해줄 수 있다'는 희망을 보내주었기 때문이다. 물론 그 희망은 얼마 안 가 절망과 탄식으로 바뀌어 이후의 줄기세포 연구에도 깊은 트라우마를 가져다 주긴 했지만 반대급부로 윤리적 문제나 발암성 세포 생성의 위험이 없는 성체줄기세포 연구와 치료술 개발에 또 다른 가능성을 보여주는 촉매제가 되었던 것도 사실이다.

그리고 그 기대는 줄기세포 분야의 연구자와 의료진, 기술진의 피나는 연구와 노력에 힘입어 어느새 미래의학의 새로운 대안으로 떠오르고 있다. 그도 그럴 수밖에 없는 것이 현재로선 성체줄기세포의 다양한 질환치유 효과가 속속 밝혀지면서 의학계의 노력이 헛되지 않았음을 보여주는 놀라운 성과들로 나타나고 있기 때문이다.

생체줄기세포로 치료 가능 질병은 이천 여 가지

성체줄기세포는 크게 골수에 존재하며 혈액을 만드는 조혈줄기세포와 몸의 다양한 조직에 존재하며 손상된 조직을 복구하는 간엽줄기세포로 나눌 수 있으며, 우리 몸 안에 있는 지방이나 혈액, 골수, 제대혈 등 다양한 조직에 비교적 많이 존재하는 자가복제능력과 다양한 세포로 분화할 수 있는 능력(다분화능)이 있는 세포이다. 이중 골수줄기세포는 신경세포, 근육세포, 골세포 등으로 유도분화될 수 있음이 밝혀져서 앞으로 다양한 병을 치료할 수 있는 방법을 찾을 것으로 기대하고 있다.

제대혈에는 적혈구, 백혈구, 혈소판 등 혈액세포를 만드는 줄기세포인 조혈모세포가 다량 들어 있다. 조혈모세포는 골수 이식이 필요한 백혈병, 재생 불량성 빈혈 등 혈액 질환 환자에게 골수를 대신하여 이식할 수 있으며, 결과적으로 이식된 조혈모세포는 골수로 이동하여 문제된 질환을 치료할 수 있는 것으로 알려져 있다.

세계적으로는 프랑스에서 1988년 최초로 악성빈혈 환자에게 조혈모세포 이식에 성공했고, 우리나라에선 1996년 대구 계명대병원에서 소아과 의사인 김흥식 교수가 재생 불량성 빈혈로 치료받고 있던 여섯 살 남자에게 이식에 성공했다. 특히 최근에는 지방에서 추출한 줄기세포는 주로 간엽줄기세포가 많이 포함되어 있어 근골격계 재생 치료 분야에 많은 도움을 주며, 이를 포함한 SVF는 또한 줄기세포의 능력에 더불어 더 효과적 영역이 넓어지고 있다.

◆ 줄기세포 임상사례

괴사 부위

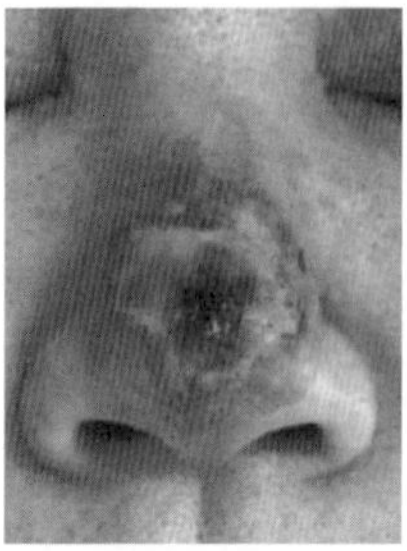

1개월 경과

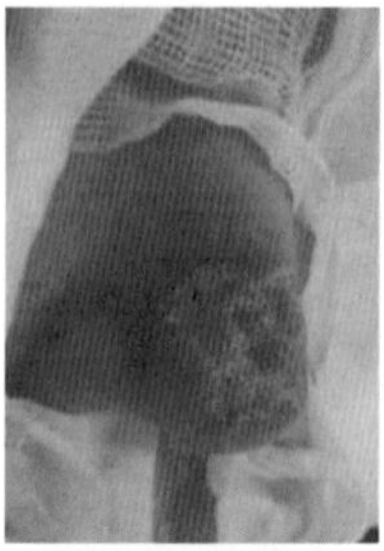

2개월 경과

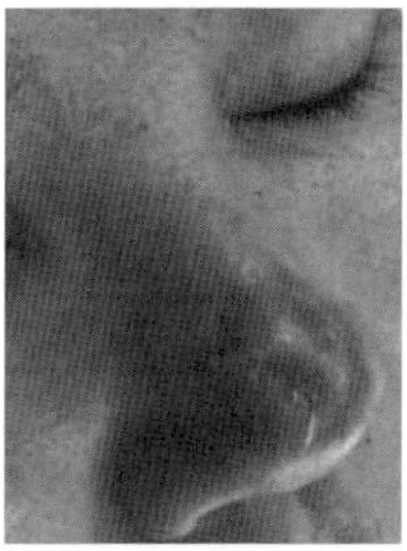

3개월 경과

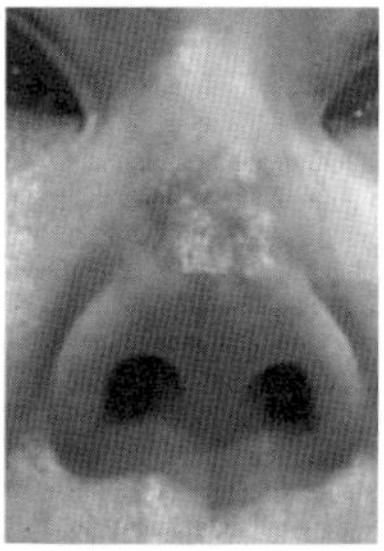

피부괴사

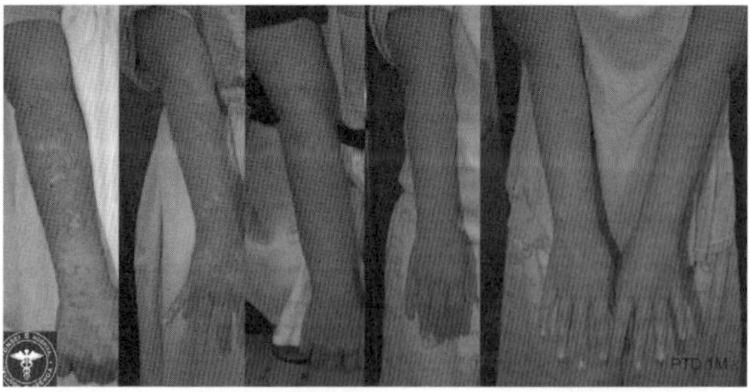

건선(Psoriasis)

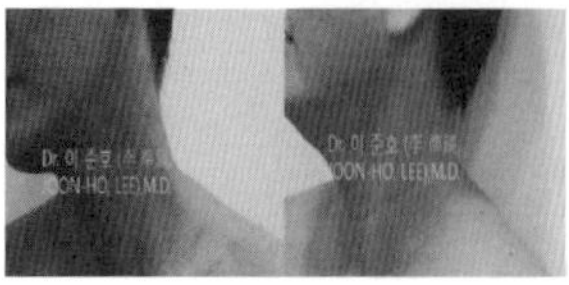

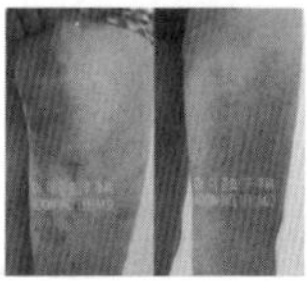

아토피(Atopi)

줄기세포의 치료원리는 줄기세포가 갖고 있는 다분화능과 재생능력에 의해 질환 부위를 스스로 찾아서 새 세포가 나게 하는 데 있다. 한마디로 질환이 있는 환자의 몸에 줄기세포를 넣어주게 되면 병변 부위의 잠자고 있던 줄기세포를 깨운다는 원리이다. 그래서 스스로 재생해서 치료할 수 있다는 콘셉트로 인해 현대의학의 새로운 가능성으로까지 예측되고 있는 실정이다. 이러한 재생의료의 치료원리로 인해 줄기세포로 치료할 수 있는 질병들은 대략 이천 여 가지나 된다. 치매, 파킨슨, 뇌졸중, 알츠하이머 등의 뇌 질환들, 심근경색, 관상동맥 질환 등의 혈관 질환, 류마티스 관절염 등의 면역 질환도 줄기세포 치료가 가능하다고 알려져 있다. 수많은 난치병 중에서도 대안이 별로 없어 긴급히 연구가 필요하다고 알려졌거나, 인체면역계가 접근하기 힘들어 면역작용이 거의 일어날 수 없다고 알려진 질환인 신경계와 눈 그리고 심혈관계 등은 이미 환자에게 줄기세포를 주입해 치료하는 임상이 진행 중이다.

현재 우리나라에선 척수신경상애가 있는 환자에게 첫 번째로 임상시험이 허가가 된 상태이다. 그리고 눈이 인체에 면역 거부반응이 없는 위치여서 실명 치료 쪽으로도 연구허가가 난 상태이다. 앞으로는 당뇨병, 심근경색 등 많은 분들이 오랫동안 힘겨운 투병을 하고 있는 만성 질환을 극복하기 위한 줄기세포 연구도 계속되고 있다.

관절염, 청력 손상 회복에 효과 높은 줄기세포 치료

줄기세포 치료가 우리의 일상에 깊숙이 들어와 있는 현상은 의료

현장에서 심심치 않게 마주치게 된다. 그만큼 성체줄기세포는 다양한 질환의 치료가능성을 열어주고 있다. 그중에서도 퇴행성 관절염, 자가면역성 난청, 각종 당뇨병 관련 치료, 버거씨 병, 대퇴골두 무혈성 괴사, 망막 질환 등을 성공적으로 치료한 의료현장의 목소리가 반갑게 줄기세포 치료의 가능성에 귀 기울이게 한다.

여러 가지 해외의 성공사례에서도 성체줄기세포의 가능성을 볼 수 있다.

미국 조지아 주에 사는 예술가인 J씨(33세, 남)는 관절염으로 손가락을 마음대로 움직일 수 없을 정도로 구부러져 있고 늘 손가락 부위가 아파서 견딜 수가 없었다. J씨는 관절염 치료에 정평이 나 있는 병원들을 찾아갔지만 별 효과가 없어 마지막이라는 심정으로 줄기세포 컨퍼런스에 참석했고, 그곳에서 테네시 대학 교수인 면역학자 Y교수를 만났다. Y교수는 새로운 줄기세포 치료를 위해 대한민국에서 치료를 받아볼 것을 권유했다. 미국 의사들은 J씨의 배꼽 근처에서 지방세포를 채취했다. 이 지방세포들로부터 한국의 의사들은 성체줄기세포를 분리하고 수십억 개체로 배양하는데 성공했다. 이 줄기세포들은 정맥 내로 주입되거나, 주사를 통해 관절에 직접 주입되었다.

"와, 그건 정말 아팠어요. 그러나 12시간 뒤 저는 뭔가 변화가 일어나고 있음을 느낄 수 있었습니다."

Y박사에게 J씨는 줄기세포를 통해 관절염 치료에 성공한 첫 번째 환자였다.

Y박사의 설명에 의하면, 줄기세포는 비록 성체줄기세포일지라도 모든 유형의 조직으로 분화될 수 있다고 했다. 세포는 신체가 무엇을 필요로 하는지를 알고 있다는 증거가 아닐 수 없다.

줄기세포, 당뇨성 질환의 높은 완치 효과

지금 이 순간에도 당뇨병이나 심근경색 등 많은 분들이 오랫동안 힘겨운 투병을 하고 있는 만성 질환을 극복하기 위한 줄기세포 연구도 계속되고 있다. 당뇨병은 줄기세포를 통해 정복될 가능성이 높은 질병 중의 하나이다.

줄기세포를 이용한 당뇨세포 치료제 연구 전문가인 K교수는 당뇨 치료용 세포 치료제 개발 현황에 대해 이렇게 말한다.

"당뇨 치료를 위한 세포 치료제 즉 세포를 인슐린을 분비하는 세포로 분화시키는 연구에 대해서는 상당히 많은 진전이 이루어져 있습니다. 그래서 저희들은 거기에 관심을 갖고 성체줄기세포들을 인슐린 분비세포로 분화시키는 연구방법을 수년 동안 해왔고 그 결과 약간의 소득을 얻은 상황입니다. 줄기세포를 인슐린을 분비하는 세포로 만드는 기술이 상용화 단계에 와 있습니다. 눈꺼풀지방과 망막에서 추출한 줄기세포를 이용해 인슐린세포를 만들어내는 우리 팀의 기술은 이미 특허등록도 마친 상태입니다."

특히 이 치료술은 휴림바이오셀과 서울여대 연구팀이 같이 가지고 있는 당뇨특허이다.

줄기세포 치료로 당뇨병 족부궤양을 완치한 환자들의 사례를 통해 오랜 지병을 앓고 있는 당뇨병 환자들에게는 새로운 희망을 전해주게 된다.

김OO씨(여, 59세)의 병명은 당뇨를 오래 앓은 환자들에게 흔히 나타나는 당뇨성 족부궤양. 발의 상태가 썩어 들어가는 일명 당뇨 발이다.

한눈에 보기에도 심상치 않아 보이는 김씨의 발은 과연 어떤 상태일까? 혈액 순환이 원활치 않은 것이 가장 큰 원인인 당뇨 발은 대부분 혈관이나 세균감염 문제를 동반한다. 먼저 감염된 조직을 절제하고 세균을 치료하는 것이 급선무이다.

당뇨 발 치료로 김씨가 선택한 것은 지방조직세포를 이용한 치료. 배에서 자신의 지방세포를 추출한 후 그중 줄기세포만을 분리해 사용하는 방법이다. 당뇨 발에 대한 세포 치료는 현재 인체 적용이 가능한 조직공학 중의 하나. 원심분리기로 지방줄기세포만을 분리해 세균 치료를 끝낸 상처 부위에 뿌려주는데, 약 6주에서 8주가 지나면 구멍난 상처 부위에 조직이 차오르는 것을 볼 수 있다. 이 치료를 집도한 H교수는 당뇨 발의 세포 치료 효과에 대해서 이렇게 말한다.

"요즘에는 의학이 발달하면서 세포 치료도 할 수 있게 됐고 기능이 좋은 세포를 대신 이식해줘서 상처 부위를 절단하지 않고 성공적으로 잘 마무리 되도록 치료해서 상당히 좋은 효과를 거두고 있습니다."

황반변성증, 버거씨병 등 줄기세포로 완치돼

황반변성증을 치료할 수 있는 줄기세포로 만든 망막색소 상피세포 개발은 이 병으로 실명 위기에 놓인 환자들에게 한줄기 빛과도 같은 기적의 치료술로 들린다.

이 연구를 주도하고 있는 J소장은 머지않아 황반변성증을 치료할 수 있는 망막세포 상피세포를 임상에 내놓을 수 있을 것으로 전망했다.

"저에게 필요한 망막세포 상피세포는 이미 여러 곳에서 만들어지고 있습니다. 황반변성증은 특별한 원인이 없이 망막이 손상되는 무서운 질환입니다. 처음에는 가운데부터 시력을 잃다가 결국 완전히 실명에 이르는 병인데요, 이 황반변성증을 치료하기 위한 망막색소 상피세포가 만들어졌습니다."

J소장은 현재 실명 치료의 치료제로 사용이 될 배아줄기세포로부터 만든 망막색소 상피세포는 중간 단계 과정에 있으며 앞으로 이 세포를 일주일에서 열흘 정도 더 배양을 하게 되면 이 세포들이 벌집모양처럼 각이 형성이 되면서 모든 세포가 색소가 침착이 된 세포로 완성이 된다고 한다.

올해 47살의 임00 씨는 버거씨병 환자이다. 버거씨병은 다리의 혈관이 망가져 다리부터 상체 쪽으로 몸이 썩어 들어오는 무서운 병이다. 건강하던 임씨는 10년 전 왼쪽 다리의 엄지발가락 끝이 썩기 시작했다. 처음에는 증상 자체가 없다가 살이 괴사가 되기 시작하면서 급속도로 진행이 됐다. 그리고는 결국엔 발가락이 완전히 말라비틀

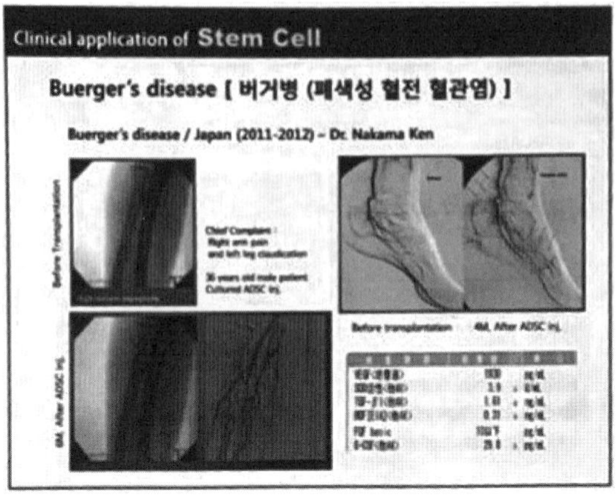

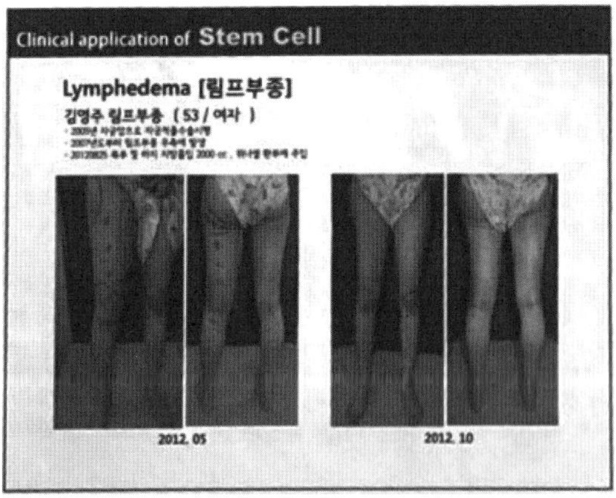

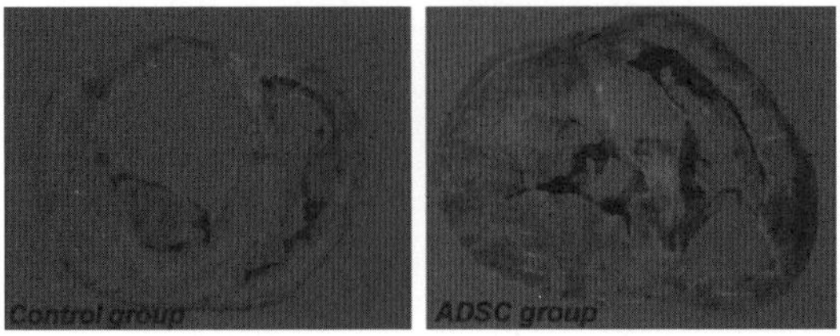

심근 경색 부위가 지방줄기세포 시술 후 개선된 전후 사진

어지듯이 새까맣게 돼버리는 무서운 병이다. 임씨는 99년 1월 상태가 악화돼 무릎 밑 14cm 부근까지 잘라냈고 5년 뒤인 2004년 1월에는 오른쪽 다리 역시 잘라야 된다는 절망적인 판정을 받게 된다.

이때 한양대 구리병원 의료진은 임씨에게 제대혈 줄기세포 수술을 권했고, 임씨는 지푸라기라도 잡는 심정으로 이를 받아들였다. 의료진은 임씨의 오른쪽 발에 제대혈 줄기세포 대략 2천만 개를 주사했다. 2천만 개는 신생아 한 명의 제대혈에서 추출할 수 있는 분량이다. 그런데 놀랍게도 임씨는 수술 즉시 반응이 나타났다고 말한다.

"그거 맞고 나서 한 1시간 정도 있다가 조금 온기가 돌았었어요. 그리고 나서 5시간 정도 됐을 때는 지금같이 다리의 피가 돌아 따뜻해져서 옆의 환자들에게 만져보라고까지 했었어요. 줄기세포 맞고 나서부터 효과를 봐가지고 3년이 지난 지금까지도 아무 이상이 없으니까 저는 줄기세포가 제 오른쪽 다리를 살려줬다고 지금도 생각하고 있죠."

성체줄기세포의 높은 임상 적용 치료 원리

성체줄기세포가 배아줄기세포에 비해 임상 적용에 활발히 이용될 수 있는 의학적 원리로는 첫째로, 증식력이 조절된다controlled proliferation는 것이다. 이는 성체줄기세포가 가지고 있는 단점에 해당하면서도, 몸 안에 들어가서 지나친 증식을 하지 않고 생리적 조건에 따라 조절됨으로 인해 배아줄기세포에서와 같은 기형종teratoma 발생이 없으므로 안전성에 있어서 탁월하다는 것이다.

두 번째 이유로는 이들 세포들이 비교적 조직 내에 침투된 후 조직 특이적 분화site-specificdifferentiation 되는 능력이 있다는 것이다. 레체티Liechty 등(2000)이 보고한 바에 의하면, 동일한 줄기세포라 할지라도 연골, 근육, 지방조직 등 신체 내 안착되는 위치에 따라 각기 다른 방향으로 분화할 수 있다는 것이다. 따라서 부작용이 없으므로 성체줄기세포를 주입하는 과정에 따른 인체 면역 거부현상이 적을 수 있다. 이러한 안전성의 장점으로 인해 의학의 다양한 분야에서의 세포 치료를 통한 장기재생을 시도하는 재생의학regenerativemedicine의 영역이 날로 확장되고 있다고 볼 수 있다.

성체줄기세포 중에서도 가장 활발히 응용되고 있는 것이 조혈모세포와 중간엽줄기세포이다. 조혈모세포의 경우는 전통적으로 골수 이식과 백혈병 치료를 통해 임상 적용이 활발히 이루어지고 있는 분야이지만 최근의 분화유연성을 응용한 비혈액계 장기재생 치료에 응용되기 시작하였으며, 장기 이식의 면역관용유도와 면역 치료에도 응용되기 시작하였다.

특히 과거 뼈, 연골 등으로 분화하는 것으로 생각되었던 중간엽줄기세포mesenchymal stem cell들이 최근에 다중분화능을 가진 것으로 보고되면서, 간장세포, 신경세포 등의 세포로 분화할 수 있다는 가능성이 보고되었고, 이에 따라 이들을 이용한 세포 치료제 개발이 활발히 진행되고 있다.

이들 세포 치료의 대표적인 사례가 혈관 재생 및 허혈성심장질환에

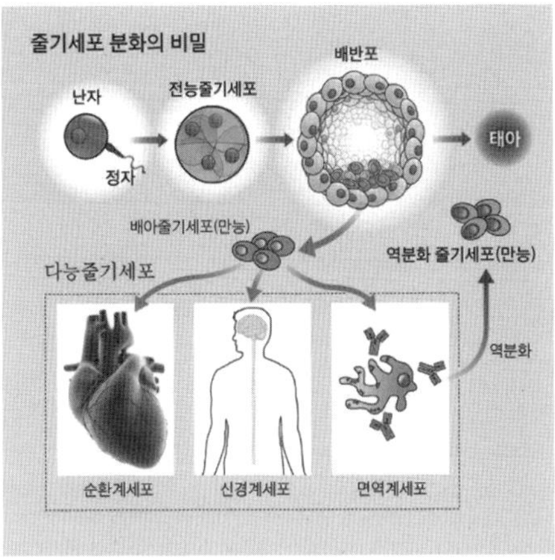

◀ 출처 : https://news.joins.com/article/22780869

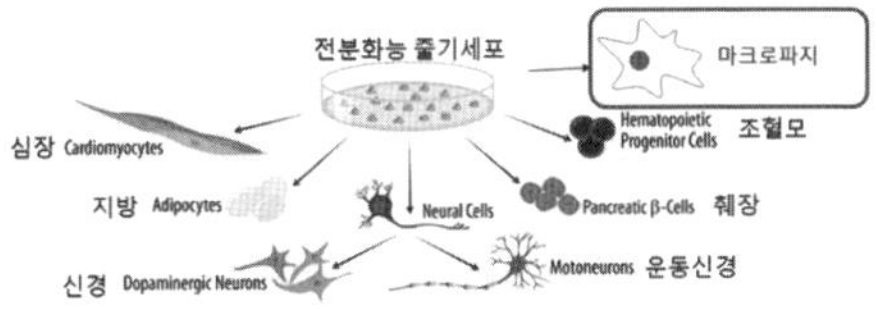

▲ 출처 : http://www.safetimes.co.kr/news/articleView.html?idxno=77854

◆ SVF 다분화능

대한 적용이라 볼 수 있다. 이미 외국뿐 아니라 국내에서도 버거씨병이나 동맥경화에 의한 혈관 폐쇄에 대해 자가골수세포를 주입함으로써 혈관 형성이 새로 발생해서 말초 혈액순환이 개선되는 것이 여러 사례에서 보고되었다.

혈관 재생과 관련된 중요한 질환으로 심근경색증myocardial infarct을 들 수 있는데, 전술한 바와 같이 조혈모세포가 직접 심근세포로 분화함으로써 심근을 재생시키는 효과가 기술되었지만 연구자에 따라 전이분화가 발생하는 빈도의 차이가 있는 것이 확인되고 있다. 현재 이들에 대한 치료 원리로는 주입된 세포가 직접 심근을 재생하는지, 내인성 심근줄기세포의 재생을 촉진하는지, 혹은 심근 내의 미세혈관체계에 대한 개선 효과로 나타나는지는 아직 분명히 구분되지 않고 있다.

심혈관계 질환 이외에 활발한 세포 치료가 이루어지는 분야로 뇌졸중cerebral stroke에 대한 세포 치료를 들 수 있다. 중간엽줄기세포가 신경세포로 분화할 수 있는 능력이 있다는 것이 시험관 시험에서 보고되었지만 이들이 실제 전 임상 상황에서 신경을 재생해 내는 효율은 상당히 낮은 것이 보고되고 있다. 그러나 중간엽줄기세포의 기능 중 또 하나의 기능이 자기 자신이 신경세포로 분화하는 것 이외에도 병변 부위을 추적하는 능력이 있다는 것과 더불어 내인성 신경줄기세포endogenous neural stem cell의 증식을 촉진하는 효과가 있다는 것이 보고되고 있다. 이에 따라 자가골수세포나 타가 제대혈 등에서 기원한 중간엽줄기세포를 단순배양한 후 주입하는 것만으로도 상당한 임상적 효과를 거둘 수 있다는 것이 밝혀지고 있다. 특이한 것은 이들 세포를 뇌혈관이나 뇌실질parenchyma에 직접 주입하지 않고도 단순 정맥주사만으로도 어느 정도의 신경학적 개선을 보일 수 있다는 것이 보고되었다.

퇴행성 질환의 치료·관리는 젊을 때 해야 효과적이다

사람들은 누구나 지혜롭게 나이 들면서 행복한 삶을 살아가고 싶다. 많이 베풀고 많이 나누면서 마음의 결을 다듬는 건 본인의 노력 여하에 따라 얼마든지 품격 높은 삶의 질을 쌓을 수가 있겠지만 내 마음대로 안 되는 건 바로 '노화의 증거'들이다. 어느 날 갑자기 눈이 침침하다거나 조금만 힘든 일을 하고 나면 다음날 웬지 찌뿌둥하고 피로가 쉽게 가시지 않을 때 우리는 '나이 듦의 인체적 변화'를 실감하게 된다. 그래도 그 정도면 돗수 높은 안경을 쓰거나 며칠 푹 쉬고 나면 예전처럼 컨디션을 회복할 수가 있지만 그보다 더 나를 괴롭히는 건 어느 순간 찾아오는 퇴행성 질환들이다. 보통 50세가 지나면 자연스럽게 어깨에 통증이 오고, 조금만 걸어도 무릎이 욱씬욱씬 쑤신다. 거기에 더해 언제부턴지 허리도 시원찮아 조금만 삐긋하면 입을 다물지 못할 정도의 심한 통증이 허리에 엄습해온다. 50대가 이러한 이상증후의 전초전이라면 60대나 좀 늦어서 70대쯤 되면 거의 모든 사람이 웬만하면 몸이 고장나 있다. 여기에 새로운 준비가 안 돼 있거나 약이 안 나와 있으면 그것도 아프게 오래 살아야 한다. 그리고 골다공증,

"어깨 통증 '회전근개파열' 줄기세포로 수술 없이 치료"

관절기능 80% 호전

어깨 회전근개파열이란 ?

어깨 주변에 통증을 유발하는 질환이다.
운동을 무리하게 하거나 사고 등 외상으로
인해 어깨를 들고 돌리는 역할을 하는 부위
의 근육과 힘줄에 문제가 생겨 발생한다

자가 지방 줄기세포 환부에 투여 후 효과 ?

어깨 통증은 71% 감소하고 관절 기능은
80% 호전 되었으며, 회전근개파열 부위는
90% 감소한 것으로 관절경 검사를 통해 확인

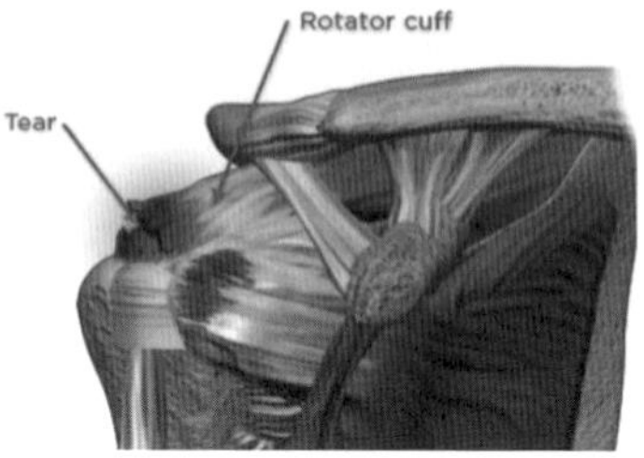

치과 질환, 안과 질환 같은 것들도 어쨌든 고령화에 따라서 올 수밖에 없는 퇴행성 질환이다.

퇴행성 관절염은 자기지방 줄기세포 치료를

이처럼 나이 들면 자연스럽게 찾아오는 퇴행성 질환을 미리 미리 예방하고, 만약의 경우에 자신의 세포에서 이 질환을 줄이거나 막을 수 있다면 그것보다 더 좋은 노후 건강 대비가 어디 있겠는가. 지금 현대의학에서 그 질문에 현실적으로 답을 줄 수 있는 방법은 줄기세포를 이용해 노인성 질환을 예방 치료하는 것밖에는 없다. 우리나라에서 줄기세포를 이용한 질병 치료는 한 10년 정도 되었다. 이제 막 대중에게 알려지기 시작한 미래생명의학이라고 보면 된다.

줄기세포는 우리 몸의 거의 모든 세포를 만들 수 있는 일종의 원시세포이자 자가 증식이 가능한 세포로 인체의 장기를 만들 수도 있는 무한한 잠재력을 갖고 있는 세포이다. 여기서 가장 핵심은 병든 세포를 대체해 재생 치료를 가능하게 하는 능력을 갖춘 세포가 바로 줄기세포라는 데 있다.

만일 퇴행성 관절염 진단을 받고 '자가지방줄기세포 치료'를 고려한다면 한 살이라도 젊을 때 치료받는 것이 그 예후가 좋다. 그 이유는 바로 자연스러운 인체의 노화 현상 때문이다.

관절의 중요한 조직인 연골은 한 번 손상되면 복구가 어렵다. 이는 자가 재생이 어렵다는 의미로 연골에는 혈액세포가 없어 피부처럼 손상된 연골을 스스로 재생하지 못하기 때문이다. 또한 연골에는 신경세포가 없어 손상되어도 아픔을 느끼지 못하고, 주변 조직까지 손상된 후에야 비로소 통증을 자각한다. 이는 연골이 마모되는 것을 방치하기 쉽다는 의미이다. 워낙 부드러운 물질로 이뤄져 있기도 하지만, 우리 몸에서 관절만큼 쉽게 손상되는 부위도 없는 이유가 바로 이러한 연골의 특성 때문이다.

줄기세포의 자가 재생에 뛰어난 효과를 보이는 연골의 자가 재생 측면에서 살펴보자면 연골의 특성상 연골은 혈관, 신경, 림프관이 없어 한 번 손상되면 새로운 세포를 보충할 길이 매우 제한적이다. 따라서 스스로 연골조직을 재생하기도 다른 인체 부위에 비해 훨씬 어렵다. 한마디로 사람의 인체 노화 정도나 질환 정도에 따라 줄기세포의 수나 활성화 면에서 연령대별로 큰 차이를 보인다. 따라서 연골이 손상된 사람은 한 살이라도 젊을 때 자가 연골을 재생시키는 것이 매우 중요한 요인이라고 할 수 있다.

"퇴행성관절염, 자가지방 줄기세포치료 시대"

보건복지부 제한적 의료기술 시술 승인

제한적 의료기술'이란 보건복지부장관이 따로 정하는 고시조건에 충족하는 안전성이 확보된 의료기술로 대체기술이 없는 질환, 희귀 질환의 치료와 검사를 위해 임상에 신속히 도입할 필요가 있는 의료기술을 뜻함.

줄기세포 관절 치료 과정

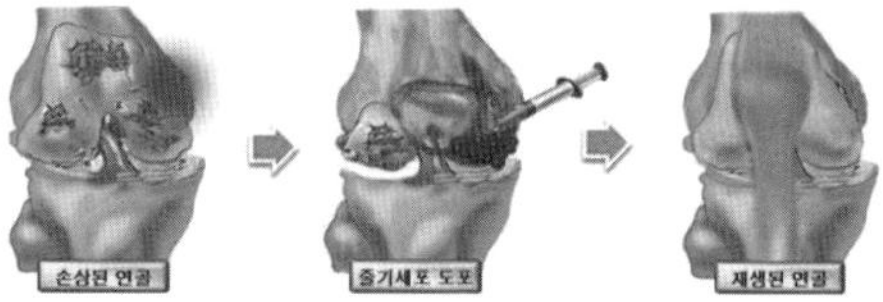

대부분의 환자들에게 있어 연골이 재생되는 기간이나 관절이 정상적으로 회복되는 기간은 70대보다 젊고 건강한 50대 환자의 회복이 더 빠른 편이다. 치료 효과를 보이는 기간은 개인마다 편차가 있지만 각종 임상시험이나 다양한 연골 재생 관련 연구 보고서에서는 평균적으로 최소 6개월에서 1년 이상이라고 되어 있다. 분명한 것은 나이, 건강상태, 연골의 손상된 정도, 생활습관, 치료 내용 등 다양한 요인에 의해 환자마다 치료경과는 다 다르다는 점이다. 결론은 우리 인체 내 줄기세포의 노화를 대비해 한 살이라도 젊을 때 치료를 받거나 자가 줄기세포의 추출 및 보관이 필요하다는 점이다.

무릎 퇴행성 관절염의 중간엽줄기세포 치료 과정

그렇다면 무릎 퇴행성 관절염이 있을 때 무릎관절내시경을 이용한 줄기세포 치료에 대해 알아보도록 하자.

먼저 무릎 퇴행성 관절염은 관절을 감싸고 있는 무릎 연골이 노화로 인해 닳거나 관절을 과도하게 사용해 마모되어 생기는 질환이다. 고령화사회로 진입하면서 관절염환자는 나날이 늘어나고 있다. 2016년 11월 보건복지부가 밝힌 통계분석 보도자료를 보면 2011년 408만 명이던 것이 2015년에 449만 명으로 4년 새 41만 명이 증가했다. 질료 연령대도 5060세대가 가장 많은 것으로 나타났다.

초기 증상은 빠르게 걷거나 계단을 오르내릴 때 무릎이 아프고 불편함이 있다. 중기로 들어서면 앉았다 일어날 때나 다리 자세를 바꿀 때 통증이 있고 무릎이 부어오를 수 있다. 말기에는 가만히 있어도 무릎이 욱신거리고, 걷거나 움직일 때 더 극심한 통증을 느낀다. 특히 밤에 더 심해져 잠을 설치는 경우도 많다. 또한 ㅇ자형 다리로 변형될 수 있다. 무릎 연골이 다 망가져 있는 경우에는 인공관절을 시행해야 하지만 부분적으로 망가진 경우는 제대혈의 경우 줄기세포를 이용하여 치료를 할 수 있다.

무릎 관절염에 이용되는 뼈나 연골로 분화할 수 있는 중간엽줄기세포는 신생아의 탯줄에서 추출해서 영하 150도 이하에 보관되어 있다. 7일 정도의 해동 및 준비 기간이 필요하며 내시경 수술을 통해 없어진 뼈 연골에 투여하면 6개월에서 2년까지 자연 연골이 생성되는데 이 방법을 무릎 관절염 치료에 사용하는 것이다. 이렇게 분화가 진행된 성체줄기세포는 안전하다.

셀 뱅킹은 자기 삶에 대한 의지와 미래에의 대비

셀 뱅킹은 줄기세포가 아직은 100% 밝혀진 의학이 아니기 때문에 더 중요한 의료보관술일 수밖에 없다. 우리는 불과 20년 전까지만 해도 제대혈에 있는 줄기세포가 태아의 탯줄세포이기 때문에 더 풍부하고 힘이 좋을 것이라는 논리로 제대혈을 선호했다. 10년 전에는 골수가 인체에서 지속적으로 활동하는 세포이기 때문에 더 좋은 세포일 것이라며 골수세포를 중요하게 보는 때도 있었다. 그리고 지금은 지방에 있는 줄기세포가 자기 몸에 갖고 있는 간엽줄기세포가 많기 때문에 재생세포에 적합하다는 이유로 지방줄기세포의 연구와 치료가 활발하게 진행되고 있다. 이렇게 각 파트별로 주장하는 바가 달라서 일괄적으로 뭐가 더 좋다고 얘기하기는 어렵다. 다만 세포가 젊었을 때와 나이 들었을 때 어느 것이 더 좋은지는 확실히 가늠할 수 있다.

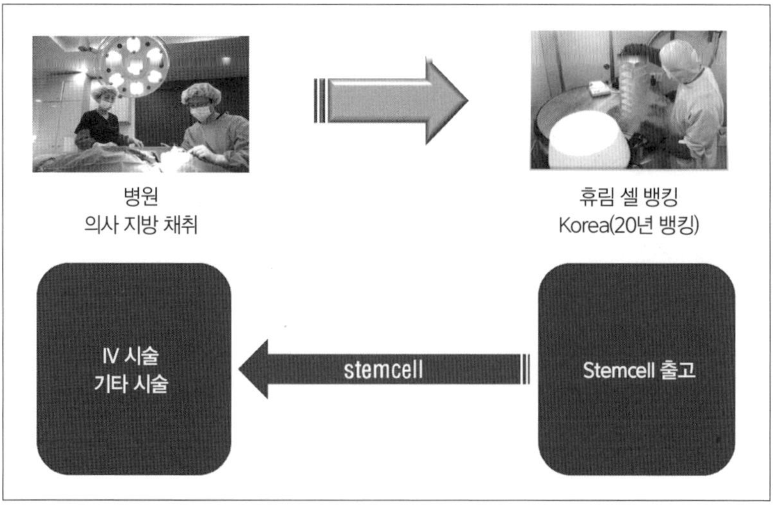

이 문제는 나이 든 사람의 세포로는 뭘 할 수 없다는 문제와는 다른 논리이다. 필자가 성형 전문의다 보니 많은 환자들이 자신의 눈 밑에 주름이 생기기 시작했을 때 필자에게 '언제 주름 제거 수술을 해야 하는지'를 물어온다. 그러면 내 답은 하나다. "선생님이 하고 싶을 때 하세요"이다. 왜냐면 사람은 계속 나이가 들어가기 때문에 자신이 지금 45살인데 그때 하고 싶으면 하는 것이고, 그분에게 50에 하는 건 더 늙어서 하는 것일 테니까. 심지어는 가장 나이 들었을 때 효과적으로 하려면 죽기 전에 하면 되는 것이다.

이 말은 곧 설사 40대 세포보다 70대 세포가 약하더라도 줄기세포가 있다면 그것은 보관을 해놔야 한다는 의미이다. 설령 내 몸에 한 개만 남아 있다 하더라도 한 개를 보관하면 의미가 있다. 그러니까 40대보다 약하거나 적다는 이유로 포기한다? 그럼 자기가 해야 할 노력을 안 하는 것과 똑같은 것이기 때문에 그것은 논의 자체가 의미가 없어진다.

결론적으로 본인이 자기 삶에 대한 의지와 자기의 미래를 대비한다는 차원에서 자신의 나이 70이면 그전에 기회가 없어서 어쩔 수 없었다 하더라도 그때부터라도 세포 보관이 중요하다고 느껴지면 해야 되는 것이다. 내가 50살보다 70살이 세포 수가 적어졌다고 해서 혹은 능력이 조금 떨어진다고 해도 세포가 없는 것보다는 낫기 때문에 필요성을 느끼면 보관해야 한다는 의미이다. 셀 뱅킹은 절대적으로 내가 관심을 가지고 내 미래에 대한 보장을 하고 싶으면 그건 하는 게 좋다.

줄기세포 연구로 당뇨의 발병 기전 규명중

최근에 당뇨병의 발병인자에 대해서 몇 가지 주목할 만한 연구가 나와서 줄기세포 쪽에서도 당뇨병에 대한 기대치가 꽤 높아졌다. 예전에는 당뇨병이 생기는 기저는 상당히 다양하고 변형도 많은 것으로 알려져 왔다. 그런데 최근의 연구에 의하면 당뇨병은 본인이 노력을 하거나 체질적으로 안 걸리는 사람은 안 걸린다는 연구가 있다. 그건 곧 식사습관이나 자기 체질에 의해서 당뇨병 발병요인이 다 다르다면 '개인의 체질'이라는 측면에서 당뇨가 잘 안 걸리는 체질로 세포를 바꿔준다면 당뇨병의 원인적 치료도 가능할 것이 아니겠느냐는 것이 의학계의 조심스런 진단이었다. 이는 곧 머지않아 자가 재생 치료 분야로 잘 활용하면 당뇨병도 어느 정도 치료 단계에 들어오지 않겠느냐 해서 많은 연구가 이뤄지고 있다. 당뇨병의 습관도 일부 영향을 미치지만 유전적 소인도 어느 정도 있다는 것이 최근 연구진이 발견한 연구성과이다. 이는 곧 당뇨병의 치료를 식생활 패턴만 고쳐주는 식으로 접근하는 것이 아니라 당뇨병 환자들이 원래 가지고 있는 기질적인 면들에 대해 살펴보고 이에 맞는 치료방침을 찾도록 하는 방법도 고려해 보자는 것이다. 그 방법을 찾는 여러 가지 연구 중의 하나가 자기세포 치료 과정이다. 우리가 과거 암의 발생요인도 대부분 외부적인 요인이 많을 것이라고 보고 여기에 중점을 두고 암 치료 방법을 찾아봤다가, 의학이 발달하면서 지금은 암 발생의 상당 부분이 환경적인 요인 플러스 기질적인 요인이 강하다는 것으로 결론이 나 있다. 암 환자 발생이 기질저인 요소가 더 많은 것으로 판명돼 지금은 유전자 검사를 먼저 해보는 쪽으로 암 치료의 방법이 바뀐 것처럼 당뇨병도 그런 기질이 있는 사람이 외부적인 환경이 더해져 더 빨리 병이 발생한다고 보는 연구가 최근의 당뇨병 관련 연구동향인 것이다. 따라서 지금은 자가치료능력이나 자신의 치유능력에 따른 면역세포 치료를 강조하게 됐기 때문에 당뇨병의 기질적 요인 분석에 따른 자가 재생 치료의 방편으로 나이와 관계없이 셀 뱅킹은 필수가 되고 있는 시대를 맞이하고 있는 것이다.

우리 몸은 늙으면 줄기세포의 수도 적고, 몸 안의 신체 내부 환경도 악화돼 세포의 질도 나빠진다. 따라서 70대의 줄기세포보다는 50대의 줄기세포가 그 양이나 질 면에서 훨씬 우수한 것은 인체의 자연스러운 현상이다. 줄기세포 치료의 효과는 줄기세포의 상태에 따라 크게 달라진다. 바꿔 말해 젊고 건강한 줄기세포일수록 그 효과는 더 크게 나타난다고 할 수 있다. 그렇다 하더라도 날로 발전해가는 줄기세포 치료와 연구의 성과를 놓고 볼 때 우리 앞에 어떤 첨단기술과 어떠한 방법의 치료술이 나올지 아무도 모르는 미래의학의 가능성 앞에 줄기세포 보관은 내가 할 수 있는 최소한의 준비라고 말하지 않을 수 없을 것이다.

줄기세포 치료의 현장 ③

탈모 관리, 줄기세포로 해결할 수 있다

줄기세포 임상연구를 본격적으로 하게 되면서 줄기세포로 확실하게 빛을 볼 분야는 모발 이식시장이 될 거라는 전망을 내 경험에 비추어 어느 정도 확신을 가지고 하게 되었다. 그만큼 줄기세포 치료는 모발 이상의 원인이 되는 모낭을 생성하게 하는 발생기재가 분명한 치료법이기 때문이다.

필자는 90년대 후반부터 모발 이식 초창기에 탑성형외과를 운영하면서 많은 케이스 수술을 하였다. 이때부터 탈모 관리에도 많은 관심을 가졌으며 탈모 관리가 의료의 제도권 안에서 이루어져야 할 치료의 영역이라고 생각해왔다. 2010년대부터 국내 모발 이식시장과 탈모 관리를 같이 하는 것에 대해 관심을 가지고 있었고 TC 네트워크라는 이름으로 회사를 만들어서 새로운 차원의 모발 사업을 하고 있었다. 당시 두피 관리 사업은 의사가 탈모약을 처방해 탈모로 고생하는 분들이 효과를 보도록 하자는 것과, 탈모의 원인인 혈액순환 장애를 해소하는 두피 마사지와 두피 관리를 체계적으로 하자는 것이었다. 그리고 마지막 수술적 방법으로 남성형 탈모를 예방 및 치료하자는 것이 사업의 기본 콘셉트였다. 그러다가 줄기세포를 만나면서 탈모로 인해 고민하는 남녀 환자들에게 모발이 나도록 하는 원인적 치료가 가능하겠다는 자신감을 갖게 되면서 본격적인 모발 관리에 줄기세포를 적극적으로 활용하게 되었다.

탈모의 원인적 해법을 도모하는 SVF 치료의 기전

탈모는 예전엔 남성만의 말 못할 고민이었지만 최근엔 여성들도 머리숱이 가늘어지고 머리가 듬성듬성 빠지는 등 심각한 고민을 호소하는 분들이 점점 많아지고 있다. 이처럼 남녀 모두의 심각한 고민거리가 된 탈모는 나이가 들어서 머리가 빠지는 경우가 있고, 유전적으로 머리카락이 얇아서 탈모가 되는 경우가 있다. 그런데 두 가지 다 원인은 두피가 얇아지는 데 있다. 머리가 탈모가 되는 사람들은 두피가 다 얇고 딱딱하다. 탈모환자들의 머리를 만져보면 다 폭신폭신하지 않고 딱딱하다.

필자는 줄기세포를 이용한 발모 효과에 대한 연구를 목적으로 두피임상실험을 한 적이 있었다. 당시 임상환자를 모집하면서 지원자들의 간절한 목소리를 접하면서 이분들의 고민이 일반인들이 상상하는 것 이상으로 심각한 고통과 아픔이 있다는 것을 절실하게 느낄 수 있었다. 우리 병원에서는 당시 임상 목적으로 탈모환자 10명을 공개모집했었다. 그런데 모집 과정에서부터 예상치도 못한 모집 열기에 직면해야 했다. 임상희망자 중에는 필자의 개인 온라인을 통해 신청을 해온 사람도 많았고, 평소 알고 지내던 지인 중에는 관심 없는 태도를 보이다가 개인적으로 부탁을 해오는 분들도 있었다. 이것이 일종의 무료시술이 되다 보니 연구소 쪽으로 청탁이 들어오기도 하고 연구소에 투자를 해주는 회사 임원 중에서 부탁을 해오는 경우도 있었다. 아이러니하게도 한 교수분은 케이스가 안 좋아서 할지 말지를 망설였는데 그분이 워낙 강력하게 부탁을 해서 임상대상자로 결정을 했더니 정작 신상노출 되는 게 싫다며 마지막에 안 하겠다고 한 분도 있었다. 두피임상실험에 이렇게 많은 분들이 저마다의 사연을 안고 밤낮없이 신청을 하리라고는 전혀 예상치 못했다. 한밤중에 전화 걸어서 부탁하고, 연구원도 부탁하고, 대표는 대표대로 부탁하고, 필자의 모임 친구들도 전화가 오다 보니 어떤 분을 받아줘야 할지 나중엔 내 나름의 기준을 정해야 할 판이었다. 특히 사회 모임의 지인 같은 경우엔 열 명 중에 세 명을 받았는데, 대상자가 된 지인에게는 철저히 비밀을 지켜줄 것을 신신당부해야 하는 웃지 못할 상황도 벌어졌다. 나중에 안 된 사람이 들으면 왜 난 안 해주지 하면서 회원에 대한 내 나름의 호불호도 비춰질까봐 무척 소심스러웠다. 여기에 어떤 대상자는 기왕 줄기세포를 뽑았으니 항노화를 하기 위해 혈관에도 맞겠다고 해서 두피임상인데 해주는 게 맞는가 하는 고민을 한 케이스도 있다.

이 실험은 임상실험이기 때문에 우리가 정한 조건에 안 맞으면 선택할 수 없는 것이었고, 또 임상결과가 좋으려면 너무 힘든 케이스는 대상에 넣지 않아야 하는 것이었다.

여기에 여자 임상자도 다섯 명이 있었는데, 이분들의 케이스는 남성 임상자보다 더 사연이 많았다. 우리가 주사를 놓을 때 대조군과 비교군이 있어서 머리가 없는 부위에 반만 주사를 놓는다. 그리고 나서 6개월 뒤에 주사를 맞은 데가 안 맞은 데보다 머리가 더 났느냐 아니냐를 비교검토할 수가 있다. 그런데 대상자들은 머리가 더 나도 안 놓은 데는 안 자라니까 짝짝이로 머리가 나게 된다. 그래서 그때를 대비해서 줄기세포를 보관해 놨다가 좋아지면 안 놓은 쪽에 놓으려고 하는 것이었다. 그런데 어떤 대상자분은 머리가 없어서 오긴 왔지만 나중에 보관해 놓은 것을 얼굴에 맞으면 안 되냐는 여성의 끝없는 미에 대한 욕망을 드러내는 분도 있었다. 또 어떤 분은 항노화에 관심이 많아서 보관해 놓은 것을 피부 처진 데 놓으면 안 돼냐고 물어보는 분도 있었다. 이분들을 보면서 여성의 아름다움에 대한 추구는 우리가 상상하는 것 이상으로 집요하고 대단하다는 것을 느끼곤 했다.

이렇게 각양각색의 사연과 우여곡절을 겪으며 탈모환자 10명을 임상실험을 했는데 나들 머리카락을 나게 하는 모낭에 문제가 있었다. 모낭은 머리카락을 나게 하는 원기관이라고 할 수 있는데 여기엔 신경도 있고 혈관도 있다. 그런데 유전적으로 혈관이 남성호르몬에 의해서 예민하게 반응하는 사람이 태어나면 머리카락에 이상이 생기는 것이다. 탈모가 되는 원리는 단순히 남성호르몬이 많아서 탈모가 돼는 것이 아니라 남성호르몬의 양은 거의 비슷한데 그보다 남성호르몬이 모낭에 예민하게 반응해서 혈관이 막히면 혈액 공급이 잘 안 돼서 남성형 탈모가 생기는 것이다. 모낭이 일정하게 다 자라야 하는데 혈관이 막히면 정상범위로 자라지 못하고 조금 자랐다가 결국은 죽고 만다. 모주기에 따라서 10년 20년 뒤에 빠져서 없어지는 것이다. 한마디로 두피에 혈액 공급이 원활하게 안 되다 보니 혈관이 막혀서 경화가 일어나면서 두피가 얇아지고 모주기에 따라서 점점 모발이 가늘어지다가 없어지는 것이다. 머리카락이 나올 때마다 가늘어지다가 나중에 솜털 같아지고 그러다가 없어지는 것이다.

이처럼 모낭에 이상이 있는 남성 탈모환자에게 SVF를 주사하면 죽어 있는 혈관 주위에 새로운 혈관을 만들게 된다. 그렇게 해서 모낭을 살린다는 게 우리가 두피 치료에 쓰는 SVF의 이론적 근거이다.

SVF는 남성들의 고민을 해결하는 수술대체요법으로 다양하게 활용되고 있다. 이번에 휴림바이오셀과 탑성형외과가 공동연구해서 내놓는 탈모 치료도 결국은 모낭이 혈관 경화에 의해서 빠져나가는 것이기 때문에 SVF를 맞으면 다시 주위에 혈관이 재생되면서 탈모 치료에도 도움이 되는 치료법이다.

탈모 기전에 관한 줄기세포 효과 연구

요즘 필자가 준비 중인 프로젝트가 있다. 근 1년 동안 수백 건의 지방유래줄기세포 임상 중 탈모와 관련하여 적지 않은 의견들이 있었고 우리나라는 탈모인이 많으며 젊은 탈모인들도 점점 늘어나고 있다. 건강보험심사평가원 조사에 따르면 20~30대 탈모환자의 비율은 전체의 45.8%나 된다. 10대 이하 탈모환자도 전체의 12.6%라고 한다. 그런 의미에서 탈모기전에 관한 줄기세포 효과에 관한 논문은 중요한

탈모

62세, 여자 탈모환자

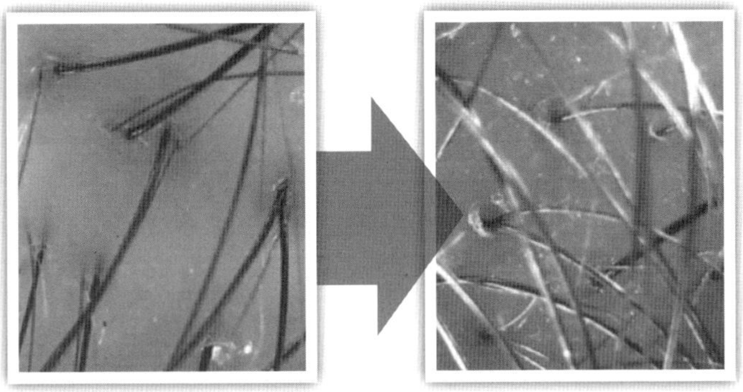

Before　　　　After

51세, 남자 탈모환자

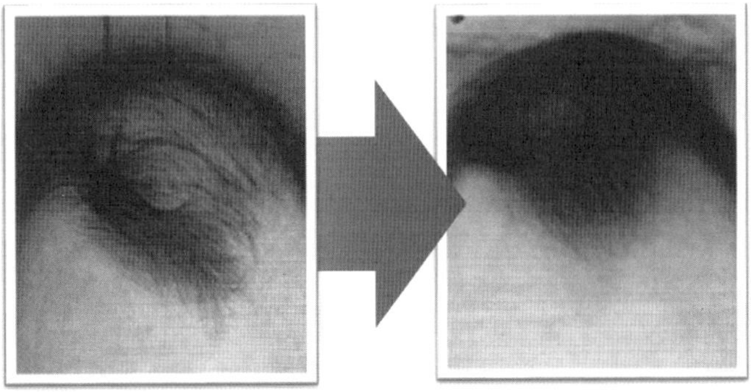

Before　　　　After

치료 중 새롭게 모발이 자라기 시작함

의미를 가지리라 본다.

탈모는 생명에 지장이 있는 증상은 아니지만 당사자들은 '사회적 죽음'이라 부를 정도로 극심한 스트레스를 호소한다. 탈모가 무서운 것은 아직까지 확실한 치료법이 없어 한번 걸리면 출구가 없다는 점이다. 의학기술의 발달로 모발 이식 등 다양한 방법이 등장하고는 있지만 근본적인 해결책이라기에는 한계가 있다. 대한탈모치료학회 관계자는 "유전적 요인을 갖고 있는 사람이 불규칙한 식습관이나 스트레스, 흡연 등 좋지 않은 환경에 노출되면 젊은 나이라도 탈모 진행이 빨라진다. 외모에 관심이 많아지면서 탈모를 질병으로 생각하고 병원을 찾는 사회 분위기도 10~20대 탈모환자 증가에 한몫했다"고 분석했다.

기사에 오죽하면 '사회적 죽음' 이라고 표현을 썼겠는가? 또한 유전적이나 스트레스, 사회적 원인이 아니어도 질병 항암 치료로 인한 탈모로 이중 고통을 겪는 환우들의 원인이 모낭 줄기세포 손상에 의한 것임을 최근 국내 연구진에 의해 밝혀졌다.

이런 모든 분들을 위한 이번 프로젝트에 6개월 후의 성과에 기대해보며 이해를 돕기 위한 외국 논문은 https://clinicaltrials.gov/ct2/show/NCT02865421 dptj 사이트에서 볼 수 있다.

욕창, 괴사에 혈관 재생능력이 뛰어난 SVF 시술

SVF는 분화세포의 능력 플러스 혈관을 잘 만드는 능력이 있는 신선한 기질만을 뽑아낸 세포이다. SVF가 워낙 혈관 재생능력이 뛰어나다 보니 인체의 어느 부위가 괴사됐거나 썩은 부위를 재생하는 치료에 좋은 효과를 보고 있다. 그래서 코가 썩어서 함몰된 여성환자의 코 주위도 재생할 수 있고 욕창 치료에도 탁월한 효과를 보이고 있다. 최근 우리 병원은 보훈병원과 같이 임상을 하려고 준비하고 있다. 보훈병원엔 장기입원환자가 많다 보니 긴 병원생활에 욕창이 생긴 환자가 많다. 욕창은 혈관이 막혀서 피가 안 통해 엉덩이 부분이 썩는 증상이다. 따라서 욕창환자에게 SVF를 놔서 혈관을 만들어줘서 피가 통할 수 있게 해주는 임상 치료이다. 여기에 SVF로 확실한 효과를 보는 질병이 당뇨로 인한 괴사를 치료하는 것이다. 오랫동안 당뇨를 앓은 환자는 혈관이 막혀서 발가락 부근으로 가는 피가 그 부위까지 안 가서 발가락이 썩는 경우가 있다. 따라서 괴사로 고생하는 당뇨병 환자에게 주사를 놔주면 혈관이 뚫리는 것이 아니고 혈관이 만들어지는 것이다. 그래서 괴사 부위 주위에 혈관 옆으로 혈관이 생겨서 혈액순환을 도와줘서 당뇨 괴사를 예방하기 위한 치료에도 SVF가 가시적인 성과를 보고 있다. 이처럼 SVF 시술은 아름답고 건강하게 중년을 나고 싶은 남성과 여성에게 활력있는 생활을 보장해주며, 난치병환자들의 괴사 부위에 혈관을 만들어서 피가 통하게 하는 원인 치료를 해주는 미래의 재생의학으로 앞으로 보다 많은 의학적 성형학적 가능성을 보여줄 것이다.

정원장이 권하는
건강하고 아름다운
웰빙라이프 ⑤

탈모를 예방하는 생활·식습관

1. 머리 감기 전 빗질 꼼꼼하게 해주기

엉킨 머리를 풀어줄 뿐 아니라 두피 혈액순환에도 도움이 된다.

2. 머리를 감을 때 뜨거운 물보다 미지근한 물로 감기

뜨거운 물로 감게 되면 두피의 큐티클 층과 단백질이 손상되어 모발이 약해지며 두피가 예민해지고 건조해진다.

3. 두피와 머리카락을 충분한 물로 씻어낸 후 샴푸하기

두피에 땀, 피지 등과 같은 노폐물을 먼저 씻어주는 것이 두피건강에 도움이 된다.

4. 저녁에 머리 감기, 머리 잘 말리기

일상생활을 하면서 머리카락에 먼지와 오염물질이 많이 묻기 때문에 저녁에 먼지와 노폐물을 제거해 주는 게 좋다. 또한 젖은 머리에는 더 많은 먼지와 오염물질이 묻기 때문에 머리를 잘 말려주는 게 좋다.

5. 두피에 자극을 최소화하기

외출 시 모자를 쓰지 않고 나가면 두피에 자외선을 직접 받게 되어 탈모가 더 진행될 가능성이 높다. 단 모자를 장시간 쓰면 두피의 혈액순환이 감소하거나 머리를 감은 뒤 완전히 말리지 않은 채 모자를 쓰면 곰팡이 균 등이 서식할 가능성이 있다.

예) 햇볕이 강한 날에 모자 쓰기, 머리를 말릴 때 자연 바람이나 시원 바람으로 말리기.

6. 건강한 모발과 두피를 위해 흡연, 음주를 줄이기

흡연, 음주를 하게 되면 혈액순환 장애를 비롯한 다양한 체내 질병 유발에 따른 문제점으로 인해 말초혈관의 순환이 어려워지기 때문에 과음과 흡연은 피해야 된다.

7. 튼튼한 모근을 위해 필요한 것 중 하나는 올바른 식습관

동물성 기름과 당분이 많은 음식은 남성호르몬의 혈중 농도를 높이는 만큼 최소한으로 섭취하는 것이 좋다. 라면이나 햄버거 같은 패스트푸드나 콜라, 술 등도 탈모를 촉진하는 음식으로 꼽힌다. 탈모 예방에 도움을 주는 음식으로는 호르몬의 생성을 억제하는 해조류, 녹차, 채소 그리고 콩, 검은깨, 찹쌀, 두부, 우유, 과일, 물 등이다. 또한 과식, 폭식, 무리한 다이어트 등은 탈모 예방에 부정적이다. 특히 야식은 몸에서 열이 가장 쉽게 많이 발생하게 하고, 이 열이 두피에 몰리면서 모발 교체를 촉진해 두피 상태를 악화시칸다.

8. 하루에 1회 이상 두피 마사지하기(주무르기, 누르기, 문지르기)

두피를 가볍게 문지르는 것만으로도 혈액순환에 많은 도움이 된다. 손끝으로 엄지손가락으로 목의 뒤쪽을, 검지와 중지로는 두피를 충분한 힘으로 눌러준다. 계속 누르고 있기 보다는 2~3초 가량 눌러준 뒤 잠시 손을 떼고 다시 눌러주는 게 좋다.

9. 충분한 수분 섭취

건조함이 심해지는 가을, 겨울일수록 촉촉한 두피와 피부를 위해 충분한 수분 섭취가 필요하다. 두피와 인체에 수분이 부족하면 두피가 갈라지고 유분이 사라져 두피를 자극하게 되면 탈모가 생길 수 있다.

10. 가르마를 한쪽으로 유지하기보다는 꾸준히 바꿔주기

가르마를 타게 되면 머리카락이 치워지면서 자연스럽게 두피가 노출된다. 이때 두피는 자외선, 미세먼지 등 외부자극에 계속 노출되어 손상된다.

줄기세포 웰빙 치료로 건강하고 질 높은 안티에이징하는 법

최근 젊은이들 사이에서 각광받는 라이프스타일은 '워라벨(일과 삶의 균형)'과 '소확행(소소하지만 확실한 나만의 행복)'에 꽂혀 있다. 무척 트렌디한 이 용어의 유래는 웰빙에서 힐링을 거쳐 욜로(한번 뿐인 인생을 잘 즐기자)로 이어져 왔고, 그 모든 라이프스타일의 근본은 뭐니 뭐니 해도 건강하고 행복하게 질 높은 삶을 영위하자는 데 있을 것이다.

웰빙이라는 새로운 생활양식은 경제적인 윤택함과 함께 여유 있는 삶의 질을 강조하며 행복하고 건강하게 살아가는 인생을 의미한다. 여기에 더해 질 높은 삶을 영위하기 위해 인체의 가장 기본이 되는 줄기세포를 이용한 질병의 예방과 치료, 회복이 중요한 관심의 대상이 되고 있다. 이러한 건강한 신체 관리와 질병 예방을 위한 줄기세포 치료술이 요즘은 줄기세포 웰빙 치료로 자기만의 건강행복법을 추구하는 사람들 사이에서 심심찮게 퍼져나가고 있는 실정이다.

줄기세포 웰빙 치료 메커니즘

인간의 신체는 시간이 흐름에 따라 노화될 뿐만 아니라 노화 또는 건강하지 못한 신체는 질병에 노출되었을 때 쉽게 병에 걸릴 수 있다. 이러한 노화 현상을 완화시키거나 평소 질병에 노출되었을 때 면역력을 높이기 위해 줄기세포를 이용한 건강 관리법을 수행한다. 이러한 줄기세포 이식 치료를 웰빙 치료라고 한다.

우리 몸이 건강해지지 않고 피로하고 스트레스 받는 데는 결정적으로 몇 가지 요인이 있다. 우선 우리 주변의 외적인 환경요인이 있을 수 있고, 개인의 심리적 요인, 그리고 근본적으로 개인의 신체적 원인이 있을 수 있다.

외적인 요인은 소음, 강력한 빛·열, 물리적 환경, 사회적 관계, 조직사회, 친인척의 죽음, 직업 상실, 생활의 큰 사건, 일상의 복잡한 일 등이 있다. 또한 자신의 내부에서 오는 심리적 요인으로는 과다한 카페인 섭취, 불충분한 잠, 과중한 스케줄, 비관적 사고, 자기 비하, 부정적인 생각, 비현실적인 기대 등이 있다. 이러한 외적 요인과 내적 요인이 합쳐져 건강을 해치는 신체적 원인이 발생하는데, 면역력 약화, 신체 항상성(밸런스)의 불균형, 신체 각 부위에서 사멸해 가는 세포 수가 생성되는 세포 수보다 월등히 높아지고 이로 인해 세포 보충을 위한 줄기세포 수량의 저하를 가져오게 된다.

이처럼 외적·심리적·신체적 원인이 쌓이면 우리 몸은 급격한 노화와 스트레스를 받게 되면서 몸 안에 여러 증상들을 촉발시킨다. 무기력증, 정서적인 우울, 불안과 갈등, 자율신경계의 지속적인 긴장(수면 장애)를 초래하여 정신적·신체적인 기능 장애와 질병을 유발(시력 저하, 소화불량, 성기능 감퇴)시킨다. 이러한 신체의 부정적인 영향은 정상적인 생활을 하는 데는 큰 어려움은 없지만 뚜렷한 원인 없이 신체의 여러 부분이 불편하며 만성 피로감이 쌓여 개인의 생활이 고단해지고 급기야는 불행한 감정으로 치달아 건강과 일상에도 영향을 미치게 된다.

줄기세포 웰빙 치료의 메커니즘은 몸 안에 줄기세포를 투여해 건강하고 안정감 있는 웰빙생활을 영위해나가는 데 있다.

줄기세포 웰빙 치료의 핵심은 이렇다. 먼저 신체 내 투여된 줄기세포는 신체의 허약한 부분에서 분비되는 호르몬을 인지하여 필요한 부분으로 이동한다. 이동된 줄기세포는 조직이나 기관에 생착하고 분열, 분화되어 필요한 세포로 대체되거나 주변세포를 깨워 스스로 활성화 되게 한다. 생착된 줄기세포는 조직이나 기관에 필요한 호르몬 등을 포함한 다양한 조절인자들을 분비한다. 그러므로 허약한 부분의 세포 및 조직이 줄기세포에 의해 보충되거나 활성화되어 기능을 회복한다. 이러한 줄기세포 치료 프로그램을 개인의 상태와 여건에 맞게 3개월에서 6개월에 걸쳐 지속적으로 시행하면 만성피로 회복, 맑은 정신 회복, 정력 강화, 면역력 증강, 숙면, 신체 항상성(밸런스)의 불균형 해소, 시력 향상, 염증 치료, 통증 완화, 생활 리듬 회복, 활력 있는 신체 기능 회복 등 몸과 마음의 균형과 활력을 되찾아 건강하고 행복한 라이프스타일로 생활할 수 있도록 해준다.

의학계에서는 얼마 전부터 노화 방지의학에 관한 연구논문을 통해

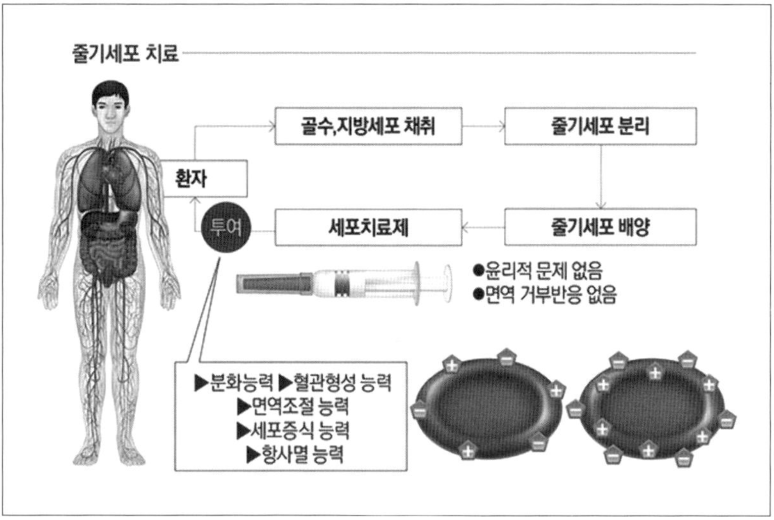

◆ 항노화(출처 : http://www.ikunkang.com/news/articleView.html?idxno=29274)

노화의 근거와 의료적 개입이 어떻게 진행돼야 하는지 그 상관관계를 밝히고 있다. 관련 논문들에 따르면 노화 방지의학에서는 내분비계 변화이론과 산화손상설 이론으로 노화의 원인을 설명하여 노화에 대해 의료적 개입이 가능함을 말하고 있다. 그러면서 노화 방지에 관한 의료적 방법으로 호르몬대체 요법과 항산화주사 요법을 대표적인 치료법으로 제시한다.

또한 안티에이징Anti-Aging을 실현하는 방법으로 내분비호르몬 분야의 치료법을 제시한다. 이러한 요법으로는 칼로리 제한 유전자조작 항산화, 제재 및 스트레스 저항성이 있으며, 내분비 분야에는 성장호르몬, 여성호르몬, 남성호르몬, DHEA, 멜라토닌 등을 포함한 호르몬 보충요법, 그리고 줄기세포를 이용한 세포 대체 치료 등이 있다.

성장호르몬에 관련된 세포 대체 치료의 의학적 효과의 이론은 이렇다. 즉 성장호르몬은 나이가 들면서 감소하고 성인 성장호르몬 결핍증환자에서 성장호르몬을 보충하면 지방을 감소시키고 근육량과 골량을 증가시키는 등의 효과를 가지게 된다는 의학적 기전 논리이다.

줄기세포 치료, 웰빙주사법의 효과

줄기세포 웰빙 치료는 큰 줄기로 줄기세포를 이용한 웰빙 치료와 우리 몸의 신선대사와 신진활력을 높여주는 웰빙주사법이 있다.

줄기세포 웰빙 치료는 줄기세포 정맥 치료라고도 불리며 자신의 복부 또는 허벅지 등에서 추출한 지방세포를 얻어 공정을 거쳐서 줄기세포를 얻은 후 정맥으로 투여하는 치료를 말한다. 이를 통해 만성피로의 개선, 피부 노화의 개선 등 항노화 효과를 얻고자 하는 프로그램이다.

이 치료의 효과는 직접적인 줄기세포의 세포 재생 효과 뿐 아니라, 성장인자, 항염증인자 등이 풍부한 줄기세포 치료를 통하여 만성피로 개선, 노화 방지 등의 효과가 있다. 실제 환자 중에 시력의 호전, 발기 기능 호전, 모발 성장 등의 증상이 개선되었다고 하는 경우가 있다.

먼저 이 치료를 위해서는 사전 혈액검사와 암 전력 등의 문진검사를 진행하며 주치의와 충분한 설명과 인터뷰가 필요하다. 왜냐하면 많은 환자들이 여러 가지 정보의 생산에 의해 오해와 현실적이지 않은 기대치를 가지고 있는 경우가 많기 때문이다.

이런 상담이 끝난 후 시술의 과정은 먼저 공복 시 내원 후 수면 마취와 국소 마취 하에서 지방을 채취한다. 평균적으로 10cc 정도의 지방으로부터 휴리셀 장비를 이용한 세포를 분리하여 필요한 시술과 보관을 진행한다.

시술의 경우에는 국소적 증상이 있는 경우 필요부위에 환자와 상담

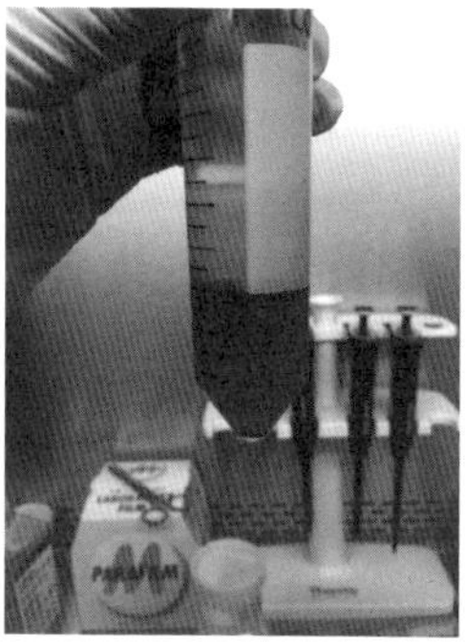

▲ 지방조직 공정 전

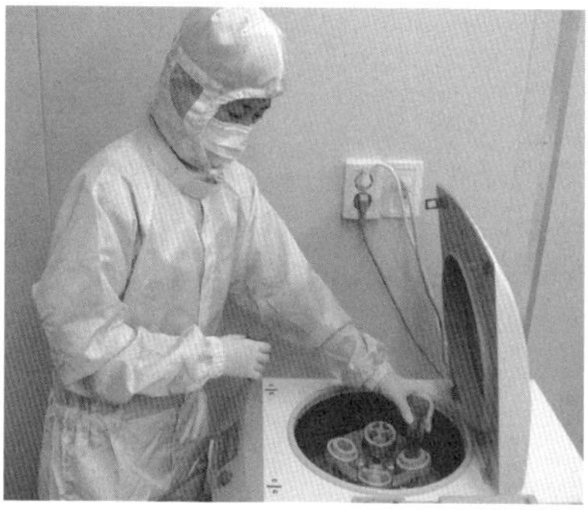

▲ 지방 분리 중

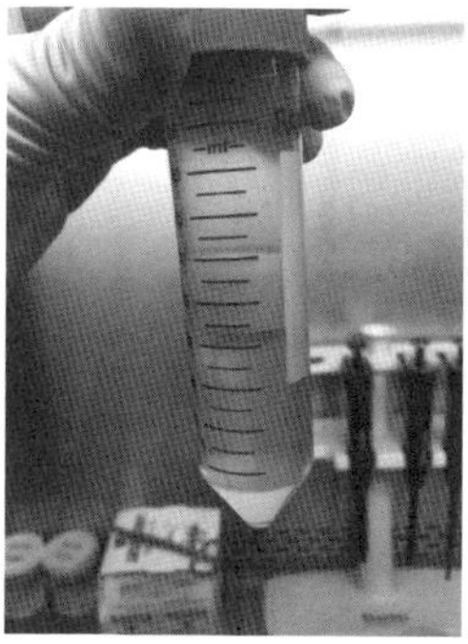

▲ 지방 세척 5회차

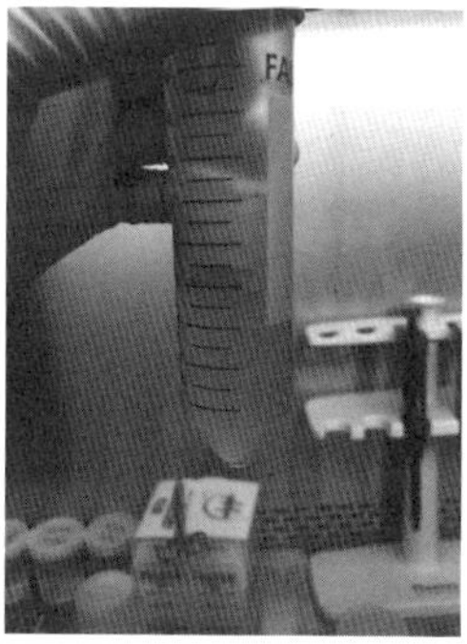

▲ 지방 세척 2회차

◆ 줄기세포 치료에 사용하는 자가 지방세포 세척 과정

후 주사를 이용하여 얼굴, 관절, 근육 등 근골격계 위주로 시술을 하며 10ml 이상의 주사제에 세포를 섞은 후 분당 1m씩 천천히 정맥주사한다. 정맥주사 시에는 반드시 신체반응의 모니터를 실시하여 간혹 발생하는 빈혈이나 혈압 상승 등을 체크하면서 한다.

자가줄기세포이므로 면역 거부반응은 전혀 일어나지 않으며 일반적으로 입원은 필요치 않다. 이 모든 시술 과정은 세포분리시간을 포함하여 3시간 정도가 소요된다. 또한 보관되어진 세포는 환자의 상태와 증상 개선 정도를 파악하여 6개월 이후부터 보관된 세포를 해동하는 과정을 통하여 추가 시술을 할 수 있다.

또한 줄기세포 항노화 시술 이후에는 세포의 활성화를 위하여 10회 정도의 항노화 정맥 치료를 병행하기도 한다.

우리 병원에서 사용하는 줄기세포 장비는 휴리셀 제품으로 이는 타제품에 비해 공정이 간단하고 시간이 짧게 걸리며 모든 과정이 폐쇄형 시스템에서 이루어지고 튜브 등은 1회용으로 사용되므로 감염 노출 가능성을 최소화 할 수 있다. 또한 이 과정에서 필터를 두 번 반복하여 색전emboli 형성을 최소화 할 수 있다. 우리 의료진은 이미 SVF 추출물을 안면과 무릎 등의 노화 방지 및 증상 개선 등에 대한 많은 임상적 경험이 있으며 모든 과정을 데이터화해서 체계적인 증거 중심의 치료를 하고 있다.

피로 개선, 활력 증진, 항노화 등에 효과 좋은 영양주사 요법

다음으로 건강증진 영양주사 요법에 대해 알아보자.

우선 영양주사의 주요한 인체 내 건강 효과로는 피로 개선, 활력 증강, 해독작용, 염증 완화, 미백 효과, 항산화, 항노화 효과 등이다.

영양주사로 웰빙 치료자들에게 잘 알려진 주사제로는 자하거추출물 태반주사와 글루타티온(일명 백옥주사), 푸르설티아민(일명 마늘주사), 티옥트산(일명 신데렐라주사), 코엔자임큐텐, 아스타산친Astaxanthin, 오메가-3 지방산 등이 있다.

먼저 자하거추출물·자하거가수분해물(일명 태반주사)는 사람의 태반을 건조한 추출물을 칭하며 태반에는 성장인자, 성호르몬, 단백질, 미네랄 등 성분들이 포함되어 인체에 다양한 긍정적인 효과가 기대되고 있다. 이 주사를 맞으면 갱년기 장애 증상의 개선, 만성간 질환에 간기능 개선 효과가 있는 것으로 허가받은 제품이다. 자하거추출물 주사에 관한 인체적용시험에서 피하주사 투여 시 만성피로증후군과 피로증상이 완화된다는 것이 증명되었으며 동물실험에서 항염작용으로 인한 통증 완화 효과, 연골보호 효과가 있음이 보고되었다.

글루타티온(일명 백옥주사)는 시스플라틴 또는 유사계열 화학요법에 의한 신경성 질환의 예방 또는 약물 중독, 알코올 중독, 만성간 질환에서 간기능의 개선으로 허가받은 제품이다.

피부 항노화, 미백 효과로 인해 비욘세주사라고 불리기도 하며, 기타 항산화 효과, 피로 회복 개선 등의 효과가 있다.

푸르설티아민(일명 마늘주사)는 체내 흡수율을 높인 비타민 B의 활

성유도체이다

이 제품은 비타민 B_1 결핍증의 예방 및 치료, 비타민 B_1 수요가 증대하여 음식으로부터 섭취가 불충분한 때의 보급(소모성 질환, 갑상선기능항진증, 임부, 수유부, 육체노동 등), 베르니케 뇌병증, 각기심장 장애, 각종 질환(신경통, 근육통, 관절통, 말초신경염, 말초신경 마비, 심근대사 장애, 변비 등의 위장운동기능 장애, 수술 후 장관 마비)에 의한 비타민 B_1 결핍 또는 대사 장애. 피로 회복, 체력 증진, 피부 항노화에 효과가 있는 것으로 알려졌다.

티옥트산(일명 신데렐라주사)는 세포 내 항산화작용, 글루타티온 합성 증가 유도, 세포 내 산화·환원 관련 전사인자(NF-κB, Nrf2) 조절기전, 격심한 육체노동 시, Leigh증후군(아급성 괴사성 뇌척수염), 소음성(직업성) 내이성 난청 중독성(스트렙토마이신, 가나마이신에 의한), 당뇨병 다발신경병증의 완화, 피로 회복, 피부 항노화, 미백 효과, 체지방 감소 등에 효과가 있는 것으로 알려졌다.

코엔자임큐텐CoEnzyme Q10은 생체 내 모든 기관에 광범위하게 분포하는 퀴논계 물질로써 유비퀴논 또는 비타민 Q라고도 한다. 지질에 녹는 강력한 항산화제로써 세포막의 지질 과산화를 억제하여 세포 손상을 막아주는 기능을 한다. 따라서 노화는 물론 노화에 따른 심장병 등 여러 가지 질병과 밀접한 관련이 있다. 20세 이후 감소하기 시작해 노년이 막 시작될 무렵엔 80%나 줄어들었다는 연구결과가 있는 노화 방지 기능에 탁월한 효과가 있다.

아스타산친Astaxanthin은 비타민 E의 약 550배의 항산화력. 혈관 내피세포를 강화시키고 LDL콜레스테롤의 산화를 막아 고혈압, 심장병, 뇌졸중 등 순환기 질환의 예방과 치료에 도움이 된다. 면역세포(NK Cell, T임파구 등)를 증강시켜 면역기능 강화 효과가 있으며 결체조직(ex. 콜라겐)이 유해산소에 의해 손상되는 것을 차단하는 효과도 있어 관절 건강에 도움이 된다.

피부의 탄력과 젊음을 유지하는 콜라겐과 엘라스틴이 유해산소에 의해 산화되는 것을 막아 기미와 주름살 예방 및 개선 효과도 있으며 활성산소로부터 눈을 보호하여 백내장을 예방하는 효과도 있다. 그 외에도 항 암, 항 스트레스, 항 당뇨 효과 등이 있는 것으로 알려졌다.

오메가-3 지방산DHA, EPA은 중성지방과 혈압, 호모시스테인을 낮추고 혈액을 맑게 하는 효과가 있어 심혈관 질환을 예방하는 효과가 있다.

또한 강력한 항 염증 작용이 있어 각종 염증성 질환의 치료에 보조적으로 쓰일 수 있으며 만성염증에 의한 노화를 방지하는 효과가 있다. 특히 DHA는 뇌기능 유지에 중요한 영양물질로 알려져 있다.

신선기질세포(SVF)의 신 의료기술 적용

줄기세포는 혈관 재생, 면연력 증강 효과, 조직의 재생과 분화작용을 가지고 있는 만능세포이다. 현재 치료나 시술에 가장 많이 사용하는 줄기세포는 본인의 지방에서 추출한 자가지방유래 신선기질세포(Stromal Vascular Fraction 이하 SVF)이다. SVF란 재생성 치유세포로 인체 지방조직에서 채취할 수 있고, 구성인자로는 지방줄기세포, 섬유아세포, 면역세포, 혈관내피세포 등이 포함되어 있어 관절 질환, 피부 질환, 면역 질환 치료에 도움이 된다. 줄기세포는 골수, 태반이나 탯줄에도 들어 있지만 가장 많은 줄기세포가 들어 있는 조직은 지방이다.

신선기질세포(SVF)의 탁월한 생착 효과

SVF에는 지방유래줄기세포가 포함되는 16가지 세포와 이들이 분비하는 다양한 인자들로 구성되어 있다. 쉽게 말하면 줄기세포가 포함된 큰 세포들의 집단이라고 보면 된다. 여기서 줄기세포만 뽑아서 쓰거나 배양해서 쓰는 것이다. 그런데 우리가 줄기세포로 시술을 하면서 보니 어떤 분야에서는 이 SVF, 전체 덩어리로 있는 것을 사용

기질세포란 (SVF) ?
[재생성 치유세포로 인체지방조직에서 채취할 수 있음]

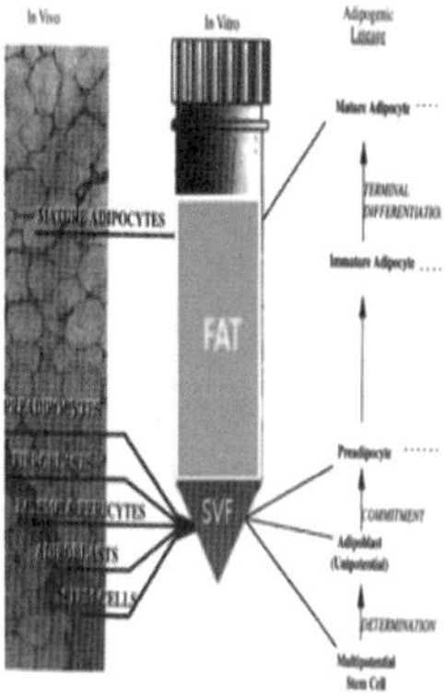

구성 인자

지방 줄기세포 & 섬유모세포 & 면역세포 & 혈관내피세포 등이 포함되어 있다.

일반적으로 알려진 구성 인자로 아래와 같은 물질들도 다량 함유돼 있다.
EGF - Collagen - Hyaluronic acid - Protein

◆ SVF(신선기질세포) 정의 및 효과

하는 것이 더 효과적인 부분도 있었다. 왜냐면 여기에는 섬유아세포나 혈관내피세포들이 다량 포함되어 있기 때문에 줄기세포의 원래 기능에다가 이것들이 갖고 있는 다양한 분비 기능과 혈관분화 기능 그리고 염증을 완화시킬 수 있는 기능을 가진 면역세포인 마크로파지(대식세포)까지 자기 역할을 할 수 있기 때문에 특정한 부위에 더욱 활성화되는 좋은 효과를 내는 것을 알 수 있었다. 예를 들어서 욕창이나 피부 괴사 같은 데에 쓸 때는 지방줄기세포만 뽑아서 쓸 때보다도 훨씬 더 혈관을 잘 끌어온다. 이러한 임상 효과를 직접 확인한 이후로 전 세계적으로 신선기질세포에 대한 연구가 더 많이 이루어지고 있다. 특히 우리나라의 경우엔 법으로 배양된 세포를 쓰는 것이 안되다 보니 더더욱 SVF가 각광을 받고 있다. 물론 우리나라가 아니더

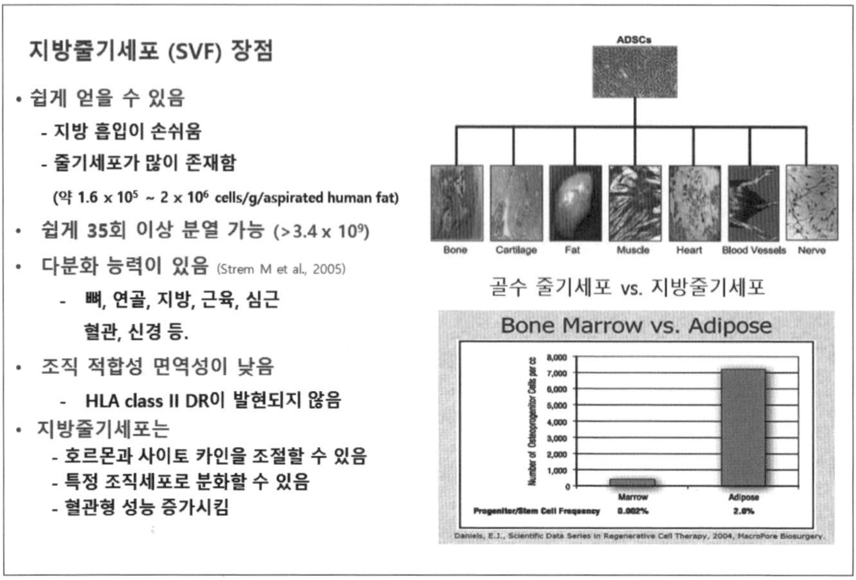

◆ SVF(신선기질세포) 장점

라도 전 세계적으로 현재 SVF는 본연의 효능을 검증받고 있어서 SVF 시술은 조금 더 기본적인 단계의 줄기세포 시술일 수 있다고 보는 것이 의료진늘의 생각이다.

자가 지방유래 신선기질세포SVF의 신 의료기술 적용은 그동안 줄기세포에 대한 왜곡된 사실들을 바로잡는 데도 크게 도움이 될 것으로 기대된다. 줄기세포는 난치병을 치료할 수 있는 중요한 치료법 중 하나로 전 세계에서 관련 기술 개발을 위해 대규모 투자와 연구를 진행 중이지만, 과거 황우석 박사 사태로 인해 유독 우리나라에서만 줄기세포에 대한 부정적인 인식이 높은 것이 사실이다. 하지만 새롭게 주목받고 있는 신선기질세포는 기존의 줄기세포 배양 방식과는 달리 병원 내에서 의료진이 직접 자가 지방을 채취하는 방식으로 진행돼 별도의 배양시간이 필요하지 않으며, 가장 신선한 줄기세포를 사용한다는 장점이 있다. 또한 사용 후 남은 세포는 극냉동상태로 보관, 언제든 필요할 때 해동해 사용이 가능하다.

실제로 우리나라와 달리 줄기세포 주입 시술이 합법인 일본에서는 이미 SVF가 다양한 난치병 치료에 활용되고 있으며, 국내환자들 역시 줄기세포 치료를 위해 적게는 수백에서 많게는 억대의 비용을 지불하며 일본으로 원정 진료를 나서는 상황이다. 이런 가운데, SVF가 신 의료기술로 적용된 것은 물론 자가줄기세포를 지방으로부터 분리, 냉동, 해동하는 안정적인 기술이 확보되면서 향후 우리나라에서도 줄기세포를 이용한 항노화 시술 등에 관심이 높아질 것으로 전망된다.

현재 우리나라 사람들은 자신의 세포를 배양한 것을 가지고 일본에 가서 주사를 맞고 오는 분들도 많이 있다. 현재 관절염 같은 경우는 자가 지방줄기세포로 이미 치료를 시작했고, 제대혈유래 중간엽줄기세포를 이용한 '카티스템' 등 퇴행성 관절염은 100% 완치가 가능한 것은 아니지만 관절치완 수술을 통하든 자신의 줄기세포를 통해서 치료를 하는 등 치료제의 개발만큼 수술도 많이 활성화되어 있다.

제한적 의료기술로 허가를 다 받고 합법적으로 시술하고 있는 병원들이 있고, 또 주위에 줄기세포를 활용해서 자기 치료를 하는 분들도 많이 있다. 여성분 중에서 오십견 같은 질환은 주치의의 의견에 따라서 수술을 받는 분들도 있지만 초기 단계나 수술 후의 재생 치료 단계에서 줄기세포 치료가 많이 활용되고 있다. 요즘은 아는 것이 건강한 시대에 우리가 살고 있다. 우리 몸을 오래 써서 이상이 생긴 회전근 파열 같은 경우도 충분히 퇴행성 관절염처럼 줄기세포로 치료가 가능한 시대가 열리고 있다.

성형미용 시술에 탁월한 줄기세포

지방줄기세포를 이용해 치료하는 대표적인 분야가 주름, 피부 재생 등의 성형외과와 무릎관절 연골 재생의 정형외과 영역이라 할 수 있는데, 특히 성형외과 줄기세포 치료의 경우 가슴, 꺼진 이마 등의 부피 증가가 필요한 부분에서 탁월한 효과를 보이고 있다. 필자는 2012년부터 아시아 의료 한류 사업에 뛰어들어 줄기세포 치료 전문 클리닉인 탑성형외과를 운영하며 줄기세포 시술의 탁월한 효과를 많이 봐왔다. 줄기세포가 일부 지방세포로 분화되기 때문에 지방조직만을 이식했을 때보다 높은 생착률과 부피 유지 효과를 얻을 수 있으며 치료의 효과와 지속시간을 배가시킬 수 있기 때문이다. 자신의 지방줄기세포를 이용한 성형 시술은 자연스럽고 부작용이 적으며 치료 후 바로 현장에 복귀할 수 있다는 장점으로 인해 수술과 회복, 그로 인한 체류기간 등에 부담을 느꼈던 중국 및 동남아 관광객들의 마음을 사로잡은 것이다.

또한 젊은 층에 편중되었던 기존의 성형시장에 주름 및 피부 개선 등의 니즈가 있는 중, 장년층으로 시장이 확대되고 있다는 점도 지방

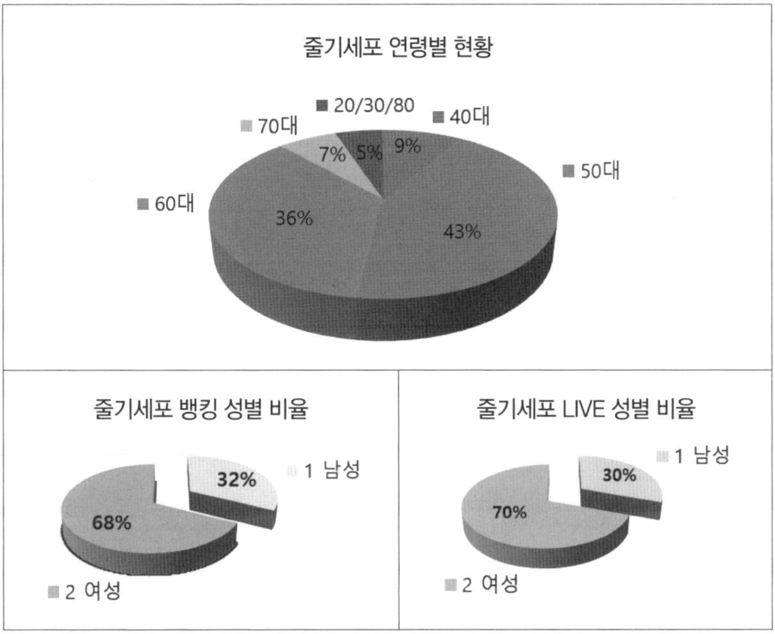

◆ 탑성형외과의 지방줄기세포 고객 분석

줄기세포 치료 분야의 또 다른 경쟁력이라 할 수 있다. 몇 년 전 한류 의료의 중심에 섰던 성형시장에 줄기세포 성형 치료가 새로운 한류 의료의 중심이 될 것으로 기대되고 있다.

'첨생법' 시행으로 본격적인 줄기세포 연구·치료 길 열려

우리 병원에서 하는 방식은 휴림바이오셀사가 9년 전에 11개의 특허를 가지고 휴리셀이라는 줄기세포 추출장비를 개발을 하였고, 그 장비를 이용하여 지방으로부터 SVF를 추출하여 사용하고 있다. 이 장비는 식약처로부터 체외사용용 장비로는 가장 높은 등급인 의료기기

3등급의 허가를 받은 의료장비이다. 이 장비 이외에도 수입해왔던 미국산 세포분리기도 있었고, 국내 중소업체가 만든 몇 개의 제품들이 있다. 그전에는 셀리스나 차병원에서 했던 차스템 등 몇 가지 장비가 있었는데 지금은 시장에 거의 휴리셀만 남아 있는 상태이다. 셀 수의 차이 등 우월한 성능 때문이다. 우리는 휴리셀로 셀 분리를 하여 시술하고 보관시키기도 한다. 보관한 걸 다 쓰고 나면 거기에는 씨앗인 줄기세포가 있기 때문에 언제라도 배양이 가능하다.

현재 줄기세포 치료에 가장 문제가 되는 것은 첨단재생의료법에 포함되는 것들이 시행령이 안 떨어졌기 때문에 모든 국내 배양 자체가 다년간의 임상시험(1,2,3상 임상시험)을 통해 식약처의 정식 허가를 받지 않으면 불법이라는 점이 가장 큰 한계이다. 즉, 국내에서는 세포치료제를 만드는 회사에서 식약처 관리 하에 정식 임상시험을 실시하여 특정 자격을 확인 받은 후 식약처의 시판 허가를 거쳐 병원에 판매할 수 있는 것과 달리 일본의 경우에는 각각의 병원에서 국가에서 규정하는 일정시설과 기술을 갖춘 의료진이 배양을 하여 합법적으로 환자의 치료에 이용하고 있어 의료기술 수준에서 환자의 치료에 편하게 이용할 수 있다.

이런 것들이 법이 풀려서 바뀌게 되면 줄기세포에 관한 연구개발이나 임상, 발전된 치료 및 미용성형이 늘어날 것을 기대할 수 있었는데 이제 비로소 훨씬 더 큰 시장으로 나아갈 수 있게 되었다.

그 이유는 바로 2019년 8월 27일 우리나라 의학 발전과 임상에 발목을 잡고 있던 첨단재생의료 및 첨단바이오의약품 안전 및 지원에 관한 법률(약칭: 첨단재생바이오법)이 국회에서 통과되었기 때문이다. 2021년부터는 난치병 등에 사용이 가능할 수 있게 될 것이며 보다 많은 연구 임상을 할 수 있으리라 본다.

줄기세포 치료제, 어디까지 왔나?

줄기세포가 어느새 현대의학의 대표 의료술로 떠오른 요즘, 줄기세포의 놀라운 치료 효과를 일반인들이 피부로 느낄 수 있는 분야가 바로 줄기세포 치료제이다. 지금까지 전 세계에서 판매 승인된 줄기세포 치료제는 총 7건으로, 이 가운데 한국 제품이 무려 4건이나 된다.

파미셀에서 나온 급성 심근경색 치료제인 '하티셀그램-AM(2001. 7. 승인)I'는 자가 골수유래 중간엽줄기세포를 추출해 만든 치료제이고, 메디포스트에서 나온 무릎연골결손 치료제인 '카티스템(2012. 1. 승인)'은 동종제대혈 중간엽줄기세포를 추출해 만든 치료제이다. 또한 안트로젠에서 나온 크론성 누공 치료제인 '큐피스템(2012. 1. 승인)'은 자가 지방조직유래 중간엽줄기세포에서 추출해 만든 치료제이며, 코아스템에서 루게릭병ALS 치료제로 나온 '뉴로나타-알주(2014. 8. 승인)'는 자가 골수유래 중간엽줄기세포에서 추출해 만든 치료제이다. 이 외에 이식편대수주병GVHD 치료제인 '프로키말'은 일본과 캐나다, 뉴질랜드에서 동종 골수유래 중간엽줄기세포를 추출해 만든 치료제이고, 화상에 의한 각막 윤부줄기세포 결함 치료제인 '키에시 파르마

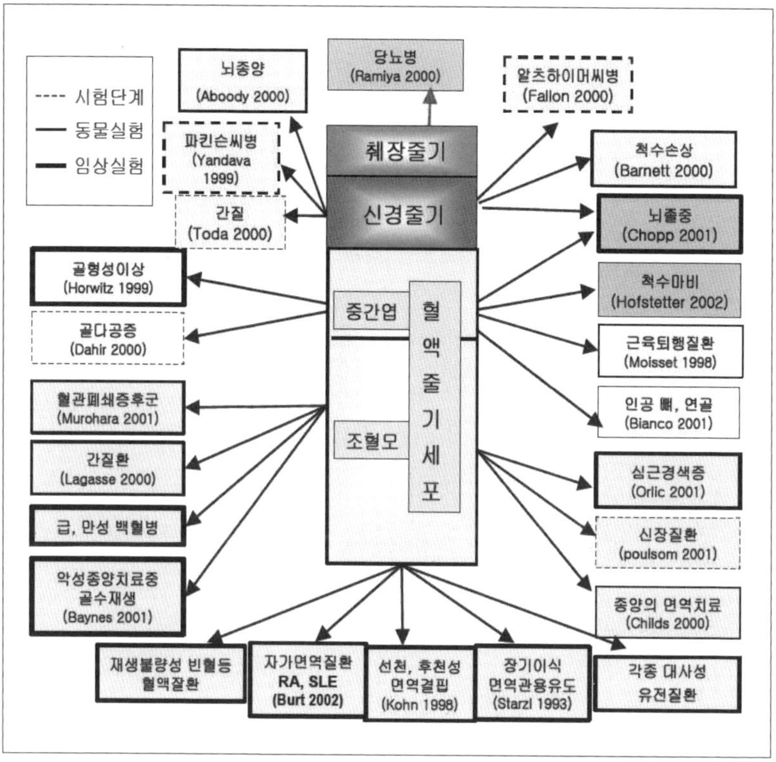

◆ 기능성 줄기세포 치료 개발 현황

슈티치'는 이탈리에서 자가 각막상피 줄기세포를 추출해 만든 치료제이다. 또한 중증 심부전 치료제인 '하트시트'는 일본에서 자가 골격근 유래 줄기세포를 추출해 만든 치료제이다.

줄기세포 치료제 개발 과정

우리가 줄기세포 치료에 관한 정보를 살펴보다 보면 비슷하면서 뭔가 다른 것 같은 용어의 혼란을 받을 때가 종종 있다. 여기서 잠깐 줄기세포 관련 용어들이 어떻게 다른지를 개략적으로 살펴보도록 하자. 줄기세포 치료제, 줄기세포 치료술, 줄기세포 시술, 줄기세포 시술법, 줄기세포 주사, 줄기세포 주사 치료, 줄기세포 치료법 등은 각각 무엇이 어떻게 다를까?

먼저 '줄기세포 치료제'라고 함은 줄기세포를 이용, 응용한 '약'을 의미하는 것이고, '줄기세포 치료술(줄기세포 시술)'은 줄기세포를 이용, 응용한 '치료 기술'이나 '시술법'을 의미하는 것으로, 이 두 가지 경우는 그 개발 및 승인 과정이 완전히 다르고, 이에 따라 환자에 적용 시 그 효과와 안전성의 평가에 있어서 차이가 있다.

실제로 '줄기세포 치료술', '줄기세포 시술', '줄기세포 시술법', '줄기세포 주사', '줄기세포 주사 치료'는 모두 '줄기세포 치료술'과 '줄기세포 치료제' 모두에서 사용 가능하며, 다만, 치료기술로 사용되는 것인지 허가를 받아 제조회사에서 제조한 의약품인 치료제를 병원에서 의사가 약물과 같이 환자에게 단순 투입하는 것인지에 따라 다른 의미를 가지는 용어로 사용될 수 있다. 또한 이는 배양을 하였느냐 하지 않고 의료기관 내에서 줄기세포를 단순분리, 해동, 냉동, 세척해서 사용하는 것이냐의 차이이다.

여기서 '줄기세포 치료법'이란 넓은 의미에서는 줄기세포 치료제를 이용한 모든 치료 및 줄기세포 치료술을 포함하는 의미의 용어이며, 좁은 의미로 사용될 때에는 '줄기세포 치료술'을 지칭하는 용어로 사용되기도 한다.

국내외 줄기세포 품목허가 현황

출시연도	개발사	적응증	치료제	허가국
2011	파미셀	급성 심근경색	하티셀그램-AMI	한국
	뉴욕혈액센터	골수부전	헤마코드	미국
2012	메디포스트	무릎연골결손	카티스템	한국
	안트로젠	크론성누공	큐피스템	한국
	오시리스 세라퓨틱스	이식편대숙주병	프로키말	캐나다 뉴질랜드
2014	코아스템	루게릭병	뉴로나타-알주	한국
2015	키에시 파르마슈티치	각막 손상	홀로클라	이탈리아
	JCR파머	이식편대숙주병	템셀HS주	일본
	테루모	중증 심부전	하트시트	일본

출처 : 휴림 IR 자료

사실 대한민국에서 줄기세포 치료제를 개발해서 승인받는 과정은 세계에서 가장 까다로운 절차를 걸쳐 승인된다고 해도 과언이 아니기 때문에 어떤 의미에서는 가장 안전하고 효과 높은 치료제라고도 할 수 있다.

'줄기세포 치료제'의 개발 과정을 살펴보면, 먼저 새로운 치료제가 특정 질환에 안전하면서도 효과가 있는지, 효과가 있다면 어떻게 작용하는지를 알아보기 위해 연구실에서 세포와 실험동물을 이용하여 연구를 수행한다. 이후 사람의 질환과 유사한 상태에 있는 동물을 대상으로 엄격히 통제된 환경에서 추가적으로 다시 연구를 한다. 이 과정을 전임상연구 또는 비임상연구라고 하며, 국가로부터 공신력을 인정받은 GLP good laboratory practice 기관에서 수행하게 된다.

임상시험은 '임상시험 1상'과 '임상시험 2상' 그리고 최종시험인 '임상시험 3상' 등 세 단계에 걸쳐 진행된다.

이처럼 줄기세포 치료제는 일련의 임상시험 과정을 거쳐 시험결과를 토대로 전문가 검토가 이루어진 후에야 식약처로부터 특정 질환이나 의학적 상태의 치료제로 사용하는 것에 대한 허가(의약품의 품목허가신고심사: 식약처 승인)를 받을 수 있게 된다. 위 과정에는 대개 10~15년의 시간이 필요하며, 특히 줄기세포와 같이 세포를 포함하는 치료제의 경우에는 전 세계적으로 세포의 유래 부위 및 배양 과정 등 다양한 위험요소를 엄밀히 관리받고 있다. 국내에서도 줄기세포 치료제를 생물의약품으로 분류하여 약사법으로 의거하여 특별히 관리하고 있으며, 생산 과정까지 엄정한 심사를 거치며 승인 후에도 사후 관리를 진행하고 있다. 단, 줄기세포 치료제의 경우에는 제품 개발에 많은 비용과 시간이 필요할 뿐만 아니라, 해당 질환 환자 수가 매우 적은 경우, 임상시험 3상 결과를 확인하기까지의 시간이 오래 걸리는 경우가 있다. 따라서 해당 질환으로 인해 고통받고 있는 환자들에게 빠른 적용이 필요하다고 인정되는 경우에 한해, 효과가 아직 충분히 확인되지 않은 상태에서 임상시험 3상을 조건으로 미리 허가되는 경우도 있다(선허가 - 후임상). 이 경우 허가받은 치료제이지만 아직 효과가 확증되지 않았음을 의미한다.

국내 줄기세포 치료제 임상연구 현황

현재 우리나라는 면역세포 쪽에서 백혈병 치료제가 사용되고 있다.

그리고 최근에 나온 연구결과로는 서울 아산병원 비뇨기과 교실에서 남성 성기능에 관련된 실험을 2015년에서 16년도 걸쳐서 6개월 정도 진행해 왔다. 이 실험은 당뇨병성 발기부전군하고 전립선 절제술로 인한 발기부전군을 5명씩 열 명을 줄기세포 치료를 해서 유의미한 결과를 반 정도에서 얻었다고 보고되고 있다.

또한 줄기세포 치료제를 연구 개발 중인 시술약에 대한 동향도 속속 보고되고 있다. 먼저 간세포가 줄기세포로 생성되는 원리가 밝혀졌기 때문에 이 부분에 대해서 여러 회사와 병원 단위에서 연구가 이루어지고 있고, 당뇨병 타입에 따라서 줄기세포가 효과를 달리 하는 경향에 대해서도 연구가 진행되고 있다. 또한 백반증의 경우엔 동물실험이 성공적으로 끝났기 때문에 사람을 대상으로 한 임상시험이 준비 중에 있다. 그밖에도 미용성형이나 퇴행성 연골질환은 신의료 기술로 지정되어서 조만간 구체적인 연구에 들어갈 전망이고 골육종의 경우도 곧 치료영역에 들어갈 것으로 전망된다. 또한 남성생식기와 관련해 SVF 줄기세포를 배양해서 하는 치료영역에 관한 연구도 활발하게 진행되고 있고, SVF만으로도 더 좋은 치료가 가능한 질환이 있다는 연구결과를 바탕으로 여러 나라에서 이미 SVF를 이용한 임상실험을 발표하고 있다.

우리나라는 2004년 국내 최초로 줄기세포 치료제 임상연구가 진행됐고, 지금까지 전 세계적으로 총 314건의 임상 중 46건의 임상이 국내에서 진행되어 155건인 미국에 이어 세계 2위에 위치하고 있는 줄기세포 치료제 연구 선진국이다.

현재 정밀의료의 발전으로 인해 환자 개인에 대한 유전정보를 손쉽게 활용 가능해짐에 따라, 신약개발 과정에서 줄기세포 분야 기술과 함께 융합되어 다양하게 치료제가 개발될 확률이 점점 높아지고 있다.

또한 인간 유전자의 기능과 발생 과정을 연구하는데 활용하며 특히 암 줄기세포 연구를 통해 암 발생 초기 종양의 발달과 전이원리를 연구하려는 경향이 줄기세포 치료제 연구자들에게서 나타나고 있다. 무엇보다 현재까지의 줄기세포 치료제 개발 경향은 환자의 손상된 세포와 조직 기능을 복원하기 위해 줄기세포를 분화·증식시켜 주입하는 방식의 세포 치료제가 개발되고 있는 추세이다. 이는 기존의 약물이나 장기 이식 등의 방법으로 치료가 불가능한 희귀난치성 질환환자에게 근본적인 치료가 가능할 것으로 연구자들은 기대하고 있다.

다만, 줄기세포를 활용하여 직접 환자를 치료하기 위해서는 세포 분리, 원하는 세포로 분화 유도, 분화된 세포의 분리, 세포 대량 증식, 암 발생 억제, 면역 거부반응 억제, 이식된 세포의 장기적인 생존 등 수많은 기술적 장벽이 존재한다.

국내에서는 2000년 초반에 제대혈 탯줄을 산부인과 병원에서 주로 추출해서 연구기관에 은행처럼 보관했다면, 2015년 이후로는 성체줄기세포가 있는 기관 및 조직(지방, 골수, 혈액, 피부, 조직)을 조금씩 떼어내 보관해 두었다가 병에 걸리거나 사고를 당하는 등의 상황에서 성체줄기세포를 찾아 이용하고 있다. 지금까지 줄기세포 치료제가 약으로 나오지 않은 것은 전부 현재진행형이라고 보면 맞을 것이다.

한국의 줄기세포 시장은 2016년 11억 달러 규모를 형성하였으며 2025년까지 연평균 26.67%로 성장하여 95억 달러 규모로 확대될 것으로 전망하고 있다.

첨단재생의료법으로 발전할 우리 줄기세포 의료술의 발전 방향

지금까지 '자가 지방줄기세포 치료술'의 연구발전을 가로막고 있던 현행 의료법이 2019년 11월 '첨단재생의료법'으로 국회 본회의를 통과함에 따라 국내 '근골격계 질환'의 재생 치료에 획기적인 진전을 기대할 수 있게 됐다. 이 법은 첨단 재생의료시대에 부합해 탄생한 법안으로 '재생의학산업'을 활성화하는 데 목적이 있다. 최근 몇 년 전부터 '줄기세포 치료술'의 활발한 연구와 임상시험의 성과로 미래 국내 재생의학을 이끌 핵심 의료 분야로 '줄기세포 치료술'의 가능성에 대한 기대가 점점 높아지고 있었다. 문제는 그동안은 줄기세포의 증식과 배양을 제한함으로써 줄기세포 치료의 유효성 면에서 한계를 보여 특정환자의 경우 치료 효과가 미미했다. 우리나라는 다른 나라에 비해서 배양치료제에는 엄격하게 기준이 강화되어 있다. 이제 재생의료법이 국회를 통과했으니 조금 더 편안하게 연구들이 이뤄지지 않을까 하는 조심스런 바람을 가져본다.

첨생법 통과로 발전할 줄기세포 배양·치료의 전망

무엇보다 첨생법 통과가 중요한 의미를 지니는 것은 줄기세포 관련법이 양지로 나왔다는 데 있다. 양지에서 어떻게 모습을 잡아 갈 것인가. 그건 아무도 모른다. 입법을 한 건 국회지만 국회가 입법을 했다고 끝난 것이 아니고 그 법에 따라서 난치병을 어디까지 정할 것인지, 무엇부터 난치병으로 볼 것인가, 난치병을 누가 치료할 수 있도록 할 것인가, 어느 의료기관 이상만 할 것인가, 보험은 얼마나 적용시켜 줄 것인가 등등 복잡하고 이해관계가 첨예한 여러 가지 상황들이 사회적인 대타협과 합의에 의해서 정해져야 한다.

하지만 필자의 생각엔 첨생법이 2019년에 통과가 됐기 때문에 앞으로 2,3년은 입법과 과정을 정하는 기간이기 때문에 지금 뭐다 라고 얘기하기는 곤란하지만 첨생법의 취지를 살리는 몇 가지 기준은 정해질 것으로 전망한다. 즉 첨생법의 취지는 줄기세포 방법을 다 불법이라고 하지 말고, 검증된 기관에서 줄기세포 치료가 가능한 영역으로 합법적으로 할 수 있는 질환을 정하고, 그 질환을 치료할 병원시설이나 기준을 정해서 그것에 합당하면 치료를 해도 좋다, 정도의 개념이 설 가능성이 높다고 본다.

첨생법 통과의 기분 좋은 기억은 바로 10년 전에 통과된 해외환자 유인알선법을 통해서 우리나라 줄기세포 치료의 발전가능성을 유추해 볼 수 있기 때문이다. 우리나라는 특이하게도 모든 병, 의원들이 비영리로 되어 있기 때문에 환자를 소개하는 것 자체가 다 불법이었다. 그래서 환자를 알선했는데 대가성이 있다고 판명되면 다 형사

첨생법 국회 법사위 통과, 향후 전망은? 최신정책뉴스

한국상공인신문 2019.08.01 13:44 http://blog.daum.net

첨생법 국회 법사위 통과, 향후 전망은?

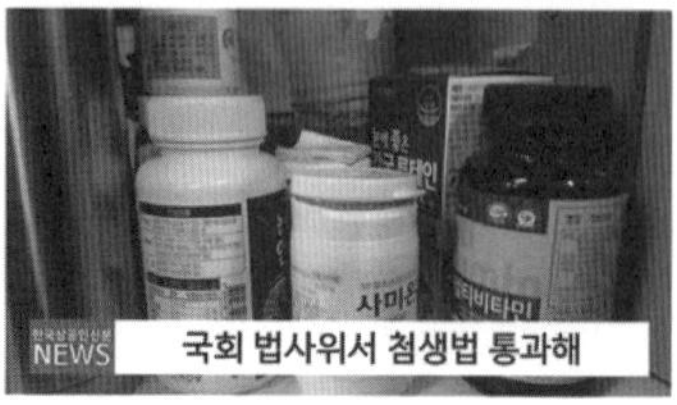

(사진 © 한국상공인신문)

- 첨생법이란?

간단히 말해서 첨단 재생 의료법을 줄인 말이에요.
정식 명칭은 '첨단 재생 의료 및
첨단 바이오의약품 안전 및 지원에 관한 법률'이에요!

- 첨생법의 목적

기존의 약사법, 생명윤리법, 혈액관리법 등으로 분류된
기존 바이오의약품 규제를 일원화시켜,
재생의료에 관련된 임상 연구를 활성화하고,
바이오의약품을 신속히 허가하기 위함이에요!

◆ "첨생법" 국내 줄기세포 허가 사항

법이 되었다. 그러다가 10년 전인 2009년에 국회에서 이 법이 통과가 됐다. 법의 핵심취지는 '해외환자를 소개하고 수수료를 받는 것은 합법이다'는 것이다. 그 법이 통과가 되고나서 후속법들이 계속 진행이 되면서 한 2년 정도가 지나니까 법이 통과되기 전에 2만 명이 오던 환자가 3년만에 거의 20배가 넘는 40만 명이 국내에 온 것이다. 한마디로 이 법의 통과가 우리 의료시장의 문을 열어준 계기가 되고, 그 문을 열어준 다음에 후속입법들이 차근차근 진행되면서 큰 시장이 형성된 것이다. 따라서 첨생법도 같은 이유로 2019년에 통과가 됐지만 2, 3년이 지나고 나면 긍정적으로 본다면 몇십 배의 시장이 생겨날 수 있다는 얘기로 비춰볼 수 있을 것이라는 게 10년 전 사례로 유추해 본 줄기세포시장에 대한 내 전망이다.

지금 국내 줄기세포 배양치료제는 식약처로부터 허가받은 네 가지

제품 외에는 없다. 최근에 코오롱의 인보사 때문에 문제가 많이 됐는데 그건 엄밀히 말하면 줄기세포하고 조금 다른 것이다. 그건 세포 치료제에 해당되는 문제고 우리나라는 다른 나라에 비해서 배양 치료제에는 엄격하게 기준이 강화되어 있다. 따라서 최근 불거져 나온 코오롱 인보사의 세포 치료제와 배양 치료제는 다른 영역이다. 현재 휴림바이오셀의 경우는 지방유래줄기세포로 백반증 치료제를 만들기 위해서 GPL 기관의 안전성 유효성 동물실험을 마치고 식약처에 임상시험 허가를 신청 중이며 상업화 임상을 동국대학교 피부과와 공동으로 진행할 예정이다. 이것이 예상대로 잘 되면 수년 안에는 백반증 치료제가 나올 걸로 기대를 하고 있다. 사실 인보사 같은 경우 황우석 사태로 인해 워낙 세포 배양 문제에 대한 일종의 국가적 트라우마가 있다 보니 이런 사태에 이르면 사회적인 알레르기 반응이 나오는 것이 좀 특이한 우리만의 분위기인 것 같다.

휴림바이오셀의 체계적인 세포 보관 관리

우리나라는 세계 어느 나라에 견주어도 뛰어날 정도로 굉장히 안정적으로 세포 보관 관리가 잘 되고 있다. 결국 우리나라는 기준대로 식약처 규정에 따른 것만 하고 있고, 일본의 경우는 규제를 풀어줘서 자유롭게 하고 있다. 그러다보니 우리나라 사람들이 자신의 세포 배양액을 갖고 오사카에 가서 주사를 맞고 오는 현실에 직면하고 있으니 관련 임상의로서 안타까운 마음뿐이다.

현재 지방줄기세포 보관을 하려면 병원에서 지방을 추출하는 일을

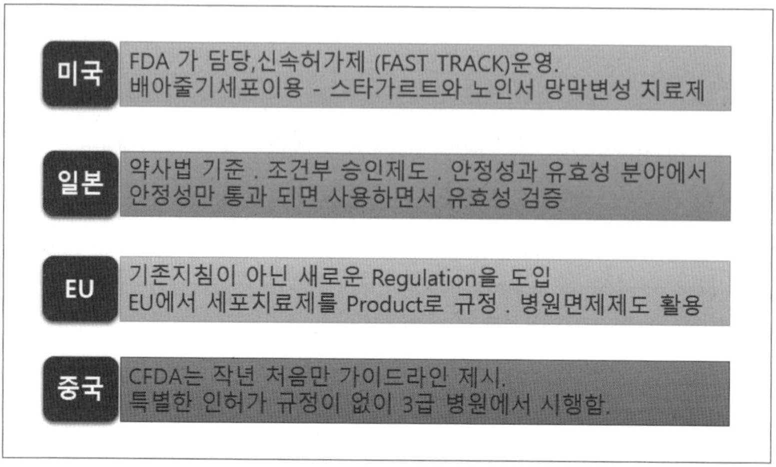

◆ 해외 줄기세포 허가 사항

먼저 해야 된다. 그 후 추출된 지방에서 세포를 보관하는 일은 전문 줄기세포 연구기관 중 하나인 휴림바이오셀 연구소에서 보관을 진행하고 있다. 현재 보관된 세포를 가지고 연구 목적으로 여러 가지 실험을 하는 것은 가능하나 배양을 통해 고객에게 사용되는 것은 법으로 금지되어 있기에 시행하지 못하고 있다.

일본의 경우는 자가 줄기세포 배양된 것을 사용하는 것에 대해 특정 조건을 갖춘 병원에서는 배양 후 사용해도 된다고 허가가 되어 있어서 많은 고객들이 일본으로 배양된 줄기세포를 사용하기 위해 가고 있는데 국내에서도 자가 줄기세포에 한해서 배양해서 사용하는 부분에 대해서는 허가를 해줘야 한다고 생각한다.

휴림바이오셀은 연혁이 14년 정도 된 회사로 가장 안전하고 모범적인 회사이다. 우리나라의 경우 바이오회사들이 수시로 생겨났다가 없어지곤 하는데 이 회사도 지금까지 무척 어려웠지만 그 어려움 속에서도 많은 특허를 가지고 있고, 식약청으로부터 자금을 매년 받아서 국책과제를 4건 이상 시행한다는 것은 그만큼 기술력이 있다는 것이고, 또 제대혈 은행도 운영하고 있다. 지금 대학병원 급을 제외하고 제대혈 은행을 민간연구소가 하는 곳이 많지 않다. 그만큼 안정성과 기술력이 담보된 우수한 회사이다. 광고를 많이 해서 많이 알려진 회사가 아닐 뿐이지 내부적인 기술력이 탄탄하다. 그렇지만 사업이다보니 돈을 못 벌면 사업의 연속성이 없어진다. 따라서 필자도 휴림바이오셀과 협력하여 임상을 많이 하여 좋은 성과와 함께 매출 증진에 힘써 탄탄한 연구소가 되도록 지원하려고 한다.

한국 줄기세포 치료의 미래 비전

줄기세포에 발을 들여놓은 지 십여 년이 조금 넘었지만 이 분야를 공부하고 임상적으로 접근하면서 줄기세포는 확실히 미래의학의 가장 앞선 자리로 나아갈 분야라는 생각을 점점 더 굳히게 된다.

지금까지 인류가 신체의 이상이 생겨 치료하는 방법은 자신에게 생긴 질병을 없애는 방향으로 했지, 손상된 조직을 재생하는 방법으로 접근하지는 못했다. 따라서 환자가 치료가 돼도 근본적으로 정상적인 회복을 하기 힘들었다. 그런데 앞으로 이 줄기세포를 응용해서 환자 치료에 사용이 된다면 보다 근본적으로 원래 있던 조직이 다시 돌아오고 보다 완벽한 치료가 되지 않을까? 줄기세포는 현재 의료계에서 남아 있는 마지막 방법의 하나가 아닐까 하는 생각을 해보게 된다.

세계 줄기세포시장 발전 동향

현재 글로벌 줄기세포시장은 2017년 628억 달러 규모를 형성하고 있으며, 향후 빠르게 성장하여 2025년 3,944억 달러 규모로 성장할 전망이다. 또한 줄기세포 치료제 및 기술 관련 임상시험 증가, 줄기세포 기반 신약개발 활성화 등의 추세로 글로벌 줄기세포시장은 연평균 성장률 25.8%(17~25년)로 꾸준히 확대될 전망이다.

세계 지열별로는 북미지역이 37.3%(234억 달러) 비중으로 줄기세포 시장을 선도하고 있으며 정부의 적극적 지원, 의료관광 활성화 등으로 아시아시장이 빠르게 성장하는 추세이다. 줄기세포 제품별로 성체 줄기세포 시장이, 기술별로 줄기세포 확보기술 시장이 가장 큰 비중을 차지하고 있으나 향후 iPSC와 줄기세포 생산기술 시장이 빠르게 확대될 전망이다.

세계 지역별 줄기세포의 시장 현황을 대략적으로 살펴보면 북미지

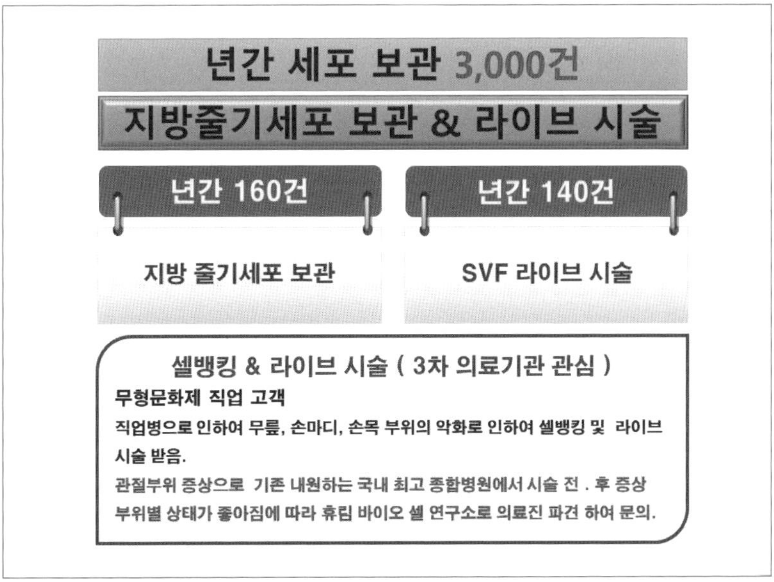

◆ 휴림바이오셀과 탑성형외과의 고객 현황

역은 2016년 줄기세포 시장의 1/3의 점유율로 가장 큰 시장을 형성하고 있으며 향후 암 발생 증가율 주요 요인으로 지속적인 시장으로 성장할 전망이다. 북미지역의 줄기세포를 주도하는 국가는 미국과 캐나다이다.

유럽은 줄기세포 시장에서 활동하는 기업들의 적극적인 투자가 이루어지고 있으며 북미와 유사하게 암 및 심혈관 질환의 증가가 시장 성장의 주요 요인으로 작용하고 있다. 유럽지역의 줄기세포를 주도하는 국가는 영국, 프랑스, 독일, 스페인, 이탈리아 등이다.

아시아지역 개발도상국의 경제 발전 및 소득 개선, 저렴한 치료비용에 따른 의료관광 및 의료 분야 투자 증가로 향후 아시아 줄기세포 시장 성장이 전 세계적으로 가장 빠르게 진행될 전망이다. 아시아지역의 줄기세포를 주도하는 국가는 중국, 인도, 일본, 한국 등이다.

현재 세계시장은 줄기세포의 다양한 응용영역에 따라 바이오의약품 개발 기업뿐 아니라 연구 기반 기술을 지원하는 생명공학 기업이 줄기세포시장에서 큰 비중을 차지하고 있다.

줄기세포가 재생 치료법과 더불어 세포 분화, 생체 기전을 이해하는 연구도구로 활성화되면서 줄기세포 연구를 위한 시약, 배양액, 세포 이머징 기반 연구를 지원하는 생명공학 기업이 시장 점유율 상위 순위를 차지하고 있는 실정이다.

2016년 줄기세포시장 점유율 상위 5개 기업은 GE 헬스케어GE Healthcare, 테르모 피셔Thermo Fisher, 스템 셀 테크놀로지스Stem Cell

Technologies, 백톤Becton, 코닝Corning으로, 줄기세포시장 규모의 절반 비중을 차지하고 있다. 또한 줄기세포 치료 가능성과 활용범위가 넓어지면서 줄기세포시장 장악을 위한 기업의 사업영역 확장 및 전략적 M&A도 활발히 진행되고 있다.

줄기세포시장은 품목허가 받은 줄기세포 치료제를 포함하여 의료기술 등의 재생의학 산업과 기초연구 및 신약 개발에 활용되는 줄기세포 기반 질환모델, 오가노이드 등의 융합 산업과 줄기세포 배양 및 생산에 필요한 기기, 소모품 등의 플랫폼 산업을 포함해 다양한 산업의 발전을 도모하게 되는 바 미래의 바이오의학 산업으로 우리나라에서도 미래성장동력으로 각별한 관심을 갖고 바라보고 있다.

줄기세포 치료로 봉사와 미용의 새 길을 개척하고 싶다

내 개인적인 바람이 있다면 줄기세포의 세계적 연구와 개발 발전과 맞물려 우리나라 바이오 산업이 좀 더 안착되고 성장해서 필자가 일하는 분야와 함께 전체 바이오 산업이 커졌으면 좋겠다. 지금까지 IT라는 분야가 지난 20여 년간 비약적인 성장을 하고 소통이라는 주제로 SNS 산업이 엄청나게 발달했다면, 실제적으로 바이오 산업은 또 다른 고령화시대에 맞춰서 큰 산업 분야라고 본다. 따라서 내가 일하는 줄기세포, 지방줄기세포, 임상, 앞으로 고령화에 맞게끔 설계되는 뱅킹 사업, 이런 것들이 다른 어떤 소통의 비즈니스 SNS나 우리 편의를 도와주는 IT 산업 못지않게, 앞으로 AI도 인공지능이나 로봇도 굉장히 큰 분야로 성장할 것이다. 그에 못지않게 사람이 살아가야 하는 바이오 산업 분야도 앞으로 계속 커질 것이라고 생각하고, 특히 우리나라 같이 산업화가 이미 진행돼서 일정부분 안정화에 접어든 나라에서는 이런 분야에 좀 더 국가적으로나 개인적으로 관심을 가져야 될 것 같다.

또 하나의 바람이 있다면 우수한 의료 인력들에 안정적인 사회 진출이 제대로 이루어졌으면 하는 바람이다. 우리나라는 지난 20년간 과도한 경쟁에 의해서 너무나 많은 좋은 인력들이 의료계에 들어왔다. 의료자원이라는 것은 하루아침에 이루어지는 것이 아니다 보니 거의 15년 20년에 걸쳐서 만들어진 자원들이 의료계에 대거 진출해 있다. 특히 임상 쪽에 풀리는 자원을 활용할 수 있는 국가적인 준비와 개인도 자신의 마인드를 더 개발시켜서 바이오 쪽에 의료인들이 더 많이 관심을 가지고 발전시키는 촉매제가 됐으면 하는 바람이다. 우리나라만큼 이 분야에 좋은 인적 자원을 갖고 있는 나라도 드물기 때문에 의료계나 국가 차원에서 충분히 가능한 얘기라고 생각한다.

내 줄기세포의 마지막 엔딩은 사업이다. 물론 성공해서 돈도 많이 벌었으면 좋겠는데 '돈 벌어서 뭐할래?'로 돌아가면 거기에 대한 마땅한 답도 이제는 찾아볼 나이가 되었다. 나는 어릴 적 아버님이 일반외과를 하셔서 내가 의사가 되기를 원하셨고, 우리 때만 해도 그걸 따라가는 분위기여서 아버지를 따라서 의사가 됐다. 또 어찌하다 보니 성형외과를 하게 돼서 재미있게 개업을 하고 있던 중에 시련도 겪었다. 그러다가 우연한 기회에 만나게 된 봉사라는 영역이 나에게 인생의 또 다른 새로운 영역이 되었다. 그렇게 격동과 부침의 의사 인생을 지나다 이제 줄기세포라는 새로운 분야가 나에게 와서 또 한 번 내 인생의 새로운 도전과제를 얻게 되었다. 지금은 이 일을 열심히 하고 있기 때문에 나에게 미용과 의료봉사와 줄기세포가 다 어우러지는 분야이고, 줄기세포가 나중에 더 효과적으로 사업도 잘 되서 내가 좀 더 모든 부분에 여유가 생긴다면, 줄기세포를 가지고 고통받는 사람들에게 도움을 줄 수 있는 새로운 차원의 봉사를 꼭 하고 싶다. 봉사라는 것이 꼭 돈이 있어야 하는 건 아니지만, 있다면 더 좋은 봉사를 할 수 있다는 게 내 평소 소신이다.

이런 영역들을 좀 더 넓혀서 소외된 곳에 가서 여러 가지 것들을 같이 하고 싶다. 그래서 나의 마지막이 어떻게 될지 모르지만, 내가 태어나는 것은 내가 정해서 태어나지 못했지만, 죽음의 방식이나 엔딩은 어느 정도 설계할 수 있기 때문에 내 방식대로 마무리하고 싶다. 꼭 그렇게는 안 될지라도 내 마지막의 엔딩은 지금처럼 새롭고 의욕적인 마인드를 가지고 봉사로 인한 즐거움이 분명히 있을 것이기 때문에, 새로운 곳에 가서 새로운 의미의 도전을 하고 싶다. 기존의 있는 것과 형태를 조금 바꿔서라도, 그런 영역에서 내가 하고 싶은 방식의 마지막 봉사를 설계하고 싶다. 물론 지금은 내가 많이 부족하고 여력도 좀 안 되지만 꿈은 누구나 가질 수 있는 권리이기 때문에 그런 꿈을 마음에 품고 사는 것이다. 그리고 지금은 현실에서 이 꿈을 만들어가는 과정이다. 꿈을 만들기 위해 나는 유튜브도 하고, 앞으로 좀 더 많은 임상사례들을 만들어서 줄기세포 분야에도 기여를 하고 싶다. 그 기여가 잘 되서 회사로서도 성공을 한다면 내가 설계하고자 하는 미래에 좀 더 가깝게 가지 않겠나 하는 생각으로 하루하루를 주어진 일에 최선을 다하며 열정을 다해 나아갈 뿐이다.

여전히 즐겁게 뛰면서 하고 싶은 일을 할 수 있는 날까지.

3장

성형에서
줄기세포로 가는 길

어떻게 살 것인가?

영국의 계몽철학자 존 스튜어트 밀은 "사람은 누구든지 자신의 삶을 자기 방식대로 살아가는 것이 바람직하다. 그 방식이 최선이어서가 아니라, 그렇게 사는 것이 자신이 만족할 수 있는 최선의 선택이기 때문이다"며 자기 인생을 주체적으로 사는 것이 얼마나 중요한 삶인지를 우리에게 일깨우는 명언을 남겼다.

얼마 전 갑자기 세상을 떠나신 아버지의 유품을 정리하면서 의사로서 세상에 단 하나밖에 없는 자신의 의생醫生을 자기 방식대로 살아내셨던 당신의 흔적에 새삼 고개가 숙여졌었다.

국내에 전문 외과병원이 거의 없던 1970년 초에 서울 변두리 수유리에 외과전문병원을 세워 30년을 한곳에서 친구분과 동업을 하시며 지역주민들에게 의술을 펼치셨던 아버지. 은퇴하시고도 요양병원에 나가시고 새로운 의학 분야 공부를 하며 한시도 의사의 길을 떠나지 않으셨던 아버지. 아버지의 서재에선 투병 중에도 영어공부를 하시던 열 권의 영어필사노트와 학회에 다니시며 공부하셨던 항노화 관련 책들이 발견되었다.

그때 난 자연스럽게 윤동주 시인의 '서시'의 한 구절인 "죽는 날까지 하늘을 우러러 한 점 부끄러움이 없기를" 몸으로 실천하셨던, 평생 흰 가운이 잘 어울리던 아버지의 뒷자락이 그려져 한참을 자괴감과 부끄러움에 몸 둘 바를 몰랐다. 그런 아버지를 바라보며 '의사로 산다는 걸' 조금이나마 깨우치곤 했기에 천성이 남에게 잘난 체하고 싶고, 새로운 사업이라면 앞뒤 안 재고 뛰어들면서도 '의사 가운 입고 가볍게 처신하면 안 된다'는 아버지의 정도正道를 다시금 돌아보고 방향을 잡을 수 있었던 게 아닐까.

의사로서 아버지의 인생은 정말 성실하고 최선을 다해 자신의 길을 분명히 가셨던 아름다운 날들이었다. 물론 이런 아버지와 나의 의사로서의 스타일은 조금 다르다. 아버지가 의사의 무게와 도덕에 중점을 둔 참의사의 길을 걸어가셨다면, 내가 지향한 의사의 길은 의료관광 사업과 미래의술(줄기세포 등)에 중점을 둔 의료 사업에 방점이 실린 삶이었다.

내가 하고 싶고 내가 나다울 수 있는 삶에 정진하라

사람들은 '한번뿐인 인생'인데 자신이 원하는 삶을 살아야 후회 없는 삶을 산다고 말들은 하지만 실제로 그렇게 자신이 원하는 대로 인생을 산다는 게 쉬운 일은 아니다. 그러기에는 인생이 녹록치 않기도 하지만 자신을 가장 사랑하고 가장 잘 아는 사람들로부터 너무나 많은 '~~하게 살아라'는 말들을 들으며 살아야 하는 한국인만의 안정지향의 직업관이 자신이 원하는 삶을 사는데 방해가 되곤 한다.

그럼에도 불구하고 나는 정말로 내가 하고 싶은 대로 하면서 살아야 직성이 풀렸다. 무엇보다 내 삶의 기준은 '내가 하고 싶은 것'과 '내가 나다울 수 있는 것'에 몰두한 삶이었다. 그것이 내 식의 인생을 즐기는 방법이었고, 내가 가장 잘할 수 있는 일의 방식이었다.

나는 누구처럼 품격 높고 존엄하게만 살기보다는 내가 즐길 수 있고 마음 가는 곳에 스스럼없이 빠져들려고 했다. 그래서 의사로서의 도덕심이나 사회적 공명심보다는 병원을 운영하면 돈도 잘 벌 것 같고, 내가 하고 싶은 대로 의료 사업을 신나게 할 수 있겠다는 생각에 개업의로 20년 넘게 다양한 의료 사업을 벌여 왔다.

나는 튀는 성향이면서도 평소에 아주 말이 많다거나 무턱대고 나서는 건 아니다. 오히려 어떨 때는 남보다 더 말이 없을 때도 많다. 다만 내 잠재적 욕구가 좀 나서고 싶은 욕심이 항상 앞서다 보니 본의 아니게 나설 때가 많았다는 게 문제라면 문제다. 사실 어떤 일에 나설 때에 누구나 두려움이 앞선다. 그렇기 때문에 나서는 걸 자제하려는 이성이 작동하다가도 원래 기본 성향인 감정적 본능인 나서고 싶은 생각이 더 강하게 작용하곤 한다.

내 튀는 성향은 살면서 좋든 싫든 나에게 다양한 영향을 끼쳤다. 내가 튀는 행동을 하게 된 데에는 무엇보다 남보다 아주 평범하게 묻히는 얼굴이 아닌, 뭔가 강하고 개성 넘치는 내 외모나 캐릭터로부터도 비롯되었다고 본다. 그러다보니 처음엔 그렇게 튀고 싶은 건 아니었는데 스스로 내 캐릭터를 그런 쪽으로 만들어갈 때도 있었다.

나도 모르는 새에 의도적으로 만든 센 캐릭터는 어느새 내 성격과 행동에 스며들어 언제부턴가 캐릭터에 맞게 자연스럽게 센 사람처럼 행동하고 있었다. 지금 생각해 보면 원래는 그렇게까지 돌출된 캐릭터를 하려고 한 건 아니었던 것 같은데 자라면서 일부러 더 강하게 보이려고 하고, 더 튀어 보이려고 하는 나를 발견하게 됐다.

정정당당하게 살자

지금까지 내가 살아온 인생은 커다란 그림을 위해서 뭔가를 포기하는 삶은 아니었다. 남들이 뭐라 하든 말든 내가 하고 싶은 걸 하면서 사는 게 가장 나다운 삶이었고 그렇게 살아야 좀 나다운 행복을 누리는 것 같았다. 그래서 내가 하고 싶은 걸 끝까지 가보고 싶었다. 남들이 다 아니라고 얘기해도 내가 겪어서 아니라야 아닌 거였다. 내 마음의 만족이 더 중요했다. 인생에서 성공할 확률로는 아끼고 세이브하는 게 좋은 건데 나로선 내 마음이 실컷 해보지 못해서 미련이 남기보다는 해보고 스스로 포기해야 직성이 풀리는 사람이었다.

내가 하고 싶은 걸 해봐야만 만족할 수 있는 인생을 살았으니 그리 평탄한 길을 갈 수는 없으리라는 건 어느 순간 스스로도 예감했었다. 하지만 그렇게 가지 않는다고 인생이 늘 평탄하고 매끈하게 흘러가라는 법도 없지 않은가. 물론 세상이 말하는 안전하고 성공적인 길로 일찍이 들어섰다면 몸은 좀 편했을지 몰라도 내 성향상 마음은 계속 못한 걸 하고 싶었지 않을까. 더 다른 길로 갈 수도 있고, 마음 안에 큰 불만이 있는 상태로 툴툴대는 인생길을 갔을 것만 같다.

이제 우리 시대는 지금부터라도 평균수명만 살아도 앞으로 내 나이에서 30년을 더 살아야 되고, 건강이 나쁘지 않으면 그보다 훨씬 더 살아야 한다. 그렇게 엄청나게 많은 시간을 여전히 하고 싶은 걸 포기하고 자식을 위해서, 가정을 위해서 남 눈치 보면서 조마조마하게 사는 게 과연 값어치 있는 삶일까. 적어도 내게는 남은 생은 지금처럼 나 하고 싶은 대로 하면서 살다가 '잘 살았어' 하며 마무리를 하고 싶다.

나는 도덕적인 인간이 아니고 실수를 좀 줄이려고 노력하는 인간이다. 친구들은 센 체하고 튀기 좋아하는 나를 보고 성격이 나이스하다고 한다. 친구들 말을 빌리자면 잘나고 훌륭한 구석은 별로 없는데 사람이 성격이 나이스하고 구질구질하지 않고 자기 소신껏 주장하는 정정당당한 사람이어서 좋다고 한다. 어느 날부터인가 내 좌우명은 '정정당당'이다. 설사 내가 못 지키더라도, 어느 순간에 내 이해관계나 이익관계 때문에 혹은 마음이 약해져서 못 지키더라도 어쨌든 내 마음 한구석엔 정정당당하게 살자는 신념은 있다. 되도록 그렇게 살고자 한다. 물론 나도 필요하면 적당히 타협하고, 몰리면 어느 선에서 양보하고, 기회가 닿으면 덧붙여 살겠지만 그래도 내 좌우명은 정정당당이다.

내가 성형외과에 나름대로 잘 적응할 수 있었던 데는 성형외과만이 갖고 있는 화려하고 튀는 면이 나와도 잘 맞았기 때문이기도 했다. 성형외과는 여성의 미모를 다루는 과목이어서 그런지 화려하고 튀는 면이 좀 있어야 하는 과목이었다. 그러다보니 우리나라에서 '의사' 하면 점잖고 정장에 반듯하게 타이를 매고 뭔가 사회적으로 안정되고 모범이 돼야 하는 것처럼 인식돼 있다면 성형외과 의사에게는 꼭 그런 것을 요구하지 않는다. 그런 것들이 약간 튀는 걸 좋아하는 내 성향하고도 잘 맞았다.

또한 내 나이스한 성격도 이대병원에서 트레이닝을 받으면서 제대로 발휘할 수가 있어서 좋았던 것 같다. 당시 이대병원에는 여자의사도 많고 그 대학 출신 간호사들도 많았다. 그러다보니 상대적으로 남자들이 좀 적었다. 그때만 해도 내가 어렸을 때라서 강하게 보였던 것 같다. 운동도 열심히 하고 남성스러움도 더 많이 표출됐다고나 할까. 당시 병원에서 일하던 모든 사람들이 나를 호의적으로 보는 분위기를 느끼다 보니 튀려는 마음이 제대로 발동해 정말 열심히 잘하려고 노력했다. 남들이 귀찮고 힘들고 졸리고 하기 싫은 일이라 해도 나는 이걸 하면 멋서 보일 것 같아서 스스로 동기부여가 돼서 열심히 일하다 보니 병원 분위기도 좋고 나도 그만큼 실력이 더 늘었다.

나답게 사는 게 행복하고 만족스런 삶이다

나는 인생에 꼭 결론이 있어야 할 필요는 없다고 생각한다. 인생에 목표가 있다고 치자. 그런데 거기에 다다르지 못했다. 그러면 그 사람은 실패한 인생인가? 나는 그렇게 생각하지 않는다. 물론 수단이 목적을 정당화할 순 없다고 하지만 자신이 했던 과정에 충분히 만족하고 산다면 그것도 나쁘지 않은 삶이라고 본다. 어차피 내 인생 내가 살아가는 것이다. 내가 주위에 피해만 주지 않는다면 나답게 사는 게 더 행복하고 만족스런 삶이 아닐까. 나이를 먹으니 만족하고 사는 것의 소중함이 더욱 의미 있게 다가오는 것 같다.

사람은 다 저마다의 방식으로 건강하고 행복하게 살고 싶어 한다. 내 남은 생명의 나이테도 확인하고 앞으로 더 건강하게 잘살기 위해서 텔로미어를 늘리는 생활습관, 운동습관, 식습관, 스트레스 관리를 하는 것도 내 방식의 생활 속 작은 행복 찾기이다. 어떻게 하면 정말로 하고 싶은 것을 하고 주변 사람들과 좋은 관계를 맺으며 살다가 인생을 마무리할 수 있을까? 그것보다 중요한 것이 또 있을까? 누구도 영생은 없기 때문에 열심히 과정에 충실하다가 어느 시점이 되면 자연스럽게 사라지는 것처럼 소중한 마무리가 또 있겠는가.

세상을 사는 데 어떻게 살아야 한다는 정답은 없다. 그래도 정답에 가까운 인생은 '자기가 하고 싶은 걸 하면서 소신껏 사는' 것이겠지만 세상에는 그렇게 하고 싶은 걸 다하며 사는 사람도 그리 많지 않다. 물론 그렇게 사는 게 성공적인 삶이라고 말할 수는 없다. 성공이란 가시적인 어떤 결과가 있을 때 할 수 있는 말이다. 하지만 적어도 내 내면에서 이것만은 꼭 해봐야 한다는 게 있다면 남 눈치 보지 말고 자신의 소신대로 밀어붙여라.

세상은 잘난체하는 사람이든 남에게 튀어보이고 싶은 사람이든 그

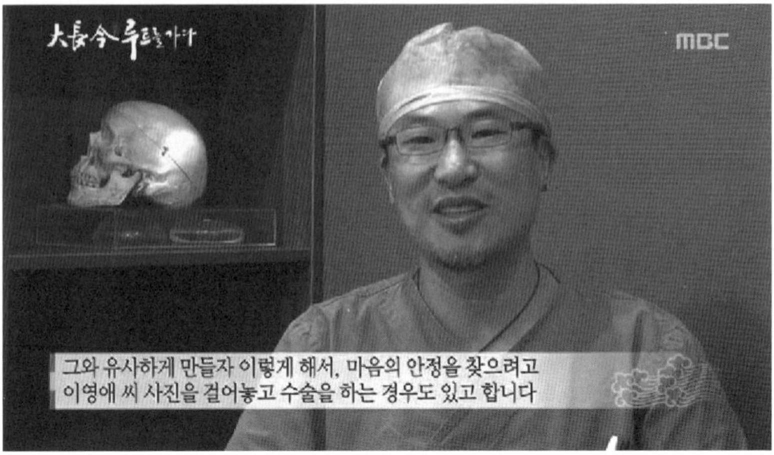

▲ mbc방송 정성일

리 주목해 보지 않는다. 누구는 성형외과 의사 했으면 돈 푼 깨나 만졌을 거라며 부러움 반 시기심 반의 시선으로 나에게 태클을 걸지만, 그러거나 말거나 나는 성형외과 의사를 해서 하고 싶은 걸 내 마음대로 할 수 있을 때까지 해보았다. 그래서 실패도 있었고, 보람도 있었지만, 아직도 나는 하고 싶은 일이 도처에 널려 있다. 아무래도 내 방식의 인생을 고집하는 이 기질은 자기 PR 시대엔 그런대로 경쟁력 있는 트렌드인 것 같다. 그래서 또 튀는 방식으로 날 찾는 사람들과 아직 가보지 않은 미래의 일들을 찾아 오늘도 병원 연구실에서 내일 쓸 자료를 찾기 위해 서류를 뒤적거린다.

My best is yet to be.

성형하는 남자

《성형외과》 교과서 1권 1장에는 성형외과 의사에 대한 몇 가지 정의가 나온다. 그중 필자의 마음을 가장 움직였던 한 구절은 '성형외과 의사는 칼을 든 정신과 의사'라는 말이었다. 이 말 속에는 우리 사회에서 성형외과의의 역할이 어떤 것인지에 대한 명쾌한 해답이 담겨 있다. 즉 성형외과 의사는 칼만 잘 써서는 안 되고, 성형하러 오는 사람들의 정신적인 문제를 해결해주는 정신과 의사로서의 역할도 해줘야 비로소 의사의 본분을 다하게 된다는 의미이다. 사실 성형외과는 세계적으로 100년밖에 안 된 최신 의료 분야이다. 성형외과가 탄생한 역사적 배경은 1차 세계대전으로 부상자들이 속출하면서 그들의 재건성형을 하기 위해 외과수술을 하던 의사들이 전문적으로 인체의 훼손된 부위를 '성형' 수술하게 되면서 성형외과가 세상에 빛을 보게 된 것이다. 전쟁통에 팔이 잘리고 다리가 잘린 사람, 코가 날아간 사람 등의 손상된 인체를 복원하는 차원의 전문의료 행위로 독립돼 나온 성형외과는 태생부터 '신체가 훼손된 사람들의 정신적인 문제를 해결하는 데' 의료적 기술 못지않게 정신적인 진료가 필요했던 의학 분야였던 것이다.

따라서 성형외과는 칼을 쓰는 기술만 가지고는 모든 게 해결되지 않는다. 그래서 내원하는 사람들의 정신적인 부분, 원하는 부분을 해결해주는 상담이 중요하고 공감이 중요한 것이다. 물론 처음 성형을 시술할 때는 '누가 쌍꺼풀 제일 잘 만들어?' '누가 코를 잘 만들어?' 하는 기술적인 부분도 의사의 중요한 자질로 필요하지만 시간이 지나면서 성형의의 성형기술이라는 것은 어느 정도까지는 차이가 안 난다. 그보다는 성형을 원하는 내원자가 원하는 것이 무엇인지 내면을 들여다보고 어떤 방식의 성형을 해주느냐? 그가 만족할 수 있는 성형을 해주느냐?의 여부가 성형 전문의로서의 직업적 가치로 중요한 요소로 자리 잡게 된다.

성형 전문의는 칼 든 정신과 의사

나는 성형 전문의로 처음 병원을 열 때만 해도 웬만한 수술은 돈 주면 하는 거고, 사고 안 나면 되는 거고, 실수 안 하면 되는 거라는 다소 기계적인 대응으로 환자를 봐왔다. 그러다가 점점 환자가 진짜 원하는 게 뭔지에 대해 관심을 갖게 되었다. 그러면서 자연스럽게 초심에서 배웠던 '칼 든 정신과 의사'라는 단어가 무엇을 의미하는지를 새삼 깨닫게 되었다.

여기에 최근 의료계는 줄기세포 분야의 연구와 임상 활성화로 인해 항노화의 새로운 가능성이 대두되며 성형 수술이 새로운 전기를 맞고 있다. 최근 필자의 새로운 주요 의술 분야가 된 줄기세포를 이용한 피부 재생 시술은 성형 분야의 안티에이징에 새로운 가능성으로 관심이 집중되고 있다. 실제로 줄기세포 시술을 한 환자의 피를 검사한 논문을 보면 항노화 단백질이 유의미하게 증가하고, 항노화 단백질이 결국 항노화 호르몬을 만듦으로써 노화를 예방한다는 연구결과가 보고되었다. 특히 필자는 성형과 미용 시술을 오래전부터 해온 의사로서 줄기세포를 만나면서 처음엔 미용 목적으로 활용을 하다가 차츰 지방 이식을 하는데 생착률을 높이기 위해서나, 모발 이식을 할 때 생착률을 높이기 위해서 줄기세포를 환자의 시술에 활용하면서 눈에 띄는 성과를 거두곤 했다. 또한 탈모를 예방하거나 치료하는 과정에서도 탈모가 진행 중인 부분에 줄기세포나 성장인자를 놔줌으로써 탈모를 예방하거나 치료하는 효과를 볼 수 있었다. 이처럼 새로운 줄기세포의 영역을 미용과 치료, 건강에 접목시키는 일이 나를 매우 흥분시키며 즐겁게 일할 수 있게 한다.

성형 전문의를 하면서 참 많은 연예인들을 만났다. 처음엔 그들이 직업적으로 미모를 가꿔야 하는 연예인이기 때문에 그들을 조금이라도 더 눈에 띄게 아름다울 수 있는 방법을 찾아서 치료를 해주었다. 그러다가 그분들 중에서 내 성향과 맞아 이런저런 삶의 주변거리도 얘기하곤 하면서 그들도 일반인처럼 자신들의 고충을 들어주는 의사가 필요하다는 느낌을 많이 받곤 했다. 지금은 중견탤런트로 TV와 영화에서 인상적인 연기를 펼치고 있는 P씨가 얼마 전 늦은 나이에 결혼해 아이를 데리고 병원에 들른 적이 있다. 우리는 자연스레 내가 처음 강남에서 병원을 하던 시절의 청년 의사 정성일과 세상이 뭔지 몰라 두려웠던 촉망받는 연기지망생 P씨로 돌아와 있었다. 그러면서 그녀는 그때 원장님이 제 얘기를 들으면서 인생선배로서 자상하고 섬세하게 좋은 말씀 많이 해주셔서 연기자생활 잘할 수 있었다는 기분 좋은 덕담을 해주었다. P씨와 이런저런 얘기를 나누면서 자연스럽게 내 성공의 디딤돌이 돼 주었던 그 시절 순수했던 연예인들의 풋풋한 모습이 떠오르며 성형 전문의만이 느낄 수 있는 특별한 경험에 새삼 그 친구들이 보고 싶다는 생각이 들었다.

성형도 똑같은 의료행위이다. 그런데 외과의사가 사람 하나 살리거나 난치병을 고쳐 죽을 고비에서 살아남는 경우와는 좀 다른 의료행위이다. 사람을 살리거나 쌍꺼풀하는 행위가 가치를 따질 수 있는 게 아니고 그 사람의 요구에 의해서 필요에 의해서 사람 몸에 해주는 것일 뿐인데, 보는 가치관은 다르다. 나는 성형이라는 게 다른 과에 비해서는 약간의 창의성이 필요한 과라고 본다. 본인이 가지고 있는 여러 가지 습득된 정보에 의해서 혹은 본인이 가지고 있는 자기만의 감각적인 경험에 의해서 환자를 대하는 스킬이 다 나름 과이다. 그렇다고 쌍꺼풀 만드는 방법이 매번 다를 수는 없으나 그 사람한테 어울릴 거냐 안 어울릴 거냐를 직감적으로 판단할 수 있는 경험과 정보, 의사만의 감각이 다 필요하다. 그것은 노력에 의해서 얻어지는 부분도 있고 천성적으로 그런 감각을 지닌 사람도 있다. 일반적으로 이러이러해야 한다는 기준이 딱히 없다. 그런데 나는 다행히도 약간 그런 창의적인 부분이나 직감이 좀 있는 편이었기 때문에 의사로서 기본 매뉴

얼대로 움직이는 외과보다는 나름대로 많은 변화가 있는 과를 택한 것은 잘했다고 생각한다.

성형 전문의는 환자와 교감하는 창의적인 의사

의사는 자기가 사업자이다. 그래서 임상을 하거나 개원을 하는 대한민국의 모든 의사들은 당연히 상업적인 행위를 한다. 그렇기 때문에 의사는 기본적으로 상업적인 부분이 다 있는 것이어서 성형외과 전문의나 내과 전문의나 경제적인 면에서는 큰 차이는 없다고 본다. 다만 자기 사업이면서 사회의 공공적인 이익에도 보탬이 돼야 하는 '공익성'을 갖춘 사업자여야 하는 것이다. 그런 공익성을 기반으로 한 자기 사업가이기 때문에 의사는 국가에서 공인하는 전문 라이센스를 주는 특별한 직업인인 것이다.

성형외과는 미를 다루는 의료행위이다. 아픔보다는 미를 다루기 때문에 창의성이나 의사의 미에 대한 직감적인 감각이 조금 더 있는 사람이 환자들을 더 잘 케어할 수는 있다. 다행히 나는 예능에는 소질이 없지만 직감력은 좀 있는 편이다. 그래서 환자들하고 상담을 하거나 내가 어떤 결론을 내려서 시술 방법에 문제가 없는 경우 환자의 만족도가 높았다. 성형외과 전문의가 칼을 든 정신과 의사라고 하는 것은 성형환자의 정신적인 문제나 심리적인 문제를 잘 들여다봐야 하기 때문이다. 그런 의미에서 내가 의사수업을 하면서 정신과에 소질이 있었던 것도 아마 사람들과의 공감이나 내면세계에 대해 관심이 많았기 때문에 성형 전문의를 하면서 환자들과의 교감이 조금 더 좋았던 게 아닌가 생각한다. 또한 나는 굉장히 도덕적인 아버지에게서 보고 자란 의사라 상당히 중립적으로 환자를 보려고 노력을 한다. 나도 돈 좋아하고, 비싼 수술도 마다하지 않지만 무엇이 퍼스트냐고 한다면 나는 당연히 환자가 퍼스트다. 환자의 입장에서 가장 적합한 성형이 무엇인지를 고려하는 태도는 아버지에게서 보고 들은 것들이 많은 영향을 줬다.

나는 성형외과 의사로서 갖춰야 할 감각적 자질과 소통능력, 미적인 섬세함이 나름대로 갖춰진 의사가 돼서 참 다행이다. 여기에 아버지의 도덕적 원칙도 성형외과 의사로 성장하는데 좋은 영향을 줬다는 점에 감사한다. 내 나름대로 가지고 있는 이러한 자질과 원칙을 지키려는 태도, 약간의 창의성, 달변까지는 아니지만 상대방하고 대화하는데 부족함 없는 말솜씨 등은 성형외과라는 미의 과목을 다루는데 나도 그렇게 빠지지는 않는다는 자신감을 갖게 했다.

성형외과는 생각보다 창의적이어야 한다. 성형외과의 수술법은 일반외과의 수술처럼 절개하고 뼈를 도려내고 감염 부위를 떼내는 식의 정해진 수술 매뉴얼이 없다. 하지만 성형외과 의사는 똑같은 쌍꺼풀 수술을 해도 사람 얼굴이 백 명이면 백 명이 다 다를 것이고, 백 명이 원하는 바가 다 다를 것이기 때문에 거기에 맞는 고도의 창의적인 사고가 필요하다. 여기에 환자하고 공감하는 능력도 있어야 하고, 수술을 디테일하게 들어가려면 꼼꼼한 면도 있어야 된다. 그래서 성형기술을 습득할 때는 그런 것들이 나한테 맞나? 생각했는데 막상 그

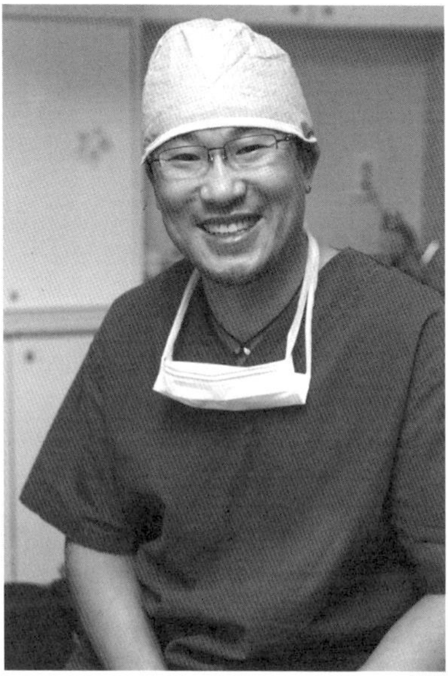

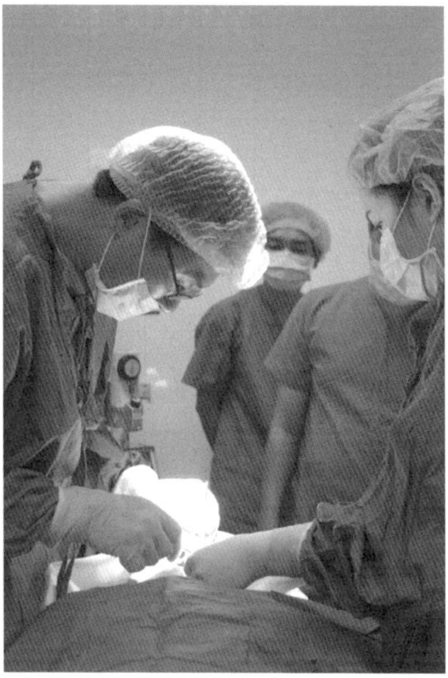

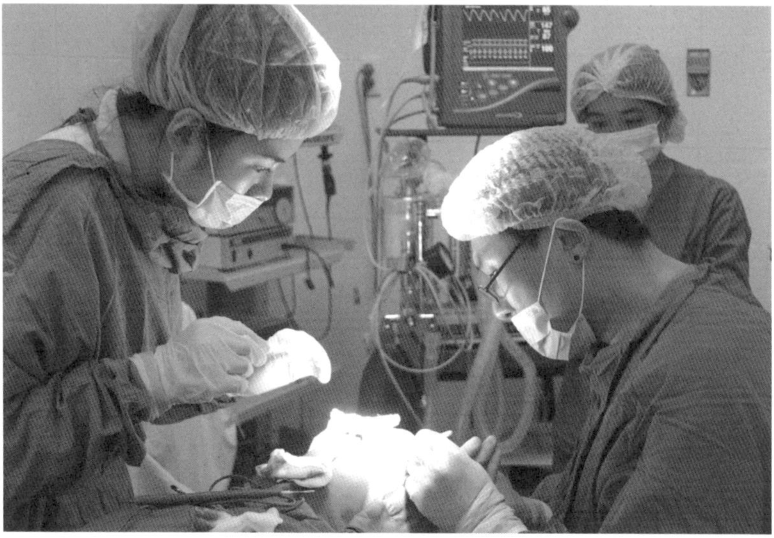

▲ 베트남 구순구개열 의료봉사

일을 하다 보니까 맞았다. 나한테 그런 꼼꼼한 면들이 있는지 몰랐다. 내 성향이 남들이 하라는 방향으로 그대로 가는 것보다는 주관적인 생각을 많이 할 수 있어서 나름대로 창의성은 많이 발휘할 수 있었던 것 같다. 환자와 상담할 때나 그 사람을 위해서 성형 디자인을 할 때도 그 사람에게만 맞는 독특한 제안을 할 수 있었던 것 같다. 또한 성형외과 트레이닝 과정에서도 수술을 배우는 데도 덜렁대지 않고 꼼꼼하게 디테일한 부분까지 챙기며 수술하는 기술을 익혔던 점도 나도 모를 정도로 내 안에 숨어 있던 섬세한 성격이 있었기에 가능한 일이었다.

성형으로 자존감과 자신감 넘치는 삶을 영위하기를

무엇보다 성형외과 의사는 성형하려는 사람들과 공감하고 대화하는 능력이 절대적으로 필요한데, 이 점에서도 나는 별로 어려움을 느끼지 않았다. 내가 대학 본과 때 '정신과'에 관심을 가졌던 성향인, 타인에 대한 관심이 성형외과에서는 환자와 대화하거나 공감하는 능력으로 발휘될 수 있었던 것 같다. 평소 나는 말하는 것도 좋아하지만 듣는 것도 잘하는 편이어서 이러저러한 내 성향들이 의도적으로 택한 것은 아니었지만 성형외과 의사로서 적성에 맞는 과목이 아니었나 생각한다.

나는 성형외과에 오시는 분들에게 내 경험에서 비롯된 성형 상담을 하는 편이다. 의사는 환자가 원하는 것을 해주는 것이 맞다. 그런데 환자들은 자신이 원하는 외모를 현실감보다는 상상으로 말하는 경우가 많다. 그런데 의사는 계속 현실을 지켜보는 사람이기 때문에 소위 말하는 수술 후에 어떻게 보여질까에 대한 감이 환자보다는 더 많다. 물론 다 맞지 않을 수는 있지만 대개는 내 경험으로 말해주는 대로 수술이 되는 경우가 대부분이다. 그래서 나는 그런 부분에 대해서 좀 솔직하게 얘기해주는 편이다. 그런데 내가 부정적인 쪽으로 얘기하면 환자가 내 말을 따르지 않을 것 같지만 꼭 필요하면 내 의견을 따른다. 내가 환자에게 다른 면으로 얘기하면 훨씬 더 신뢰를 갖는다. 그래서 나는 환자가 원한다고 해서 내 생각과 달라도 그렇게 하라고 하지 않고 좀 더 베이직하게 내 원칙에 맞게 설명을 해준다. 그게 설사 환자의 수술 요구를 거절하는 것일지라도 그렇게 말해 줘야만 나한테 도움이 되고 환자도 나에게 믿음을 갖기 때문이다.

이제 조금은 성형이 뭔지를 알 것 같은 나이가 되니 사람들이 성형을 통해서 외모 경쟁력을 넘어 스스로 자존감을 갖고 자신감을 회복하는데 제대로 활용됐으면 하는 바람을 가져본다.

정원장이 권하는
건강하고 아름다운
웰빙라이프 ⑥

미용 성형 시 고려해야 할 사항

한국 성형외과를 찾는 이들이 가장 많이 선호하는 수술 TOP 5
⇒ 코, 눈밑 지방 재배치, 눈매 교정, 지방 이식, 실리프팅

1. 병원 선택 시에는 경험이 풍부한 성형외과 전문의인지 확인하는 것이 매우 중요하다. 만약 숙련도가 미숙한 전문의를 통해 수술을 받을 경우 수술 후에 여러 문제가 발생할 수 있기 때문에 수술에 앞서 전문의의 숙련도에 대해 제대로 확인해두는 것이 중요하다.
2. 성형 상담 시 자신이 원하는 연예인의 얼굴 생김새와 수술을 원하는 환자의 얼굴형은 다르기 때문에 성형 전문의와 상담을 하면서 자신의 얼굴에 맞는 수술 방향을 결정짓는 것이 중요하다. 수술 전 전문의와의 충분한 상담을 통해 개인별 체형과 비율, 라인 등을 고려한 후 적합한 성형을 시행해야 만족도를 높일 수 있는 것이다. 모든 성형 수술은 개인의 상태에 따라 수술 후 부작용이 나타날 수 있기 때문에 이에 대해 충분한 설명을 듣고 명확하게 인지해야 한다.
3. 성형에서 수술만큼이나 중요한 부분이 바로 사후관리이다. 이를 위해 단순히 수술에서 그치는 것이 아니라, 수술 후에도 체계적인 사후관리가 시행되는지 꼼꼼한 비교를 통해 결정하는 것이 바람직하다.
4. 얼굴을 결정하는 이목구비, 그중에서 코는 얼굴에 입체감을 결정하는 중요한 요소 중 하나이다. 병원 선택에 신중해야 하며 섣부른 결정은 좋지 않은 결과를 가져올 수 있다. 본인에게 맞는 적합한 방법으로 수술을 받을 수 있는 곳을 찾아야 한다.
5. 어떤 자격을 갖추고 있는가. 해당 수술에 관한 경험이 풍부하고 응급상황에 대한 대처가 가능한 의료진이어야 한다. 특히 재수술의 경우 첫 번째 수술보다 더 어렵고 중요하기 때문에 해당 수술의 경험이 풍부한 성형외과 전문의와 충분한 상담 후 진행해야 만족스러운 결과를 얻을 수 있다.
6. 성형외과 전문의인가?
7. 의사와의 상담과 시술, 수술에 필요한 비용은 얼마인가? 수술의 종류, 환자의 상태에 따라 수술, 시술의 비용이 달라지기 때문에 여러 곳을 다녀보고 상담을 받은 뒤 결정한다.
8. 수술이 나에게 적합한가?
9. 원하는 결과를 얻기 위해 해당 수술 외에도 가능한 다른 방법이 있는가?
10. 수술 시간은 얼마나 소요되는가?
11. 수술 결과는 얼마나 오랫동안 지속되는가?
12. 쁘띠성형(필러, 보톡스)은 비교적 부작용 위험이 적은 간단한 시술이지만, 최근 쁘띠에 대한 부작용 사례가 늘어나고 있어서 주의가 필요하다. 두 시술 모두 제품의 특성에 따라 효과가 달라지고 부작용이 발생할 수 있기 때문에 시술 전 정품 확인과 정량의 시술이 이루어져야 한다. 사람마다 근육의 형태나 얼굴이 다르기 때문에 개인에 맞는 시술 경험이 풍부한 의료진을 선택해야 만족스러운 결과를 얻을 수 있다.

SK 아이캉, 중국 의료 사업의 가능성과 한계를 보다

SK 아이캉은 내 첫 해외 비즈니스이자 의료관광을 시작하기 전 최초의 모델이었다. 지금의 중국과는 많이 다르고 의료 민영화에 대한 개념도 모호하던 시절에 경험했던 여러 모로 서투른 사업가의 면모가 여실히 드러났던 의료 경험이었다.

내 생애 처음으로 SK라는 대기업의 중국 의료 사업 진출에 함께할 수 있었던 지난 3여 년의 시간은 '중국'이라는 대륙의 생리와 대기업의 경영방식을 제대로 체험할 수 있었던 뜻 깊은 의료 사업 체험이었다. 나에게 중국은 실패와 좌절 속에서도 끊임없는 도전정신과 철저한 준비의 중요성을 일깨워준 내 인생의 중요한 전환점이었다. SK 아이캉에 근무하고 이후에 북경과 심천을 오가며 보낸 중국 의료생활은 내 40대의 새로운 기회이자 그 이면에 도사린 위기의 순간이기도 했다. 한마디로 준비도 없이 뭐라도 되겠지 하는 마음으로 임했던 중국생활에서 사업은 뭐라도 되는 건 아무 것도 없다는 걸 절실하게 깨달은 시절이었다.

SK 아이캉, 중국 의료 사업 진출의 첫 시험대

2001년 성형외과 사업이 한창 순풍에 돛 단듯이 잘 나가다가 묵직한 철퇴처럼 크게 한방 세무조사를 맞고는 나는 병원 운영에 전의를 상실한 채 한국에서의 의료 사업에 심드렁해 있었다. 마침 2000년 상해 고기집 계획과 연변의 의료봉사 건으로 이참에 제대로 한번 중국에 가서 의료 사업을 펼쳐 보면 어떨까 하는 또 다른 사업욕구가 꿈틀대던 때였다. 그때 마침 SK에서 의료합자 사업을 제시해 와 중국시장으로의 원대한 꿈을 펼쳐보기로 작정을 하게 된다. 당시 중국에 대한 나의 관심은 13억 대륙의 잠재력이었다. 중국은 그때 겨우 성형을 시작하는 나라고 못사는 나라지만 부유층은 있을 것이었다. 또 시감도를 해온 걸 보니 그 당시 이미지에 북경의 강남이라고 말하는 조양구 같은 곳은 고층아파트도 올라가 있고, 우리에게 기회의 나라로 조금씩 알려지기 시작하던 때여서 나름 사업성은 있는 나라라고 판단했다. 당시 안재욱이 스타가 돼서 수영장 딸린 아파트에 사네, 김희신이 CF를 찍었는데 5억을 받았네 하는 얘기들이 심심찮게 들리면서 전체적으로 못살지만 부유층은 잘산다는 이미지가 한창 올라오던 때였다.

커다란 꿈은 치밀한 준비가 바탕이 되었을 때 훨씬 성취감이 높을 수 있다는 건 SK라는 대기업과 의료 사업을 하면서 절실히 느낄 수 있었다. 무엇보다 나는 한번도 직장생활을 해보지 않은 사람으로서 기업의 생리가 어떤 것인지 알 수가 없는 건 너무나 당연한 일일지도 모

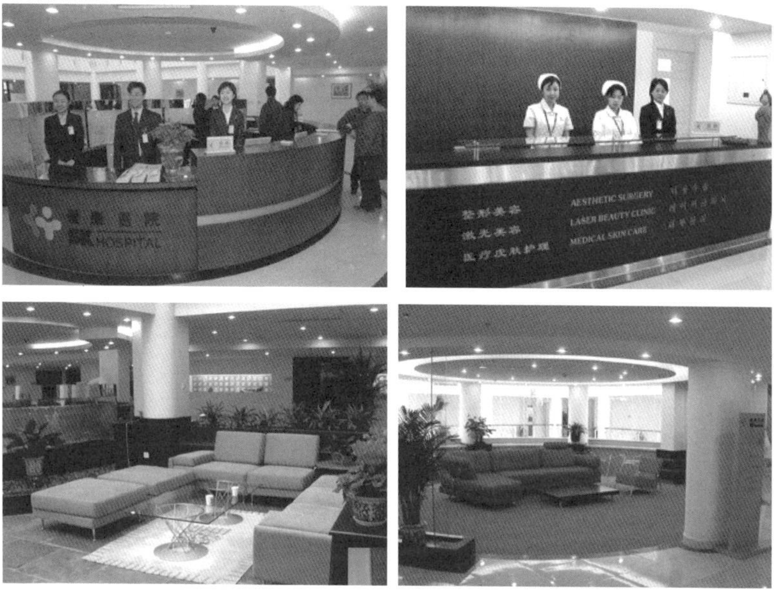

▲ SK 아이캉 병원 내부

른다. 또한 한 번도 대기업과 합자형태의 의료 사업을 해본 적도 없으니 대기업은 원래 그런 거라는 예상은 애당초 내 경우엔 예상하기도 쉽지 않았다. 수업료 치고는 꽤 비싼 비용을 지불하고 그때를 돌이켜보니 대기업과 함께한 사업은 이후에 내가 주도적으로 경영하게 되는 의료관광 사업이나 줄기세포 사업에 큰 자양분으로 나에게 좋은 영향을 주었다.

2002년 10월, SK가 중국의 의료시장에 진출하기 위한 의료 사업 파트너를 찾는다며 나에게 프로젝트를 제안했다. 나는 제안을 받고 3일 만에 오케이를 했다. 당시 SK에서는 성형외과를 세 군데 제안을 했다. 그때 나는 SK에 빨리 답을 줘버렸고, 두 군데에서는 진출 여부를 타진 중인 상태였다. 선택은 SK에서 하는 것이었지만 나는 할 의사가 있다는 답변을 빨리 줬고 SK도 마땅한 적임자를 찾지 못해 애가 타는 상태에서 내가 빠른 결정을 하자 빨리 초이스해 준 내 의견을 존중해 사업 파트너로 하자고 연락이 왔다. 당시 SK의 중국 의료 사업 진출에 긍정적으로 답을 준 병원대표는 다섯 명이었다. 피부과는 고운세상 안건형 원장, 안과는 새빛안과 박규홍 원장, 치과는 예치과 박인출 원장, 척추는 우리들병원 이상호 원장 그리고 성형외과까지 5개 병원이 컨소시엄을 이뤄 하기로 하고 투자금을 정하고 병원을 셋팅했다. 주주는 SK차이나와 예치과, 새빛안과, 고운세상 피부과, 우리들병원, 탑성형외과와 중국 외생부였고, 총무는 내가 하기로 했다. 그러면서 계속 의견 조율을 하고 사업 협의를 하던 중에 고운세상의 안건형 원장과 우리들병원 이상호 원장이 병원 사정을 들어 빠지기로 한다. 그렇게 이런저런 과정을 거치며 결정된 병원이 초이스 이비인후과, 성형외과는 탑성형외과, 치과는 예치과 본원, 안과는 새빛안과, 피부과는 초이스병원이 최종 사업에 합류하기로 결정을 한다. 그리고 병원은 각각 자기 몫의 투자금을 내기로 하고 북경에 돈을 보내고 홍콩에 조인트벤처joint venture를 세워서 75대 25의 합작회사를 만들게 된다. SK가 75 우리가 25. 내 기억에 그때 자본금은 약 40억 정도 했던 것 같다. 홍콩에 조인트벤처를 세워서 투자하는 형태로 한 것은 중국이라 돈이 빠져나오기가 쉽지 않아서 홍콩에 나름의 안전장치 차원에서 그런 합자형태를 취했다.

2002년 12월 29일, 북경으로 가서 MOU를 체결하고 SK로부터 사업 프레젠테이션을 받았다. 그때 SK의 중국 의료 사업 전망은 한마디로 장밋빛 미래가 눈앞에 펼쳐지는 느낌이었다. 당시 중국의 경제성장률이 무려 16%를 육박하던 때였으니 당연히 앞으로 가망성이 높고 전체적인 경기 상승과 맞물려 중국 의료 사업도 장기적으로 긍정적인 국면에 접어들 것임을 여러 자료와 그래프를 인용해 설명하고 있었다. 그때 SK차이나 대표는 시에청이라는 중국 사업가였다. 그는 소위 말하는 등소평이 중국 젊은이들을 외국에 유학 보내던 유학생 1기 출신이었다. 아마도 그가 미국 듀크대에서 유학하고 있을 때 최태원 회장과 인연이 닿은 사이였던 것 같다. 그 후 최 회장은 미국서 알게 된 인연으로 약간의 리스크를 감수하고 그를 현지 채용한 걸로 알고 있다. SK차이나와 우리 의료진과의 MOU 세레모니는 북경의 6성급 장성호텔인 창청호텔에서 했다. 호텔서 빨간색 리본을 커팅하고 사진 찍고 하는 일련의 세레모니는 무척 생소한 느낌과 함께 '이제 내가 외국에서 사업적으로 진료를 하는 그런 시대가 왔구나' 하는 설렘과 기대, 앞날에 대한 두려움도 좀 있는 다소 복잡한 심정으로 임했던 기억이 생생하다.

대기업과의 의료 합작 사업의 문제점

사실 SK 아이캉 의료 사업은 초기부터 울퉁불퉁하게 더딘 진행을 보였다. 우선 초기 구상에서 탄탄한 전문의로 의료 사업진을 꾸리려던 계획이 초기에 주요 병원인 고운세상과 우리들병원이 빠지면서 전

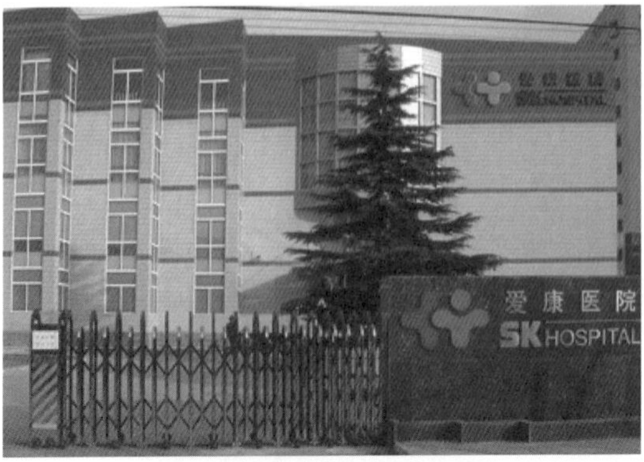

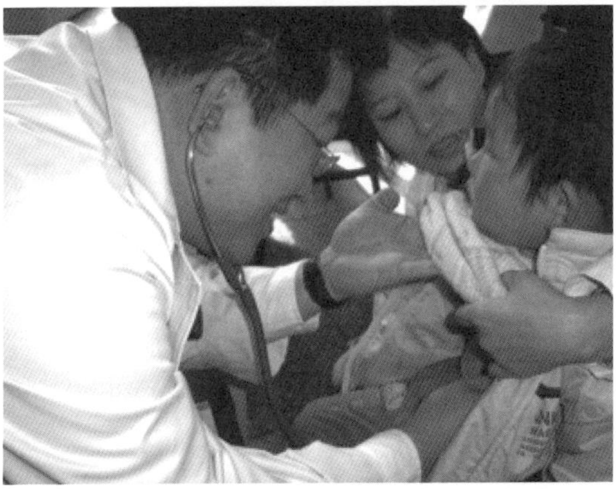

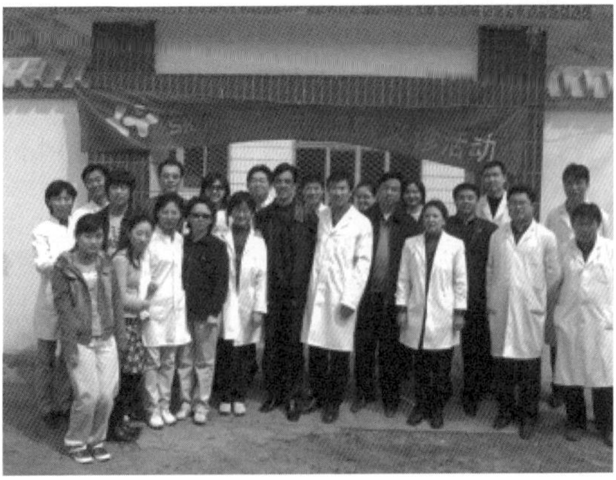

▲ SK Hospital

체 구도가 다소 약해진 감이 있었다. 그렇게 좀 불안한 상태로 사업을 시작하고 우리가 MOU를 체결하고 난 다음해인 2003년 1월에 손승락 회장과 최태원 회장이 동시에 구속되는 초유의 사건이 벌어졌다. 그 여파는 SK 그룹 차원의 초비상 사태를 맞았고, 최 회장의 신임을 받았던 시에청 사장도 위치가 불안해지게 된다. 당시 시 대표는 자신의 안목으로 중국의료시장이 충분히 전망이 좋을 거라는 사업적 판단을 내려 공격적으로 SK 아이캉 사업을 밀어붙이던 때였다. SK차이나는 SK에서 3천억을 펀딩해서 넣어준 회사이고 현 대표도 최 회장이 선임한 사람이어서 최 회장 구속 사태는 시 대표의 입지가 자동적으로 흔들릴 수밖에 없는 상황이었다. 그러면서 엎친 데 겹친 격으로 2월 말에는 중국에 사스가 와서 온 중국이 난리통이 돼 버렸다.

거기에 결정적으로 내가 해외의료 사업을 간과했던 게 대기업의 의료 사업에 대한 안이한 마인드였다. 당시 SK는 의료 사업에 대한 디테일이 상당히 떨어진 상태에서 기존의 사업처럼 하면 되겠지 하는 막연한 사업감으로 의료 사업에 임한 상황이었다. 여기에 우리는 SK라는 대기업이 중국에 있으니까 알아서 잘 해주겠지 하는 순진한 생각으로 중국에 간 상태였다. 또 SK차이나는 현지인들의 수준이나 의료 상황을 너무 모르고 준비가 안 된 상태에서 아이디어 차원에서 테스팅하는 정도의 마인드로 사업에 임했다. 한마디로 SK 사람들이나 병원 관계자, 현지 SK차이나 모두 상대만 믿고 자신의 준비가 부족한 상황에서 중국 의료 사업이라는 허황된 금광을 캐러 갔던 것이다. 또한 엎친 데 덮친 격으로 사드라는 큰 전염병이 강타한 것이었다.

나는 당시 2003년 2월에 마지막 출장을 가고는 두 달 동안 중국에 못 들어갔다. 사스로 인한 여파가 생각보다 심각한 지경에 처해 있던 때라 사업을 벌려놓고는 오도 가도 못하는 안타까운 시간만 흘러가고 있었던 것이다. 그러다가 두 달쯤 지나 4월 말부터는 조금 나아졌다는 얘기가 있어서 4월 말인지 5월 초에 어떻게 됐는지 보려고 일단 북경으로 2박3일 일정의 출장을 간다. 가서는 우선 SK차이나 총재인 시에청을 만난다. 평소에는 바빠서 출장 때 한번 정도 잠깐 미팅하는 정도였는데 사스로 아예 일이 없으니 시간이 많아서 점심과 저녁을 같이 했는데 그 식당에 손님은 시 대표와 내 자리하고 다른 한 자리 해서 딱 두 테이블뿐이었다.

그렇게 6월에 오픈을 한다고 했다가 한달 두달 지연되고 연기되면서 동력이 떨어지니 자꾸 더 늦어지는 이유만 찾곤 했다. 그렇게 6월이 10월이 되고 다시 또 밀리고 밀려서 결국 2004년 1월에 정식 오픈을 하게 된다.

그러면서 나는 나대로 병원 오픈을 대비해서 내가 해야 할 일을 하고 있었다. 원래는 나는 투자만 하고 의사만 파견하기로 했었는데 이런저런 우여곡절 끝에 결국은 10월에 내가 직접 중국으로 가게 된다. 당시로선 내가 중국에 들어가서 직접 챙기지 않으면 도저히 오픈이 안 되는 분위기였다. 중국에 갔더니 오픈은 안 했는데 60명이 넘는 신입직원을 다 뽑아놓았다. 그래서 회사에서 나에게 직원들 CS 교육을 해달라고 해서 CS 교육도 시키고 계속 병원에서 일할 의사들도 면접을 보곤 했다.

그 다음으로 병원수가를 정하는 일도 중국 병원을 운영하는데 중요한 일 중 하나였다. 당시 병원의 의료수가를 정해야 하는데 마땅한 기준이 없어서 중국 성형외과의 의료수가를 조사해봤다. 중국시장을 조사해보니 쌍꺼풀 수술비용을 북경이 적게는 13만 원에서 비싸게 받은 사람이 30만 원을 받고 있었다. 그래서 수가들을 다 취합을 해서 평균으로 각각의 성형의료수가를 정했다. 즉 한국의 강남과 강북의 외료수가의 중간 정도로 정하기로 했다. 물론 중국 수가에 비하면 작게는 5배에서 많게는 10배가 넘는 금액이다. 이 수가가 2000년도 초창기 한국 의사들의 중국 기본수가가 된다. 물론 최근에는 많은 변화가 있지만.

그렇게 제대로 중국식 만만디를 다 겪고 나서 이제 한번 제대로 해보자고 작정을 하고 시작을 했으나 사업을 주도하고 있는 SK의 파트너들이 의료에 대해서 우리와 개념 자체가 너무 달랐다. 그들도 회사에서는 제법 인재축에 속하는 똑똑한 친구들이어서 나름 공부를 했겠지만 병원 운영에 대해서 어떻게 해야 할지를 모르는 것 같았다. 우리 개원가 쪽에서는 다섯 명의 대표로 내가 가 있었는데 나 또한 기업에 대해선 잘 모르고 병원 운영도 개인병원 운영밖에 해보지 않아서 종합병원 규모의 이 병원을 어떻게 운영해야 할지 잘 판단이 서지 않아 처음에는 경영에 관여를 하지 않았다. 경영에 관여할 능력도 안 됐고 언어도 어렵고 해서 SK차이나가 운영하는 대로 지켜만 보고 있었다. 나는 내 파트인 성형외과 파드만 맡아서 지료하고 시술하는 데만 전념했다. 그렇게 SK차이나 쪽에서 1년을 경영을 했다.

한국 성형의 우수성만 부각됐던 아이캉 병원 운영

그렇게 아이캉 병원이 1년을 운영해보니 적자도 많이 보고 실적이 무척 저조했다. 그런데 5개 과 중에서 성형외과만 잘 되고 나머지 과들은 실적이 영 신통치 않았다. 그러다보니 내가 총무를 맡고 있어서 마치 내가 하는 과니까 내 위주로 홍보를 더 하는 것 같은 느낌이 들까봐 성형외과를 더 홍보도 하지 못하는 딜레마에 빠졌다. 사실 한국에서는 다들 훌륭한 병원들인데 중국에서는 환자가 잘 찾지 않으니 병원의 총괄 입장에서 냉정하게 진단해 봐도 역시 중국에서는 성형외과가 가장 고객이 잘 찾고 나머지 과는 중국 병원과 아이캉 병원의 실력에 대해 별반 차이를 못 느끼는 것 같았다. 병원의 실적을 놓고 봐도 여전히 성형외과만 사람들이 꾸준히 찾고 우리가 기대했던 안과나 치과 쪽에서는 매출이 거의 나오질 않았다. 피부과도 한국처럼 많은 분들이 찾아 주지 않았다. 이러한 결과는 1년간의 매출실적에서 그대로 드러나서 전체 매출의 60%가 성형외과에서 나오는 심각한 과별 편중현상이 나타났다. 그러다보니 목표했던 전체 매출이 너무 적게 나오는 것이었다. 하다못해 기본적인 수요는 있으리라고 예상했던 건강검진이나 원래 기획했던 안과 쪽에서도 매출이 심각하게 저조하고 오로지 성형외과만 매출이 잘 나오는 기현상이 나타나고 있었다. 이런 현상은 내가 잘해서라기보다는 중국 사람들이 성형은 한국을 인정해주는 경향이 많이 작용했던 것이다. 성형은 한국이 잘해, 그러니까 그쪽의 VVIP들이 우리 병원에 오기 시작했다. 사실 중국의 성형외과 시장은 그때도 한국 성형외과 의사들이 북경에 한두 명 더 있었다. 그런데 그들은 개인병원 정도의 규모이다 보니 어쨌든 SK라는 그룹이 규모 있게 하는 성형외과는 우리밖에 없으니까 아무래도 중국인들에게는 더 믿음이 갔을 것이다. 그렇게 성형외과는 잘나갔지만 병원 전체로 보면 심각한 적자에 직면했다. 심지어 우리가 투자한 자본금도 일년이 지나자 자본잠식이 돼서 바닥 상태였다. 한마디로 총체적 위기 국면에 직면한 것이다.

그렇게 병원의 문제점이 고스란히 드러나던 시점에 병원의 대표가 교체되는 상황에 이른다. 당시 시에청 대표가 경질되고 SK 전무가 SK 차이나의 새 관리자가 된다. 2004년 말에 이런 일이 생기고, 2005년에 새로 계약을 하면서 나에게 제안이 들어온다. 그래서 내가 2004년 말부터 병원 전체 대표를 맡고, 성형외과 진료를 늘리기 위해서 의사를 뽑는다. 과장급으로 성형외과 전문의 한 명을 뽑아서 그 친구가 성형외과 전체 진료를 맡아서 하고 나는 일부는 진료를 하고 일부는 병원 경영을 하기로 한다. 이렇게 성형외과에 좀 더 힘을 실어주는 방식으로 병원을 1년 더 운영해보기로 한 것이다. 아이캉 병원이 성형외과 병원이 아니고 건강검진, 안과, 피부과, 치과 등 여러 개 과를 둔 준종합병원이기 때문에 일정한 경영이 필요했다. 그래서 성형외과의 잘된 요인을 기반으로 병원의 재편을 해야 했다. 그런데 병원 시스템이 처음부터 구조가 잘못 짜여 있어서 내가 병원을 운영한다고 획기적으로 더 나아지란 법은 없었다. 그러면서 조금씩 정상화를 시켜가는 과정에서 자꾸 자본잠식 상태로 가니까 본사에서 '그러면 증자를 해주겠다'며 30억 정도를 증자를 해주기로 한다.

중국 의료 사업, 프랜차이즈형 브랜치 병원의 가능성 확인

1년을 운영하고 나도 병원이 좀처럼 나아질 기미가 안 보이자 전무가 SK차이나 본사 경영부회장과의 자리를 주선해 줬다. 그 자리에서 부회장이 나에게 그러면 병원을 어떻게 해야 잘 될 수 있을지 방안을 얘기해 보라며 사실상 마지막 브리핑 기회를 줬다.

나는 그 자리에서 1년간의 운영 경험을 토대로 프랜차이즈 방식의 병원 경영을 제안했다. 그때 내가 부회장께 제안한 내용의 골자는 이렇다.

"제가 운영을 해보니까 각 도시 정도에 성형외과 의사를 한 명 정도 배치하는 클리닉은 충분히 가능한 것 같습니다. 왜냐면 성의 도시 하나가 우리나라 하나라고 볼 수 있기 때문에 충분히 가능성은 있습니다. 이곳은 성형을 한 층들이 많지는 않지만, 잠재고객층이 있어서 꾸준히 병원을 찾는 손님은 많을 겁니다. 따라서 제 방안은 북경에 모 병원을 두고 브랜치 병원을 다섯 개만 운영을 했으면 합니다. 그러면 브랜치 병원에서 메인을 이쪽으로 보내면서 로테이션으로 의사들이 돌아가면서 진료를 보면 됩니다. 그렇게 되면 우리 병원에서 여러 병원을 상대하는 것이 아니고, 브랜치 병원에 한국 성형외과 의사가 한 명씩만 있으면 되기 때문에 저는 경쟁력이 있다고 봅니다. 저는 그렇게라도 해야 정상화가 된다고 생각합니다."

그런데 당시 내 방식의 브랜치 병원을 운영하려면 탈법은 아니지만 편법적인 요소가 좀 필요했다. 중국에는 외자병원 유치법이 있는데, 외자병원을 유치하려면 우리나라 돈으로 25억 정도를 투자를 해야만 클리닉이 가능하다. 한마디로 웬만큼 작은 투자로는 병원을 못내는 구조였다. 그런데 성형외과를 하나 하는데 25억씩 들여서 병원을 내기는 또 너무 큰 투자였다. 그래서 병원 명의를 중국인과 같이 합자형태의 개인병원으로 하는 것이다. 그러려면 원내원 방식으로 해야 해서 그게 약간 편법적인 부분이 있었다. SK측으로서는 그 부분이 부담스러운 것이었다. 만에 하나 나중에 그것을 문제를 삼으면 그룹에도 타격이 있을 수 있다는 게 SK쪽 판단이었다.

부회장은 내 제안을 한 마디도 놓치지 않겠다는 듯 주의 깊게 쭉 들어보더니 "당신 말이 맞는 것 같다. 또 당신이 전문가니까 당신 말이 맞겠지" 하며 고개를 끄덕거렸다. 하지만 곧 회사의 입장에서 내 제안을 받아들일 수 없는 이유를 말하기 시작했다. 부회장은 자기들이 정 대표의 제안을 검토해보니 기업 입장에서 선뜻 받아들이기 어려운 부분이 있다고 했다. 즉 SK가 의료 사업만 하는 회사가 아니라서 문제가 생길 소지가 있는 사업은 진행하기가 좀 어렵다는 것이었다. 자신들이 봤을 때 기업 입장에서 곤란한 것은 이 방식이 개인이 하는 사업이면 그런 사소한 편법적인 부분이 큰 문제가 되진 않을 것이다. 그런데 SK라는 그룹 입장에서는 혹시나 나중에 문제가 됐을 때 기업에 부담이 될 수 있는 리스크가 있다. 또한 기업은 기업의 논리가 있다. 정 원장께선 회사의 돈이 이익도 안 나고 자꾸 자본잠식이 돼서 아깝다고 했는데 그렇게 생각하는 건 고맙다. 하지만 기업이라는 건 아직도 사업을 테스트하는 과정이기 때문에 이 돈은 전혀 문제가 안 된다. 가능성이 있으면 얼마든 더 넣을 수가 있다, 그러니까 1년을 잘 해오셨으니까 그냥 지금 방식으로 1년만 더 해보자. 그리고 나서도 문제가 있다면 그때는 다시 방법을 찾아보자. 지금은 북경의 아이캉 병원을 조금만 더 발전시켜 성공모델로 만들어서 3, 40억 매출의 병원으로 키워나가자. 이 정도면 우리 SK는 충분히 가능하다며 내 제안을 완곡하게 거절하였다.

이 부분에서 SK와 개인투자자의 사업방식에 엄연한 차이가 있음을 확인할 수 있었다. 한마디로 기업과 개인의 차이인데, 우리는 우리가 투자한 돈이 있으니까 죽일 수 없으니까 살려야 된다는 입장이었고, SK는 더 위험하면 안 된다는 입장이었다. 병원보다 기업이 더 중요하다는 논리였다.

부회장의 얘기를 들으면서 이제는 내가 결정할 때가 되었음을 느꼈다. 내 마인드로는 SK의 제안을 받아들일 수 없었다. 한마디로 내 사업 제안에 대한 거절인 것이고, 그렇다면 내가 계속 병원에 남아서 월급도 아닌 월급을 받아가면서 내가 원하는 방식도 아닌 병원운영을 하면서 시간만 낭비하면 어쩌지 하는 걱정이 자연스럽게 되는 것이었다. 그래서 심사숙고 끝에 그 방식이 아니면 나는 어렵겠다고 본다며 내가 남아 있는 것도 맞지 않는다며 귀임의사를 밝혔다. 대신 내가 지금까지 해왔던 고문 역할과 환자 돌보는 일은 차질 없이 하겠다고 했다. 그때까지 보던 환자도 있고, 경영컨설팅을 해줘야 하기 때문에 대표직은 그만두고 1년 계약으로 중국을 왔다 갔다 하면서 남은 일들을 봐주는 걸로 결정을 했다. 그 후로 2006년과 2007년에 고문자격으로, 컨설턴트로 SK 아이캉 일을 해주었다. 내가 귀임하면서 SK 상무가 병원 대표를 맡고 있어서 우리도 주주 역할을 충실히 하기 위해 주주를 유지해주고 한국 쪽에서 필요한 리쿠르팅 업무를 도와주면서 그 병원의 내 환자는 봐주는 정도로 2년여를 활동하게 된다.

물론 내가 해보지 않아서 확실하게 이렇다고 단정할 수는 없지만 당시의 중국의 여건이나 잠재적인 가능성으로 미루어봤을 때 내 방식의 프랜차이즈로 SK 아이캉을 운영했다면 15년쯤 뒤에는 중국 의료시장에서 상당한 위치를 점할 수도 있었을 거라는 생각을 해본다. 더도 말고 프랜차이즈가 중국에 맞는 한국형 의료 사업이었다. 우리나라의 우수한 기술을 빌려주고 중국인들이 운영하고 중국인들을 고객으로 받아서 병원을 운영하는 방식. 그런데 몇 년 안 돼서 바로 다른 의사들이 내가 고려했던 사업방식을 그대로 해서 중국에서 큰 성공을 거둔 것을 보았다. 지아메이 치과는 우리나라 기술로 표준화모델을 만들어서 중국 전역에 100개의 지사를 내서 미국에서 펀드까지 받아서 승승장구하고 있다.

그때 내가 빨리 귀임을 결정한 것은 내가 아무리 얘기를 해도 관심이 없으니 더 말할 필요를 못 느껴서 더 이상 제안을 하지 않았기 때문이다. 그때 내가 그들에게서 느낀 건 적자든 흑자든 그런 건 잘 모르겠고 그냥 사고만 없으면 된다는 주의였던 것 같다. 그냥 그룹 회장이 관심이 있으니까 안 할 수는 없고, 그냥저냥 잘 지나가면 그들에게는 가장 좋은 운영방식이었던 셈이다.

그때 중국에 진출한 SK 사업은 SK 아이캉 외에도 몇 개의 사업이 더 있었다. 당시 SK는 중국에서 열 가지 정도 사업을 벌이고 있었는데 다 잘 될 리는 없었다. 그중에 하나가 많이 벌면 나머지 사업들은 전체적인 매출 규모에서 수익이 나면 되는 것이었다. 그 중의 하나가 되면 나머지 네 개를 커버할 수 있으면 되는 게 기업마인드였다. 그런데 그 중에 안 되는 쪽 사업에 매달려 있던 나는 개인으로서 당연히 힘들 수밖에 없었다. 그들은 병원이 여러 개 중에 하나일 뿐이어서 크게 데미지가 없을 수 있지만 나는 그게 전부였기 때문에 그 병원이 안 되면 안 되는 것이었다.

해외 의료 사업은 현지 관리가 중요하다

SK 아이캉에서의 내 경험에 비추어 보면 의사들이 만약에 대기업하고 일을 한다면 간과하면 안 되는 게 먼저 기업마인드를 파악하고 기업과 사업을 해야 할 것 같다. 물론 기업과 사업을 하게 되면 회사 운영이나 자금면에서 도움을 받을 수 있는 이점도 있지만 성과를 도출해내는 데에는 확실히 기업은 절실하지 않다는 점도 염두에 두어야 할 것이다. 또한 서로 간에 도움을 줄 수 있는 부분, 가령 기업이 갖지 못한 개인의 역량을 이용할 수 있게끔 전문가로서 의사의 도움을 줘야 할 것도 분명히 있다. 개인의 경우는 기업의 장점을 잘 활용해서 서로 윈윈 되는 쪽으로 해야 하는데 대한민국에서는 아직까지는 그런

상생모델들이 많이 나오지는 않고 있다. 앞으로는 조금 더 인터내셔널한 사회가 되고 있으니 기업의 생리도 좀 더 공정하고 효율적인 방식으로 더 좋아지지 않을까 하는 생각은 해본다.

필자는 중국에서 귀임을 한 뒤로도 2002년도 중국에 한중합작 1호병원을 한 사람으로 많은 분들에게 질문도 받고 강연도 하게 된다. 물론 제목은 왜 안 되었는지에 초점을 맞추었으니 좀 기분은 그렇지만 실패사례를 공유해야 그 뒤에 진출할 의료관련 사업하는 분들에게 도움이 되지 않을까 하는 생각이었다.

결론적으로 SK 아이캉은 나에게 40대 초반 한중합자 1호병원 대표원장이라는 타이틀과 내 해외 의료사업의 단초를 제공한 내 인생의 한 전환점으로 기억된다. 이후 16년이 지난 지금까지 많은 도전과 노력이 있었으나 여전히 중국에서의 의료 사업은 어려움이 많으며 다행이도 우리가 진출한 이후 한국 성형-피부 의료인에 대한 수요나 중국 의사들의 한국 의료연수는 매우 활발히 되고 있다.

의료계뿐 아니라 사드 때 롯데그룹의 어려움 등이나 화장품 한류의 역풍 등을 보며 중국은 참 쉽게 이해하고 알기 어려운 나라인 것은 분명하고 여전히 기회와 위기가 공존하는 나라인 것 같다.

그 뒤로도 태국, 베트남, 라오스, 몽골 등에 탑이라는 이름으로 많은 진출을 시도하며 느낀 것은 역시 해외 사업은 현지 관리가 매우 중요하고 관련 법규, 문화, 정서 등이 다르므로 현지화라는 개념에 대한 노력과 이해가 무엇보다 중요하다고 생각하며 여전히 나는 도전하고 싶다. 이런 성공과 실패의 경험을 가지고 여러 가지 방식으로라도.

중국은 넓고 할 일은 많다

중국은 해도 해도 너무한 것이 없는 가능성의 대륙임에는 틀림이 없다. 1999년 북경을 거쳐 연변에 해외 의료봉사차 가면서 처음으로 중국 땅에 발을 들여놓게 되면서 중국은 내게는 뗄래야 뗄 수 없는 운명적인 의료 사업 파트너였다. 한때는 SK와의 합작 사업으로 의욕적으로 중국 의료시장을 주도하려는 야심찬 기회의 땅이기도 했고, SK와의 합작 사업 실패로 회한의 눈물을 삼키고 또 다른 성형시장의 가능성을 모색하던 시험의 땅이기도 했던 세계의 지붕 차이나. 사실 내 의료 인생에 절반은 중국에서 시작해 중국에서 꽃을 피웠다. 중국에서 고비를 넘겼던 기회와 도전의 땅이었다. 지금도 내 의료인생에서 가장 보람 있었던 도전 중 하나가 처음으로 중국의 성형외과 의사면허시험을 봐서 성형외과 면허를 따게 된 한국인 최초 중국 성형외과 의사라는 타이틀과 열린의사회 해외 의료봉사의 시작이 2000년 연변 의료봉사지인 중국이었다는 점이다. 그리고 어려울 때마다 내 버팀목 역할을 해주었던 나라가 중국이었다는 점이 유난히 내가 중국을 친근하게 여길 수밖에 없는 이유이기도 하다.

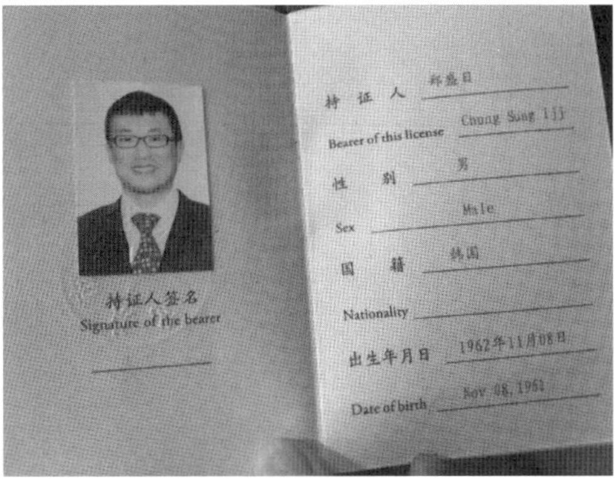

▲ 북경 한중합자병원 최초 성형 전문의 면허증

중국 공인 한국인 최초 성형 전문의

SK와의 의료 합작 사업인 한중합자 1호 병원인 SK 아이캉을 접고 국내에 귀임한 다음에는 예성형외과 사업을 하고 에버원메디칼리조트 사업을 하기 위한 전초작업들로 4년을 매진하면서도 중국에서는 계속해서 의료 사업을 띄엄띄엄 했었다. 그때도 심천에 병원을 내게 됐고, 중국에서도 그전만큼은 아니지만 꾸준히 비즈니스를 했다. 나는 중국서 의사 면허를 취득한 엄연한 중국 공인 성형 전문의였기 때문에 중국에 올인할 상황은 아니어도 계속 인연을 가지면서 진료하고 수술을 했다.

SK와의 병원 합작 사업을 접고도 나는 중국에서 활발하게 의료 사업을 몇 년 간 하게 된다. 2000년도 초반으로 기억하는데 당시 중국의 성형 수술을 하러 오는 사람들은 중국에서도 최고 상류층에 속하는 엘리트계층이 대부분이었다. 당시 내원환자 중에 특별히 기억나는 사람이 중국의 건설회사인 모그룹의 외동딸이다. 서른셋의 170이 넘는 늘씬한 체형에 서구형으로 예쁘게 생긴 그녀는 어렸을 때 약을 잘못 먹어서 치아에 약간 이상이 있었다. 겉보기에는 그냥 서구형의 미인형 재원이었는데 어머니의 강권에 못이겨 성형 수술을 하는 것 같았다. 유학을 갔다온 재원으로 영어도 좀 하고 성격도 좋아서 상담을 받으러 왔다가 필자와 급속히 친해지게 되었다. 그녀는 수술 전에 원장님과 친해져야 한다며 북경에 있는 좋은 바에 가자고 나를 초청했다. 지금 생각해보면 중국은 이미 과거에도 큰 나라였고, 지금도 큰 나라지만 앞으로는 세계를 좌지우지할 대국으로 전 세계에 영향력을 행사할 나라였다. 당시 나는 중국의 젊은이들이 잘 다니는 주점을 잘 모를 때라 그 친구를 따라서 그곳에 갔다. 그녀가 데리고 간 곳은 북경에 있는 꽁티(공인체육관)라는 곳이었는데, 함께 온 젊은이들이 파티하는 수준이 뉴욕은 저리가라였다. 람보르기니가 서 있고, 중국의 칠공자 같은 부유한 친구들이 어울려 술 마시고 자유롭게 담소를 나누는 모습이 무척 신기하고 재미있었다. 이곳이 중국 공산당이 절대 권력인 사회주의 나라라는 게 실감이 안 나는 그런 분위기였다. 내가 갔더니 이 친구가 나를 한국 최고의 성형외과 전문의로 소개해 최고급 귀빈으로 대우를 받았다. 그후 그 친구가 수술도 웬만큼 잘 되면서 필자와 더욱 흉허물 없이 지내게 되자 이번엔 승마를 좋아하냐며 나를 승마장으로 초대하는 게 아닌가. 사실 나는 승마라고는 포천 가서 한두 번 타본 경험이 전부였다. 그래도 그 친구의 호의를 무시할 수 없어 하루는 날을 잡아 승마를 하러 갔다. 그런데 그 친구가 데려간 곳은 우리나라 식으로 큰 빌라촌들이 있고 자기네가 주최하는 롤스로이스배 마장마술대회를 하는 날이었다. 그 친구는 나에게 VIP석 티켓을 주었다. 마침 VIP석에 앉아서 온 사람의 면면이며 대회 규모를 보니 한국에서도 잘 상상이 안 되는 높은 수준의 경기와 경기장 규모를 자랑하고 있었다. VIP석엔 20여 명 정도의 귀빈이 앉아서 경기를 관람했는데 다들 간단치 않은 사람들이었다. 또하나 놀란 것은 그때가 2004년이었는데 마장마술대회를 하는 경기장이 돔경기장이었다. 지금도 우리나라엔 마장마술경기만을 전용으로 하는 돔경기장은 없을 것이다. 그때 내가 느낀 건 중국 사람들의 사는 수준이 결코 우리에게 뒤지지 않는다는 것이었다. 내 마음속에는 늘 중국인들은 못산다는 인식이 팽배해 있었는데, 그친구와 여러 번 어울려 다니면서 중국의 상류층의 수준이 한국의 상류층과 별반 차이가 없다는 것을 절감하게 되었다. 당시 그 친구가 자꾸 친구들 몇 명과 함께 나보고 승마할 거냐고 물어봐 옷도 없고 감기 걸려서 못 탄다며 겨우 그 자리를 모면한 웃픈 기억이 떠오른다.

중국에 왕래가 잦았던 때가 2004년에서 2005년이었으니 그때도 한 번씩 비행기 타고 북경공항에 내리면 무슨 신분 상승이 된 느낌이었다. 당시엔 한국보다 중국에 근무할 때가 더 많아서 3주 정도 북경에 있고 일주일 한국에 근무할 때였다. 당시엔 중국에서도 한국에서도 성형외과의로 나름 꽤 알려져 있던 때였다. 그때 나이 40에 한국에서도 고급 승용차를 몰고다닐 만큼 좋은 대우를 받으며 성형 전문의로 주가를 한창 올릴 때여서 국내의 대우도 좋은 편이었는데도 불구하고 북경에 가면 기사 딸린 차는 물론이고 만나는 사람마다 필자를 한번 초청해서 같이 얘기하려고 하는 게 너무 신기하고 재미있던 시절이었다. 한국 성형외과 의사라는 이유 하나만으로 선망의 대상이 됐던 시절이었다. 지금은 격세지감이 든다.

2000년대 초반, 중국 성형의료 한류의 최절정

2004년에서 2006년은 중국에서 한류가 최절정에 달하는 시절이었다. 한류의 붐을 타고 나도 덩달아 연예인급 대우를 받으며 어디서나 환영인 인사가 되었다. 북경에 내리면 그때부터 기분이 좋았다. 뭔가 기대되고, 말이 안 통해도 누구를 만나서 명함 주면 성형외과 의사라는 직함만 보면 99%는 관심을 가졌다. 모든 사람들한테 초청을 받았다. 지방에서 한번 초청을 받으면 강단의 한 가운데에 나를 앉히고 자신들의 학회를 하곤 했다. 그렇게 하늘 높은 줄 모르고 환영을 받다 보니 어느 날부터 삼 못된 버릇이 슬슬 튀어나오기 시작했다. 바로 그들과 내가 별로 큰 차이도 안 나는데, 어느 날부터 그들이 수준이 낮아 보이는 거였다. 한마디로 주제도 모르고 거만을 떠는 거였다. 자리가 사람을 만든다고, 정말 내가 그렇게 변하는 게 보이니까 정말 이건 아닌데 하면서도 그 기분을 즐기고 있는 내가 참 한심해 보였다.

중국에 한 2년 있으면서 참 재미있었고, 하루가 다르게 부쩍 커버리고 빨리 변화하는 이미지를 지닌 중국이 내 성향에는 잘 맞았던 것 같다. 물론 우리보다 강국이어서 지금은 사드 같은 문제로 한국인들을 좀 빈정 상하게 하는 구석이 있긴 하지만 전체적으로는 중국은 내게는 재미있고 활력 넘치는 기회와 도전의 땅이었다. 상주는 안 했지만 늘 한국과 중국을 왔다갔다하면서 지낸 15년 동안 중국의 변화하는 모습을 쭉 지켜보면서 우리나라와는 또 다른 대륙의 기회와 충분한 가능성을 겸비한 미래의 사업처임을 온몸으로 체험했다.

당시만 해도 중국에서 성형을 하는 부류는 철저하게 VIP 아니면 연예인이었다. 중국은 연예인의 종류가 굉장히 다양하다. 우리나라 연예인보다 훨씬 폭이 넓고 다양한 연예인들이 활동한다. 중국에는 방송 나오는 친구도 연예인이고, 경극하는 친구도 연예인이고, 개방되기 전에 국민영화를 찍었던 배우도 연예인이다. 우리나라로 말하면 한물간 배우지만 너무너무 유명한 인민배우가 우리 병원에 오곤 하는데 6, 70된 사람들이다. 그런데 차림이나 언행이 너무 촌스럽다.

그 다음에 성형을 하러 오는 부류가 연예인이 되고 싶은 지망생들이다. 연예인 지망생들은 회사에서 데리고 온다. 그다음에 많이 오는 부류가 젊은 언니들, 일명 부자집 첩들이 많이 온다. 네 번째는 돈이 주체할 수 없을 정도로 많은 못생긴 사내가 엄청나게 예쁜 여자를 데리고 와서 더 예쁘게 해달라고 부탁한다. 일종의 연예인 스폰서들이다. 그다음은 권력층 부인들과 그 딸들. 결국 민간인은 없다. 민간인이라면 너무나 예뻐서 성공의 대열에 오른 친구들 정도다.

2004년~2006년은 중국 성형 수술의 초창기여서 안면 뼈 자르는 성형을 할 수 있는 전문의는 북경대 교수 두 명 정도에 불과했다. 그

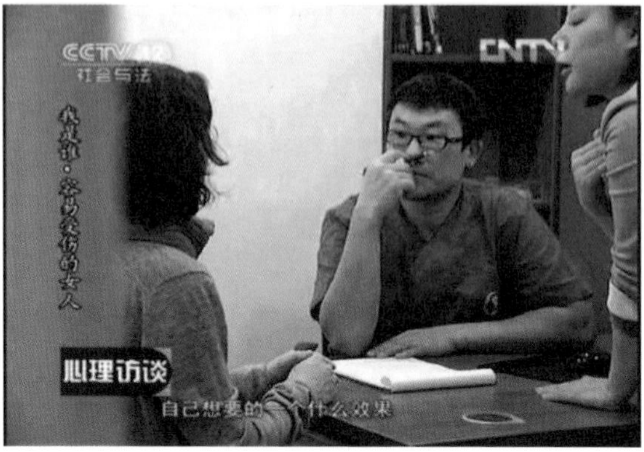

▲ 중국방송 정성일 원장

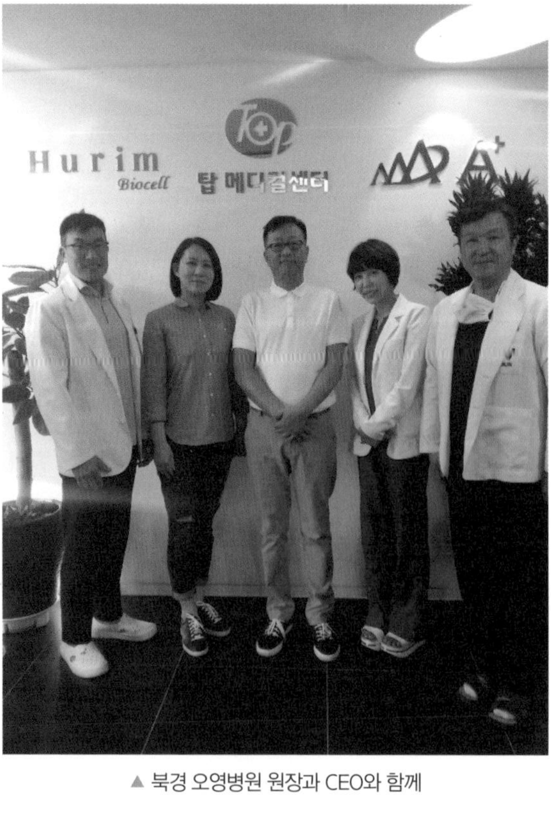

▲ 북경 오영병원 원장과 CEO와 함께

때 내가 병원에 있으면 성형 전문의들은 수시로 나를 찾아와 수술을 견학하고 싶어 했다. 한국에 가서 배우고 싶은데 알아봐 달라고 청탁을 하는 의사도 있고, 자료 없냐고 문의하는 교수도 부지기수였다.

중국에서의 내 위상이 이렇다보니 한국에서 한 3, 40등 하다가 거기 가면 1등 된 느낌이었다. 몇 시간 순간이동 하면 내 계급이 달라진 대우를 받았다. 내가 여기서 9시 반에 비행기 타고 한 시간만 가면 10시 반인데 내 신분이 갑자기 확 달라져 있었다. 개인병원 원장에서 종합병원 원장같이 되고, 만나면 대표이사라고 하고, 한국에서 오면 다 '대단하십니다, 어떻게 이런 병원을 내셨습니까' 하는 숱한 감탄과 존경의 시선이 나를 중국에 전념하게 만들었다.

한국 성형 수준을 따라오는 중국 성형

우리가 중국에 처음 출자했을 때만 해도 중국은 국민소득이나 사회적인 분위기가 미용에까지 관심을 갖지는 않는 상태였다. 중국은 북경올림픽을 겪으면서 중산층이 생겨났고, 중산층의 확산은 곧 기초화장품 소비층이 늘어나는 계기가 되었다. 아시아에서 개발도상국이 중진국으로 도약하는 데는 올림픽 개최가 도약점이 되었다. 60년대 일본이 그랬고, 88년 서울올림픽이 그 대표적인 사례였다. 그리고 자연스럽게 중진국으로 나라가 도약하게 되면 중산층이 늘어나면서 국민들의 소득수준과 문화수준이 올라가게 된다. 국민들이 기초화장품을 쓴다는 것은 바로 생활수준의 향상을 의미하는 것이다. 중국도 우리의 사례처럼 2008년도 북경올림픽을 계기로 중산층이 확 늘면서 기초화장품을 쓰면서 미용성형시장도 어느 순간에 폭발적으로 늘어나면서 지금은 세계 굴지의 어마어마한 시장이 되었다. 과거 10년 전에 비해 몇 십 배로 미용클리닉들이 늘어났고 그러면서 성형시장도 어느 정도 정비가 됐다. 예전에는 중국의 미용이라는 개념이 의료도 아니면서 시술도 아닌 정립되지 않은 상태로 일반에게 마구 과용되곤 했다. 당시 미용실 같은 곳에서 레이저가 쓰였다. 전문적으로 성형을 전공한 의사가 성형을 전공한 상황이 아니라 레이저 전문대학 같은 곳에서 의료기기 다루는 사람이 레이저 시술을 하는 어이없는 상황이 속출했다. 반면에 피부과에서는 피부 질환만 치료하며 미용 쪽은 취급을 하지 않았다. 이처럼 초창기 중국 성형시장은 혼탁하고 정립되지 않은 미용과 피부 질환 사이를 오락가락 오갔다. 그런데 올림픽 전후로 사회가 제도화되면서 의료가 제도권 안으로 들어왔다. 또 중국도 한번 개념을 잡으면 빠르게 발전하고 정착하기 때문에 의료기술이 빠른 속도로 발전해서 지금은 한국의 수준에 거의 육박했다고 본다.

중국 성형이 한국 성형을 따라오지 못하는 이유

미용의료한류는 어느 면에서 보면 중국이 한국을 많이 따라왔지만 중국인 특유의 '차부두오' 문화나 만만디 스타일은 결코 한국의 섬세한 성형수준을 따라 잡기 어렵다는 게 미용성형을 20년 넘게 해온 전문가로서의 진단이다. 내가 한국 의료가 중국보다 훨씬 더 잘할 거라고 보는 이유가 근본적으로 중국과 한국의 특성에서 비롯된다고 본다. 중국인들의 특성 중에 '차부두오'라는 것이 있다. 우리말로

'많이 차이나지 않는다' 즉 '그게 그거다'라는 뜻. 나쁘게 말하면 대충 한다는 거다. 뭐든지 하긴 하는데 뭔가 세밀함이 부족하다는 뜻이다. 중국이라는 나라의 특성이 차부두오, 즉 큰 차이 아니야 하는 태도. 좋게 말하면 중국인들의 대륙적 기질 정도로 해석할 수 있을 것이다. 이런 중국인들의 기질을 꼬집은 책이 왕정추라는 사람이 쓴《디테일의 힘》이란 책이다. 대만인인 저자는 '우리나라는 차부두오라서 조그마한 차이를 잡아내는 게 약하다'는 내용이다. 이 조그마한 차이를 잡아내는 게 바로 한국의 성형수준이다. 중국은 그런 면에서도 아주 섬세한 디테일이 부족해서 한국 성형을 비슷하게는 흉내내는 데 끝에 가면 미세한 차이가 보인다는 것이다. 그것이 중국의 성형이다. 대륙의 큰 나라이다 보니까 디테일을 크게 신경을 안 쓴다. 지금은 많이 바뀌긴 했지만 아직도 한국의 수준에 비하면 많이 뒤지는 게 사실이다. 결론적으로 성형미용 분야에서는 그들이 우리를 많이 따라오긴 했지만 아직도 뭔가 부족한 2%가 있기 때문에 향후 20년 정도는 우리가 훨씬 경쟁력이 높다고 생각한다.

또 한가지 아직 중국이 한국 성형을 못 따라오는 큰 이유 중 하나는 중국은 오랜 공산국가의 습성이 아직 남아 있어서 의료서비스 분야가 국가 발전을 따라오지 못하고 있다. 의료서비스나 미용 부분은 친절하고 헌신적인 마음으로 임해야 하는 분야인데 공산주의 국가에서는 개인의 서비스보다는 집단의 이익을 우선시하는 풍토가 있어서 사람들에게 마음으로부터 서비스하려는 마인드가 아무래도 떨어지게 된다. 그러다 보니 시진핑체제에서 의료개혁에 대해서 좀 더 구체적이고 효과적인 발전방안을 강구할 것을 요구하고 있다. 그러면서 의료개혁개방을 10년을 했는데 이에 더해 5년을 더 연장해 놓은 상태이다.

사실 중국 정부로서는 십년 정도면 개방의 문을 열면 외부의 잘하는 것들을 잘 받아들여서 경쟁력이 생긴다고 보았다. 그렇게 해서 IT 분야나 정보통신 분야 등 여러 가지 분야가 다 발전을 했는데 의료는 아직 만족할만한 성과를 보지 못하다보니 5년을 더 연장한 상황이다. 중국 의료 분야가 이처럼 발전이 더딘 데는 중국의 의료인들이 형성되는 과정에도 원인이 있다고 본다. 중국은 우리나라처럼 의과대학에 수재들이 몰리지 않는다. 사회주의 나라이기 때문에 의료, 의식주 등 기초생활에 관한 것들을 국가가 제공하는 부분이 많기 때문에 기본적으로 의사들의 수입이나 사회에서의 위치가 높지 않다. 그러다보니 좋은 인재들은 의과대학보다는 오히려 상대나 MBA 같은 연구소 등에 많이 간다. 중국의 우수 두뇌들은 MBA를 하고 경영을 해서 경영 분야에서 일하는 게 훨씬 더 돈을 많이 벌고 사회적 지위도 높일 수 있다고 생각하는 경향이 많다.

거기다가 그들이 설령 의료 분야가 좋다고 해서 이 분야로 우수 인재들이 들어온다고 해도 지금부터 배우고 가르쳐야 할 시간이 절대적으로 필요하다. 최소한 의사 한 명을 키우는데 15년 정도가 걸리니 빨리 빨리 발전해야 될 중국의 입장에서도 의료 분야를 전폭적으로 지원할 근거가 그리 뚜렷하지 않은 것이다. 중국의 IT 부분은 전 세계 1, 2위를 다투고 핸드폰도 곧 우리나라를 추월할 정도로 기술력이 빠르

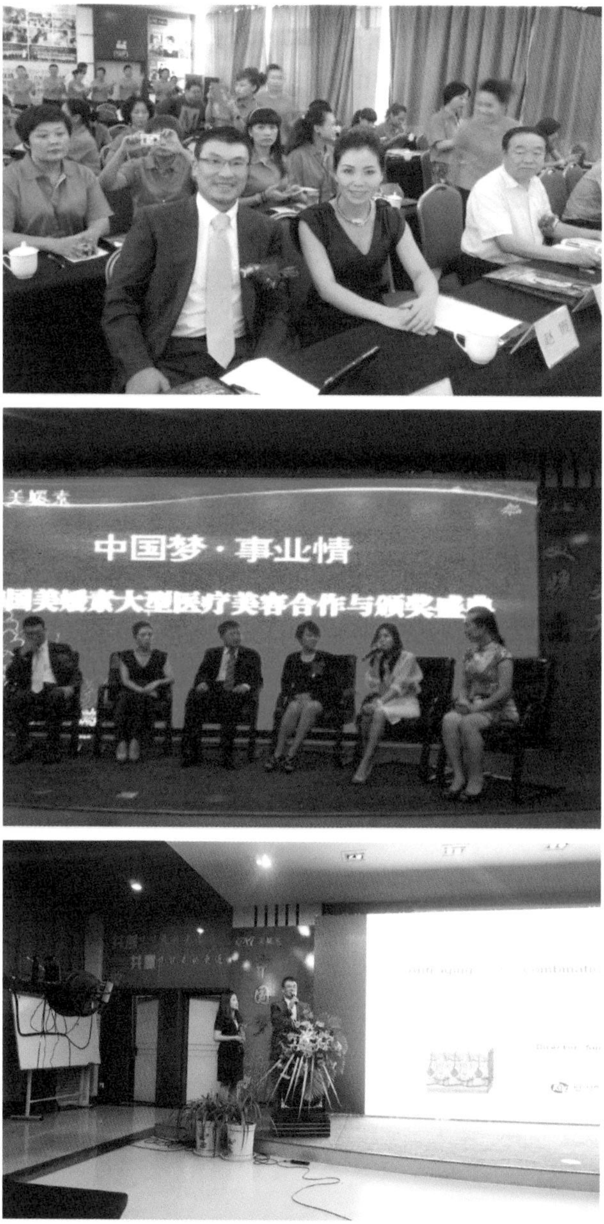

▲ 제남 성형기업 강의

게 발전해 가는데 비해 의료 분야는 아직 더디게 발전하고 있다고 볼 수 있다. 그래서 의료 분야는 아직 우리에게 기회가 더 있다고 본다.

지금 중국은 G2라 불리며 세계에서 미국과 대등하게 경쟁을 벌이는 세계적인 국가이다. 현재 중국은 한국보다 경제 위상은 훨씬 높고 경제나 국가 규모에서 우리가 어떻게 보면 을의 나라라고 볼 수 있다. 이처럼 명실상부한 세계 최대 강대국인 중국임에도 불구하고 아직 의료 부문 만큼은 우리가 10년은 더 기회가 있을 것이다. 다만 의료기기 부분은 중국이 우리를 추월했으며 의료인 부분만 우리가 앞서 있는 실정이다. 또한 동남아시아 같은 경우는 우리가 절대적으로 능력이 앞서는 나라이고 특히 의료 부분은 월등히 앞선 기술과 경영능력을 갖고 있다고 본다.

국내 성형외과 의사로서는 처음 중국에 진출했던 그때의 가슴 떨리는 설렘도 벌써 16년이 흘렀다. 그 16년이 갖고 있는 성형외과 전문의로서의 프라이드와 상징성. 아무도 가지 않는 길을 걸어가고자 했던 의사로서의 프론티어 정신. 이런 것들은 결과와 관계없이 내가 자존감을 갖고 인정받을 수 있는 부분이라고 생각한다. 이처럼 두려움 없이 좌고우면하지 않고 당당하게 해외에서 한국 성형의 우수한 기술을 펼쳐보일 수 있었던 남다른 경험은 한국 성형 의료의 소중한 자산으로 지금도 동료 후배 의사들에게 많은 경험치를 나눠줄 수 있어서 무엇보다 보람 있게 여기고 있다.

뷰티클리닉, 해도 해도 너무한 건 없다

20년 가까이 지속적으로 의료차 중국에 갈 때마다 새롭게 변하는 대륙의 모습에 새삼 놀랄 때가 많다. 매주 북경의 병원에 진료를 갈 때 보면 수많은 한국 의사들이 중국 전역으로 간다. 중국의 동안지역에서 중부와 서안까지 안 가는 데가 없을 정도이다. 2007년~2009년 베트남의 호치민에서 철수한 이후 다시 베트남 바람이 불고 있다. 15년 전 중국처럼 수많은 러브콜이 오고 병원 합자 얘기가 오간다. 지금은 40대의 느낌은 아니지만 이번에는 잘해 보리라 다짐한다. 최근 성형 수술 정보가 너무 공유되고 레드오션이 돼가는 이때에 아직 경쟁이 없는 새로운 분야에 대한 접근이 필요하다. 한국과는 상황이 다른 동남아시아의 나라마다 그 나라만의 특색 있는 수술을 개발해 시술한다면 새로운 블루오션 시장이 열릴 수 있을 것이다. 즉 쌍꺼풀 수술보다는 코 성형이나 지방흡입 수술이나 미용 분야에 줄기세포를 이식하는 새로운 개념의 성형미용 시술을 적용하는 동남아시아 맞춤형 새로운 성형의 개념이 도입될 때이다.

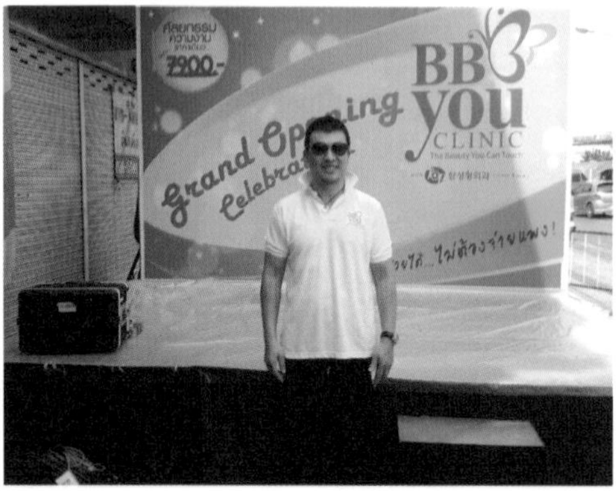

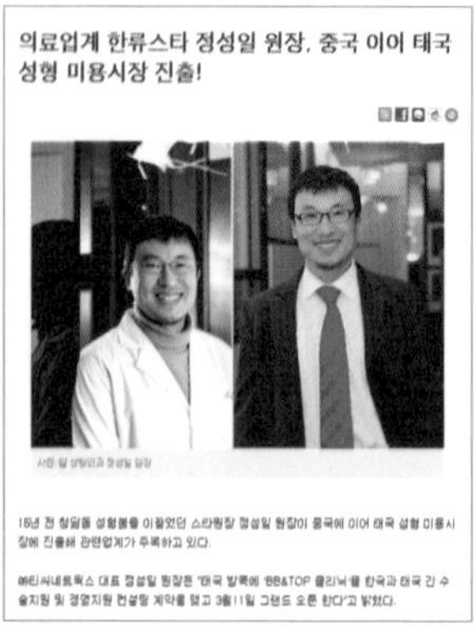
의료업계 한류스타 정성일 원장, 중국 이어 태국 성형 미용시장 진출!

16년 전 청담동 성형붐을 이끌었던 스타원장 정성일 원장이 중국에 이어 태국 성형 미용시장에 진출해 관련업계가 주목하고 있다.

에티씨네트웍스 대표 정성일 원장은 '태국 방콕에 'BB&TOP 클리닉'을 한국과 태국 간 수술지원 및 경영지원 컨설팅 계약을 맺고 3월11일 그랜드 오픈 한다'고 밝혔다.

▲ 탑성형외과와 합자한 태국 BB 클리닉

동남아는 의료미용한류의 중심

2000년을 넘어서며 한국인들에게 익숙하지 않지만 뭔가 새로운 매혹으로 다가온 지역이 동남아시아였다. 우선 아시아에서도 느껴보지 못한 새로운 여행지로 태국이나 인도네시아, 베트남의 낯선 지역들이 여행자들의 호기심을 자아내며 그들의 발길을 잡았고, 쌀국수니 똠냥꿍 같은 동남아시아만의 이국적인 음식들이 젊은이들의 입맛을 사로잡으며 열대음식의 묘한 식도락에 빠지게 했다. 이에 호응이라도 하듯 동남아 젊은이들은 BTS, 블랙핑크 등 한류의 음악전사들에게 아낌없는 찬사를 보내며 한류 열풍의 또다른 진원지로 뜨거운 열기의 현장이 되고 있다.

묘하게도 지금의 한류 열기는 베트남을 중심으로 한 태국과 필리핀, 인도네시아 등 동남아로 빠르게 퍼져나가고 있다. 1990년대 초기 한류를 이끌었던 김희선, 장동건 씨가 중국에 진출해 인기를 누렸던 것이 중국에서의 초창기 한류라면 이제 20년이 지난 지금, 중국은 G2 국가로 발전하면서 한류가 정체기에 들어선 반면 동남아에서는 베트남을 중심으로 뜨겁게 한류가 다시 타오르고 있다. 동남아에 불고 있는 한류는 다양한 분야에서 주목을 받는다. 패션, 뷰티 미용, 드라마, 예능 등 동남아인들이 좋아하는 한류 분야가 다양하지만 의료인으로서 나는 의학, 그중에서도 치료의학 분야가 아닌 미용의료 분야가 성장 가능성이 상당히 높다고 본다. 동남아 한류의 중심엔 분명 엔터테인먼트가 젊은이들의 폭발적인 사랑을 받는 것이 사실이지만 그에 못지않게 의료미용한류도 SNS의 붐을 타고 눈부신 성장세를 이어가고 있다. 물론 한류 엔터테인먼트의 높은 열기는 BTS와 블랙핑크 같은 뛰어난 뮤지션 아이돌 그룹의 실력이 큰 몫을 하고 있지만 이에 못지않게 이 친구들의 능력을 한층 확산시켜주는 보여지는 기술의 발달도 한몫 단단히 하고 있다. 실제로 보이/걸 그룹을 진단한 인터넷 연예웹진에서 이들의 성공 비결에 음악실력 못지않게 큰 역할을 했던 것으로 SNS의 활용을 들고 있다. 한마디로 요즘 엔터테이너의 성패는 SNS를 더 잘 활용한 스타가 가능성이 더 높다는 진단을 내놓고 있다. 한마디로 아날로그시대엔 비틀즈라면 인터넷시대에는 BTS가 대세이듯이, 보여지는 문화에서 SNS는 굉장히 중요한 역할을 하고 있는 것이다.

그런데 보여지는 기능에 있어서 의료한류 중에서 치료 분야 못지않게 성가를 올리는 분야가 바로 미용한류이다. 보여준다는 것은 내가 인스타그램에 미용의료 상황만 하나 올려도 전 세계가 볼 수 있는 것이다. 그런데 지금 우리나라가 세계적으로 최고 수준에 오른 분야가 바로 인터넷이고 그 중심에 있는 것이 SNS이다. 따라서 한국이 최고의 강점을 지닌 SNS와 의료미용을 합치면 동남아시장에서 의료미용한류가 떠오르는 최고의 시장이 될 여건이 충분히 갖춰져 있는 것이 현재 한국의 의료한류의 현주소이다. 사실 SNS가 가장 파괴력이 있는 부분은 짧은 시간 안에 많은 사람한테 보여줄 수 있다는 것이다. 유튜브든 인스타그램이든 페이스북이든 한국으로서는 한류시장을 장악할 수 있는 가장 강력한 소통 수단인 것이다. SNS 툴은 우리 미용의료한류 쪽에서도 더 확장할 수 있는 효과만점의 장치가 될 것이다. 그래서 미용의료한류도 당분간 세계 최고 수준의 인터넷 환경을 갖추고 있는 기술력 덕을 입어 강세가 지속될 것이고 확장영역은 더 넓어질 수 있다. 이는 이미 갖춰져 있는 인적 인프라와 세계 최고의 인터넷 환경이 시너지를 이뤄 해외로 진출하고자 하는 의사들에게 상당히 좋은 영향을 줘서 더 좋은 조건으로 의사들의 해외 진출이 이루어지리라고 전망할 수 있다.

또한 의료한류의 기본 자산이라고 할 수 있는 뛰어난 인적 구성도 의료한류가 반짝 빛났다 사라지는 유행성이 아닌, 지속적인 발전으로 나아가는 의료한류를 만드는 데 중심축 역할을 하리라고 본다. 우리나라는 의과대학에 기형적으로 너무 좋은 자원들이 많이 들어와서 국가적으론 손해일 수도 있지만 과다한 쏠림이 나쁜 영향만 주는 것은 아니다. 지금 우리나라는 세계 최고 수준의 우수한 두뇌들이 몰려 의료시장이 과열경쟁상태에 있다. 특히 비보험 분야인 미용 분야에 성형, 피부과 의사들만 있는 것이 아니라 다른 과 의사들도 진료과목을 변경해서라도 미용의료시장에 많이 뛰어들고 있는 상황이다. 이러한 상황은 공급이 수요를 이끈다는 측면에서 보면 전혀 새로운 방향의 의료 발전을 이룰 수 있는 절호의 기회이기도 하다. 의사 하나가 만들어지기까지 사회적 기회비용은 굉장히 높다. 의과대학 6년에 군대 3년에 트레이닝 5년. 그렇게 14년의 시간이 기본적으로 걸리고 그렇게 양성된 의사가 적정수준의 의료경험까지 쌓으려면 4, 5년이 더 걸린다. 그래서 숙련된 의사 한 명을 세상에 배출시키는 데 최소 20년이 걸리니 상당히 장기적인 투자계획인 것이다. 이처럼 의료라는 것이 성숙되려면 사회적으로 많은 기회비용과 시간, 여건이 필요한 것이다. 가령 어느 나라가 지금부터 의료를 하겠다고 마음을 먹어도 20년은 걸린다는 얘기다. 그런데 우리나라는 이미 20여 년을 넘게 좋은 자원들이 많이 들어와서 과열경쟁을 하고 있기 때문에 이 인원들이 결국은 수요를 창출해 내게 돼 있다. 문제는 국내는 포화상태라는 것이다. 의료인은 많은데 시장이 너무 좁다. 따라서 외국으로 나가야 하는 것이다. 우리나라에서 과열된 부분들의 특화된 기술들이 외국으로 나가서 빛을 봐야 하는 것이다. 그런 의미에서 한류라는 측면도 같은 얘기로 우리는 인적자원을 보유하고 있으므로 그것을 국가 수입의 중요한 자원으로 삼아야 하는 것이다. 이것은 동남아 어느 나라가 갑자기 따라올 수도 없는 절대 시간이 필요한 것이기 때문에 우리나라가 한류의료미용에 절대 강국이 되기에 충분한 여건을 갖추고 있는 것이다.

중국 - 베트남 - 태국 - 몽골을 잇는 동남아 성형 네트워크

올해로 의료인생 24년을 맞으면서 의사로서 거쳐 온 의료 사업 여정을 쭉 돌아보니 몇 번의 큰 시련과 좌절에도 불구하고 나만큼 다양한 경험을 한 의사도 그리 많지 않을 거라는 생각을 해봤다. 물론 한 우물만 계속 팠다면 좀 더 성숙한 의료인으로 성형외과 분야의 의미 있는 흔적을 남길 수도 있었겠지만 다양한 시험을 거치며 나만의 노하우를 쌓은 부분도 어찌 보면 의료 사업의 남다른 여정일 수도 있겠단 생각도 해본다.

내가 생각하는 글로벌 네트워크는 지금까지 내가 해외 의료 사업을 펼치며 나름의 성형노하우를 심어놓았던 중국과 동남아시아의 거점들을 선으로 연결하는 사업이 될 것이다. 2002년의 중국 SK 아이캉 성형외과에서부터 2007년의 베트남 호치민 예병원, 2009년 예성형외과를 하면서 관리했던 태국, 2011년부터 2014년까지 다녔던 몽고 탑몽골리아까지 기회 있을 때마다 꾸준히 심어놓았던 성형의 점들을 선으로 잇는 작업이 내가 구상하고 있는 동남아 성형 네트워크 구상이다.

이 네트워크는 일찍이 중국시장 진출부터 시작돼 2007년 호치민에 예병원에 이르러 구체화됐다. 애초부터 중국은 주도적인 이 계획의 시발점이었고, 2007년도에 호치민의 예병원을 왔다갔다하면서 해외 네트워킹에 대한 준비를 하는 과정에 놓이게 된다. 그리고 2009년에는 한국에서 예성형외과를 하면서 관리하고 있던 태국의 비비클리닉도 네트워크 점의 한 거점이 된다. 물론 태국에서는 면허가 없어서 진료를 할 수는 없었지만 태국 내의 네 개 병원에서 컨설팅 형식으로 우리의 새 기술을 알려주는 차원의 의료컨설팅으로 또하나의 점을 만들었다. 그리고 최근엔 베트남이 많이 뜨고 있지만, 국내에 기반이 약했던 2011년부터 2014년까지는 주로 중국이나 태국 등에 전념했다. 또한 몽고의 울란바르트에서 제안이 와서 탑몽골리안이라는 네트워크를 조성할 수 있었다. 물론 그 당시 내가 관계했던 이들 동남아 병원 관계자들이 한국의 탑의 명성을 잘 알아서 한국엔 탑이 있고 자기 나라에 브랜치를 한다고 생각하는 게 내게는 고민이라면 고민이었다. 당시 탑은 예전만큼 활성화하지 못하고 병원 세가 약한 때였으니까. 그래서 솔직히 모병원이 약해지니까 영 탄력을 받기도 힘들어서 강력하게 네트워크를 형성하지 못했던 것도 사실이다. 하지만 지금 줄기세포 연구를 통해 새로운 성형미용시장이 열리는 시점에서 그전까지 깔아놓았던 이 점들이 하나하나 연결이 돼서 아시아가 주목하는 굵직한 선이 될 것이라는 생각을 하면서 포기하지 않고 의미 있는 결과를 만들어내기 위해 노력하고 있다.

2009년도에 국회에서 해외환자유인알선법이 통과되면서 우리나라가 10년 사이 예전의 2, 30배 이상의 의료관광환자가 오는 상황이다. 이처럼 국내에서 호황을 이루고 있는 의료관광이 의사 인프라는 세계 어디에 내놓아도 손색이 없을 만큼 잘 갖춰져 있는데 의료관광의 CS나 서비스마인드 같은 외적 인프라나 경험치는 상당히 적다.

우리가 태국이나 싱가폴 같은 곳을 가서 보면 의료기술적인 부분

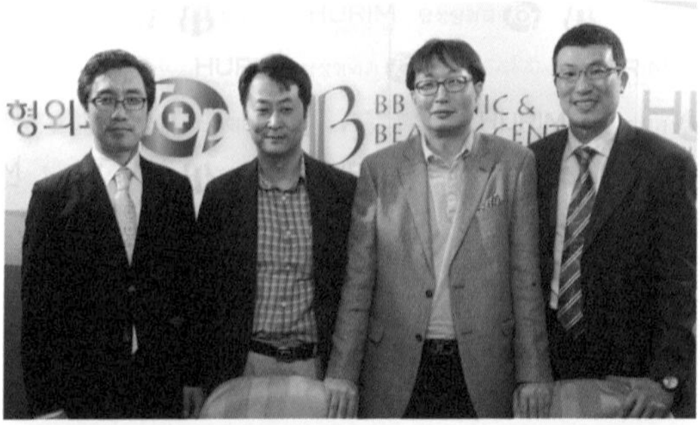

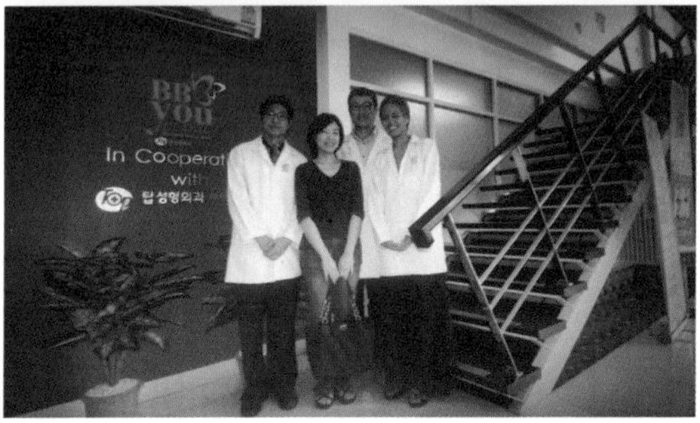

▲ BB 클리닉 관계자와 함께

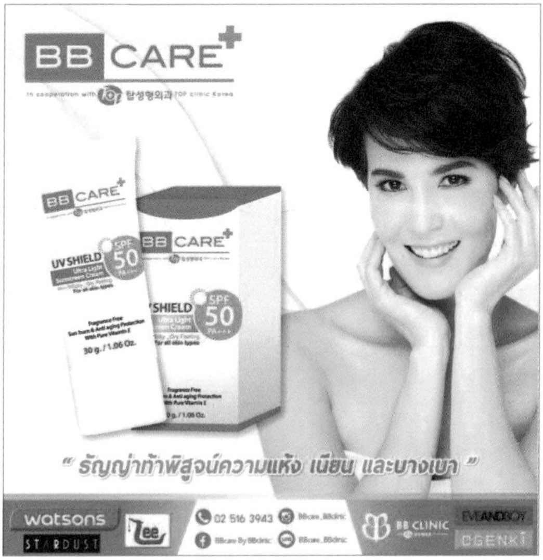

▲ 탑성형외과의 태국 화장품 광고

은 우리가 뒤질 게 전혀 없는데 그들이 가지고 있는 조직이나 마인드는 우리가 한참 뒤져서 많이 배워야 겠다는 생각을 저절로 갖게 된다. 그만큼 우리나라 의료관광은 아직 걸음마 수준이다. 의료특구도 마찬가지이다. 의료관광을 정부 차원에서 하는 것들은 아무래도 보여주기식이 많기 때문에 실제적인 성과를 내는 데 시간이 좀 걸릴 수밖에 없다. 이런 문제들이 내재돼 있기 때문에 우리나라 의료관광은 조금 더 해결해야 될 것들이 있다. 그것은 개인의 능력의 문제가 아니라 제도적인 부분의 문제이다. 국가 차원에서 제도도 보완해야 하고, 인프라도 더 확충해야 한다. 이처럼 보완하고 개선할 것들은 많지만 미래의 한국을 먹여 살릴 성장동력으로 분명히 큰 가능성이 있는 부분이기 때문에 내가 맡고 있는 사단법인 한국글로벌헬스케어를 통해서 그런 일들을 체계적으로 하려고 한다.

2018년 줄기세포 사업의 기반을 마련하다

2012년 에버원메디컬리조트 사업이 어려워지고, 다른 사업도 좀 지지부진해지자 새로운 전기를 마련하겠다는 마음으로 탑성형외과를 과천에서 강남구청 쪽에 이전한다. 그러면서 자연스럽게 휴림하고 좀 더 가까워지면서 휴림메디칼이라는 유통회사를 같이 만들어서 그 회사의 대표이사를 하면서 탑성형외과와 휴림바이오셀의 해외 네트워킹을 계속 가지고 간다. 당시 내 구상으로는 동남아시아에서 그동안 이룬 점들을 언젠가는 선으로 연결할 수 있는 구심점으로 의료유통회사를 가지고 있어야 한다는 생각이었다. 그러던 중에 휴림이 굉장히 어려워지면서 법정관리를 신청하게 되면서 나는 안식년을 갖기로 한다. 차라리 한국에서 병원 운영도 안 되는 것을 억지로 하는 것보다는 쉬면서 미래의료 사업을 천천히 구상해보자는 쪽으로 마음을 굳혔다. 물론 내가 원해서 갖는 안식년은 아니었지만 쉬면서 여러 가지 재기를 위한 발판을 마련한다는 게 그리 나쁘지는 않았다. 그동안 앞만 보고 쉴 새 없이 움직였던 몸과 마음을 좀 내려놓고 그동안에 못했던 해외여행도 많이 나가보고 충전시기를 가졌다. 쉬면서 이것저것 앞으로 할 일들을 점검하고 있는데 휴림바이오셀이 인가전 M&A란 방식으로 회생절차에 들어갔다. 2016년 2월에 회생신청이 받아들여져서 일년 정도를 정상화 과정을 거치면서 회사의 가치가 차츰 보이기 시작해 외부에서 투자도 들어오게 되었다. 그러다가 2017년 말에 A+에셋이라는 회사를 만나서 줄기세포 보관 사업, 면역세포 사업을 확정짓고, 2018년부터 상품을 판매하기로 결정한다. 아무래도 면역세포와 관련해서는 혈액만 뽑지만 지방줄기세포 관련해서는 지방을 채취해야 하기 때문에 키병원이 필요하다. 그래서 여러 가지 논의 끝에 2018년도에 탑성형외과라는 이름으로 강남경찰서 있는 곳에 채취병원을 만들면서 2년여의 안식년을 마치고 의료계로 돌아올 수가 있었다.

그 후 2018년 4월에 줄기세포전문병원으로 강남역에 다시 병원을 오픈하고, 2018년 내내 줄기세포 관련 교육과 보험 판매, 홍보와 세미나, 키병원 설립 등으로 잠깐의 안식년에 보상이라도 하듯 눈코 뜰새 없는 시간을 보냈다. 그리고 이제는 줄기세포 관련 사업이 나름대로

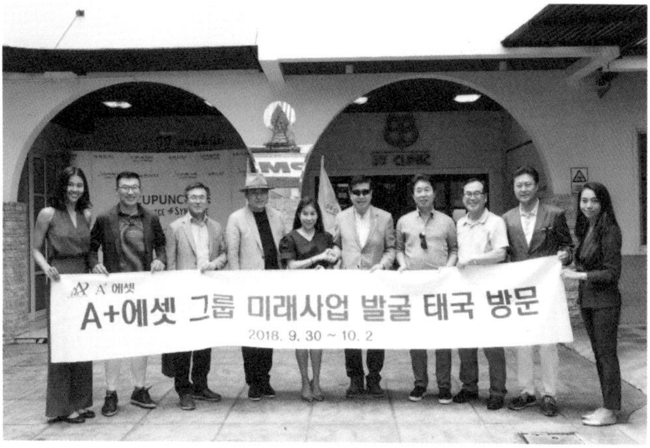

▲ A+에셋과 탑성형외과가 함께한 동남아 메디컬 투어

많이 알려져서 시작 단계이긴 하지만 환자들도 많이 오게 돼서 케이스도 많이 모으고 있다. 또한 2019년을 넘어가면서 휴림바이오셀도 조금 더 좋아지고 안정화되면서 초기단계 키병원에서 한 단계 도약할 수 있는 사업방안을 모색하고 있다. 요즘 내가 고민하는 부분은 내 베이스가 성형외과인데 줄기세포 사업을 하다 보니 항노화와 미용도 있지만, 나이가 들어가면서 오는 퇴행성증상들에 대한 증상 완화 연구와 치료도 공부할 것도 많고 할 일들도 많다. 이런 고민은 지금까지의 내 사업영역에서는 볼 수 없었던 깊이 있는 연구와 새로운 분야 공부가 사업과 병행되어야 하는 부분으로 진지하게 새로운 의사 인생 2막을 준비하고 있다. 이런 부분들에 대해서 어떻게 확장할 것인가가 지금 나에게 주어진 숙제이고 앞으로 2020년을 통해서 풀어가야 할 문제라고 생각한다.

이제 2018년에 강남역 오픈을 하고 하반기에는 해외 환자들을 유치하기 위해 명동에 브런치 병원을 하나 더 오픈했다. 95년도에 정성일 성형외과로 시작했던 명동시대를 2018년도에 다시 탑성형외과라는 이름으로 23년 만에 다시 새로운 형태의 사업으로 하니 감회가 남다르다.

중국, 동남아 성형의료로 마지막 도전을

휴림바이오셀의 회사가치를 높이는 데에 오히려 이 사업이 나에게는 사명감으로 오는 느낌이 있다. 그래서 제대로 한번 해보자는 심정으로 (사)한국 글로벌헬스케어를 내가 다시 살려내고 있는 것이다. 글로벌헬스케어는 우리나라 의료관광을 처음 시도되면서 받은 사단법인인데 제대로 다시 사업을 해야 하지 않겠느냐는 생각으로 2019년 1월 11일에 이사회를 통해서 정식으로 다시 꾸려지게 되었다.

2003년도부터 해외를 나가서 중국에서 병원을 한 11년의 경험과 태국에서 가꾼 11년의 병원 경험 그리고 25년 전부터 나갔던 의료봉사와 베트남에서의 경험들은 돈으로도 살 수 없는 가치다. 이 가치를 내가 어떻게 풀어낼지는 모르겠지만 내가 원하는 것은 그때 가지고 있던 점들, 중국이나 몽고나 태국, 베트남, 이런 시장들을 어떻게 연결을 시켜서 항노화, 한국의료, 성형, 미용 등등을 우리나라를 중심으로 하던, 네트워킹화 하든 앞으로 내가 해야 될 비즈니스의 방향을 잘 정해서 나가야겠다는 생각을 한다.

또한 휴림바이오셀과 탑성형외과와의 관계는 새로운 줄기세포시

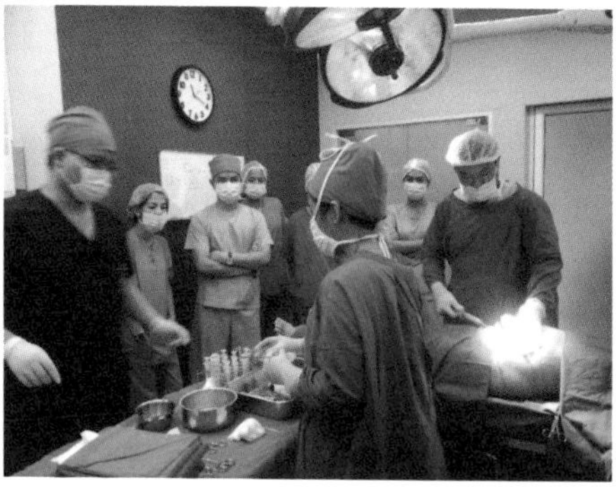

▲ 태국 방콕 줄기세포 시술

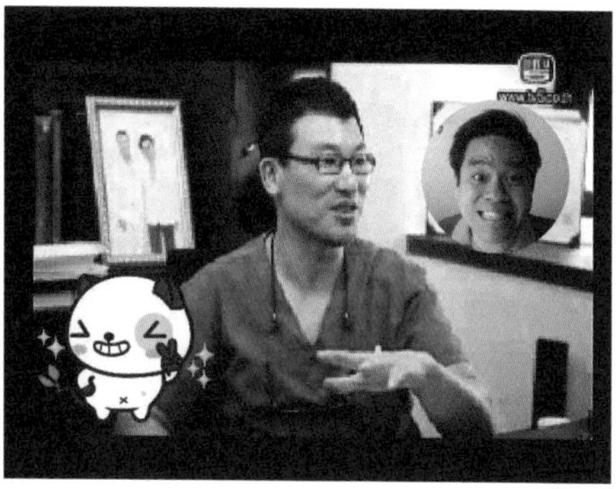

▲ 태국 방송

장의 R&D 회사와 임상을 진행하는 병원으로의 관계설정을 통해 내가 가지고 있는 자산인 점들을 엮어내는 게 앞으로 한국 의료 발전에 도움이 될 것이고 내 의료 사업의 2막에 남아 있는 숙제이고 목표이기도 하다.

내가 하고 있는 의료미용 부분은 앞으로 중국이나 동남아시아시장에서 10년 이상의 가능성의 지역으로 남아 있을 것이다. 내가 성형외과 의사로는 처음으로 중국에 성형외과 기술을 전하고 동남아시아 의료미용 분야를 개척한 것은 결국 한국 의료 산업이 가야 할 최소한의 방향은 제시했다고 본다. 처음 중국 북경에 도착했을 때의 그 막막한 심정이 어느새 손이 익숙한 성형시장으로 자리 잡고, 몽골 사막의 저 황량한 모랫바람이 이제는 익숙한 미풍처럼 감미롭게 느껴질 수 있기까지 20여 년의 숱한 시행착오와 좌절의 시간들은 이제 한 알의 밀알이 되어 해외의료 진출의 새로운 가능성을 제시하고 있다. 나는 지금까지 그래 왔던 것처럼 앞으로도 동남아시장을 넘어 우리가 나아갈 수 있는 해외의료시장에 남보다 튀는 사람으로 한발 더 나아가 있을 것이다.

나는 2009년부터 2019년까지 10년간 태국의 BB클리닉을 운영해왔다. 이 클리닉은 방콕의 나나, 통로, 랑싯, 치앙라이 등 4개를 파트너십으로 운영하고 있다. 또한 태국의 쏨자이누와 부끼 등에 한국식 빙수디저트카페인 SNOWFREE를 2015년에 개업하여 지금까지 14호점을 확대 운영하고 있다. 앞으로도 나의 동남아에서의 성형의료사업과 푸드 사업은 어려움이 있어도 멈추지 않고 도전할 것이다.

그 길만이 하고 싶은 건 꼭 해봐야 직성이 풀리는 내 방식의 의사인생이 될 것이다. 의료미용 부분은 앞으로도 중국과 동남아에 내가 일하는 동안까지라도 아직은 기회가 있다. 내가 가지고 있는 경험치를 잘 살려서 좋은 모델을 만들어보는 게 앞으로 남은 선배 의사로서의 후배들을 위한 숙제가 아닐까 싶다.

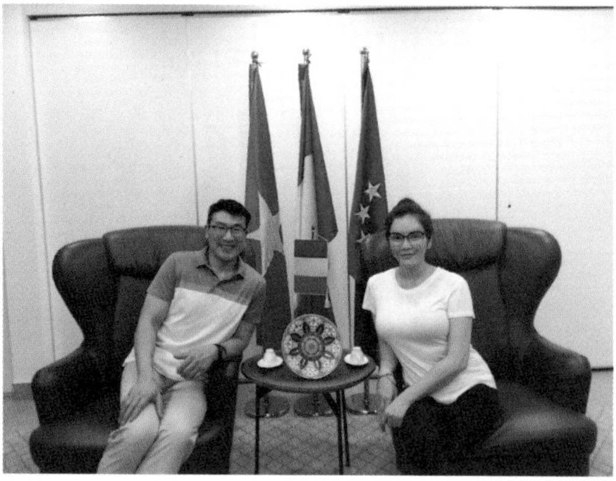

▲ 루마니아 영사인 베트남 배우 린 야끼와 함께

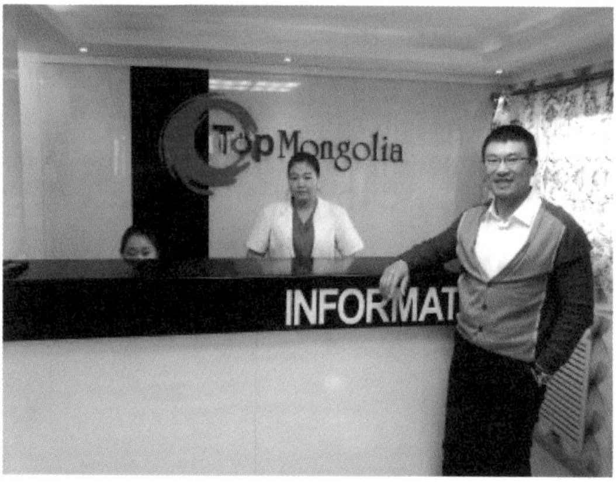

▲ 탑몽골리아

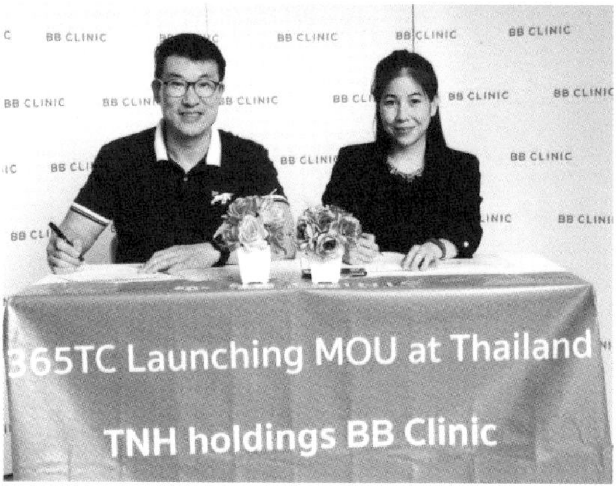

▲ 태국 비비클리닉

내 인생의 마지막 버킷리스트는 봉사이다

나는 이타심이나 헌신 같은 게 마음으로부터 많이 우러나는 사람은 아닌 것 같다. 그럼에도 불구하고 내가 처음 베트남으로 해외 의료봉사를 가서 경험하고 느꼈던 것은 '태어나서 처음 겪어본' 신천지를 경험한 강렬한 느낌이었다. 그만큼 베트남 의료봉사는 내 인생을 뒤흔드는 큰 울림이었다. 하지만 그 울림은 사회 기여라거나 도덕적 성장 같은 윤리적인 차원에서보다는 예의 나다운 뭔가 다르게 보여지고 싶고, 약간 잘난체하는 마음과 맞물리면서 봉사도 내 몸에 맞네 하는 식으로 다가왔던 것 같다. 한마디로 그 울림은 이타심의 울림보다는 '아 이런 느낌도 괜찮네' 하는 조금은 가벼운 울림이었다. 이렇게 처음에는 순간적으로 충격에 의한 울림이었다가 예전의 나다운 '잘난체하기' 같은 좋은 울림으로 쉽게 다가오면서 두 번째, 세 번째 봉사는 여러 가지 이유들로 나를 좀 더 쉽고 친숙하게 '봉사'할 수 있는 마음가짐을 갖게 만들었다.

95년 베트남 봉사, 내 인생의 전환점

나는 95년에 베트남 봉사를 다녀온 이후로 내 몸에 맞는 봉사로, 일년이 이년이 되고 오년이 되고 십년이 이십년이 되면서 소위 나의 '봉사에 대한 진정성'을 의심했던 사람들, 정성일이 무슨 봉사야? 했던 사람들도 '어, 쟤가 진짜 이런 걸 하고 있네' 라는 뭔가 인정해주는 분위기로 바뀌게 되었다. 봉사도 생활이 되면 끊기가 어렵다. 처음엔 그저 노느니 접시깬다는 심정으로 소일거리로 다녔던 봉사가 어느새 십년이 지나 이십여년이 흐르다 보니 이제는 익숙한 생활의 일부가 되고 말았다.

의과대학을 다니면 으레 의료봉사활동을 할 수 있는 기회가 주변에 차고 넘친다. 의과대학에는 많은 봉사서클이 있다. 간호대학에도 봉사연합서클이 많다. 하지만 대학을 다니면서도 나는 그 흔한 의료봉사 한번 가본 적이 없을 뿐더러 봉사라는 걸 별로 생각해 본 적도 없었다. 아무래도 이타심이 그렇게 많은 사람도 아니고, 의사면 공공심이 남달라야 한다고 생각하지도 않았던 시절이었으니 어찌 보면 내 생활에 '봉사'는 꽤 먼 지점에 자리하고 있었다고 해야 맞을 것이다.

그렇게 별 생각없이 의대를 졸업하고 수련 후 정식으로 성형외과 전문의가 된 1995년도 11월에 내 대학교 은사님이 베트남 구순구개열 의료봉사를 가자고 권유해 왔다. 어느 날 은사님이 전화를 하셔선 "누구누구 갈 건데 닥터정도 갈 수 있겠나?" 하시는 게 아닌가. 그러면서 시간은 열흘이 소요된다고 하셨다. 열흘이라는 건 개업의에겐 꽤 긴 시간이다. 앞으로 열흘을 비어야 되고, 개업 첫해 뒤로도 열흘을 비어야 돼서 꼬박 한달이 비는 거나 다름없다. 열흘 동안 봉사 갔다 오려면 미리 예약 못 잡고 열흘 상담 없으니까 그 뒤로 없을 게 아닌가. 그래도 은사님이 일부러 전화주신 건데 거절하기도 어렵지 않은가. 막 졸업하고 나왔는데, 그것도 은사님이 "닥터정이 총무해서 가자"는 데 거절할 명분도 없었다. 그래서 베트남도 가본 적도 없고 해서 한번 놀러나 가보자 싶은 마음으로 "네 알겠습니다" 해서 가게 된 것이었다. 그래서 우리 선배들 셋, 나까지 넷, 레지던트 둘, 과장님, 각 병원에서 간호사 셋, 관계자까지 해서 총 열네 명이 가게 됐다. 당시 모 병원 이사장의 사모님이 이대 출신으로 내 은사님과 함께 국내에서 3회에 걸쳐 언청이 봉사활동을 하고 계셨었다. 이분이 내가 레지던트 들어가기 전까지는 1회, 2회, 3회 선배들하고는 지방을 돌아다니면서 의료봉사를 하셨다고 한다. 그런데 국내엔 무료 개념의 구순구개열이 없어져서 해외로 눈을 돌리게 된 것이다. 그때 나도 기순 배우 거 트레이닝 겸 봉사도 해보자는 마음으로 가볍게 응낙을 한 것 같다.

1995년 11월, 나는 태어나서 처음으로 의료봉사라는 걸 하러 베트남으로 갔다. 당시 베트남은 도이무이정책을 펴며 미국과 수교를 한 지 2년 반이 지났을 때였다. 그전까지 베트남은 마치 지금의 북한처럼 미국과 경제 봉쇄를 하고 수교도 단절했다가 92년 7월에 다시 수교를 하고 경제 봉쇄를 풀게 된다. 중국보다 3년 늦게 개방을 하게 된 것이다. 그전까지 베트남은 18년을 전쟁하고 거의 20년을 미국과 경제 봉쇄로 일관하면서 지냈으니 베트남 사정이 어땠을 지는 알고도 남음이 있다. 베트남 호치민 공항에 첫 발을 뗐을 때의 느낌은 '참 황폐하고 아무것도 없는 나라'라는 애닯은 느낌이었다. 가이드도 없이 홀로 우리를 기다리고 있는 목사님을 따라 호치민에서 일박을 하고 무작정 베트남의 한 집에 저녁에 도착해보니 바로 다음날 6시 반에 출발할 테니 어서 자라고 성화다. 목사님이 우리에게 프린트를 나눠주는데 이곳에서 142km 떨어진 곳으로 오후 4시에 도착하는 것으로 스케줄이 적혀 있었다. 거리상으로는 대전 거리이니 두 시간이면 될텐데 하고 어수선한 상태로 짐도 다 안 풀고 서둘러 잠을 청하고 다음날 새벽부터 일어나 짐을 챙기고 있는데 부리나케 어서 가야 한다고 성화가 이만저만이 아니다. "왜 이렇게 서둘러 떠나냐?"고 물었더니 너무 어두워지면 제 시간에 도착할 수가 없단다. 8시간도 더 걸리는 장거리 이동이라고 한다. 더 물어봐야 돌아오는 답이 뻔할 것 같아 그러마고 서둘렀다. 버스 대절을 했다는데 우리가 싣고 갈 짐이 이민가방으로 19개가 됐다. 의료봉사는 아무 의약품이나 보조를 받을 수 없는데다 수액세트나 보조약품들이 다 병에 들어 있어서 짐이 많이 생겼다. 수술장비도 다 통으로 가져가야 해서 이만저만 짐이 많은 게 아니었다. 소독기만 못 싣고 야전병원 하나가 통째로 이동할 만큼 대단한 양의 짐을 쌌다. 여기에 현지인들에게 줄 선물까지 챙겼다. 길이 고속도로라는데 가다가 마을 같은 곳을 지나가면 거의 이동을 못했다. 마을만 가면 사람과 가축들로 엉겨 있어서 2, 30km밖에 속도를 못 냈다. 중간에 점심도 먹고 어째고 했더니 정말 8시간이 꼬박 걸렸다. 예정된 기착지에 내리니 벌써 어둑어둑해지고 있었다. 어느 학교에서 첫날 예약을 받으려고 운동장으로 가보니 백 명도 넘는 사람들이 웅성거리며 서 있었다. 날씨는 어둑어둑하고 건물들은 음산한 게 꼭 도깨비마을에 온 듯한 기분이었다. 예약을 기다리며 서 있는 사람들이 죄다 코가 널찍하니 벌어지고 입술도 찌그러진 게 무슨 도깨비 얼굴을 하고 있었다. 그도 그럴 것이 우리야 언챙이 수술은 아이가 3개월이면 다 해주는데 여기선 스무 살이 되도록 그냥 놔둬서 그런 흉측한 얼굴로 산 것이었다. 시간도 많이 지나서 줄을 세우고 번호표를 나눠주었다. 내일은 첫날이라 많이 못할 것 같다며 우선 5번까지만 와라 하고는 의료봉사 첫날 일정을 그렇게 소화해냈다. 이렇게 내 생애 첫 의료봉사는 아무 개념 없이 이타심도 없이 과장님이 가라니까 의무적으로 간 그런 봉사로 시작되었다.

이튿날부터 전쟁 같은 수술이 진행되었다. 임시로 빌린 보건소에서 야전병원처럼 하고 환자를 받으니 수술방도 따로 없고 의료약품이나 장비도 알콜에 담궈가면서 그때 그때 치료하고 수술을 하려니 전쟁터가 따로 없었다. 보조로 온 레지던트 2명과 함께 아침 7시에 먹고 나와서 8시 반부터 저녁 6시 반까지 꼬박 수술만 했다. 한국 같으면 상상도 할 수 없는 살인적인 일정이었다. 진짜 격무였다. 하루에 전신마취만 11번을 했다. 입천장이 터진 사람이 많아서 전신마취할 환자가 많았다. 한 명을 수술하는데 보통 대여섯 시간을 했다. 워낙 여기저기 수술할 부분이 많았다. 어떻게 지나갔는지 모르게 정신없이 수술

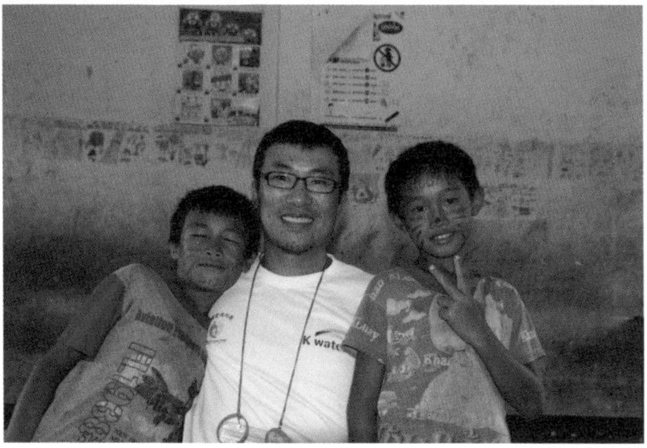

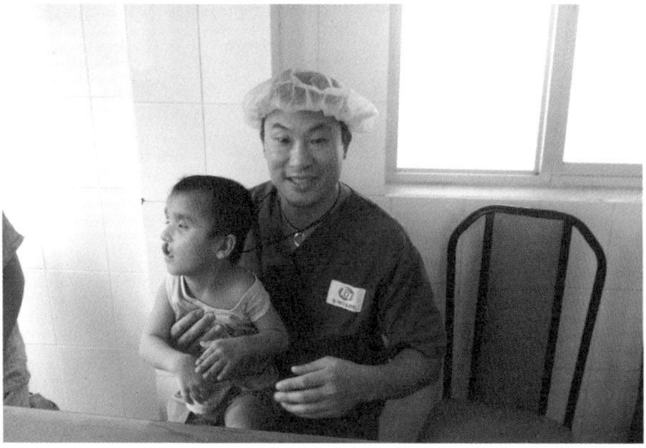

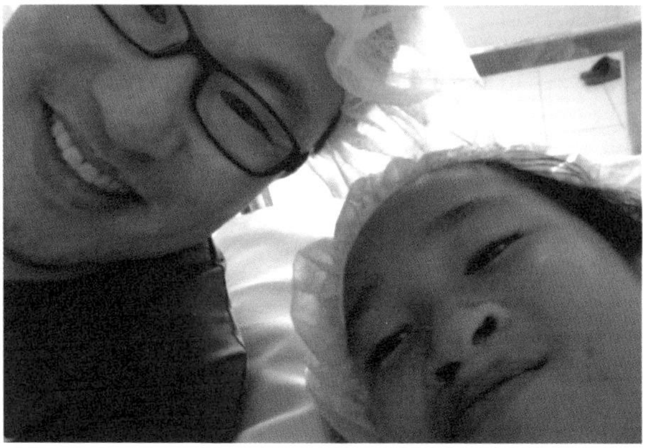

▲ 해외 의류봉사 현장

을 하면 하루에 보통 스무 개 남짓 수술을 소화했다. 같이 간 의료진 중에 내가 가장 어리니까 이런저런 잡일을 다하는 총무를 했다. 저녁엔 호텔 가서 저녁 먹고 나면 레지던트 데리고 나와서 회진을 돌았다. 수술한 환자들이 피나고 터지면 위험할 수도 있어서 일일이 수술 부위를 살펴보았다. 그렇게 꼼꼼하게 다 챙기고 나면 9시 반. 그래도 베트남까지 같이 와서 고생하는 후배들을 격려할 겸 남은 저녁나절 피곤한 몸을 이끌고 또 한잔 술로 서로의 수고를 달랬다. 그런데 그렇게 격무에 시달렸으면서도 후배들과 한잔 하는 자리가 그렇게 좋을 수가 없었다. 물론 뿌듯한 기분으로 하루를 달래는 시간은 하나도 피곤하지 않았다. 다음날 아침이면 어김없이 수술 스케줄을 소화하며 6일간 백 명의 환자를 수술했다. 그해 최고로 많은 수술을 했다.

그렇게 전투처럼 악전고투로 언챙이 환자들을 수술하고 있던 3일째 되는 날, 정신없는데 밖에서 시끌시끌한 소리가 났다. 밖을 내다보니 아기를 업고 온 엄마가 대성통곡을 하고 있었다. 과장님이 무슨 일인지 나가보라고 해서 나가서 사정을 살펴보니 애엄마 사정이 참 딱하게 됐다. 한눈에도 어린 티가 가시지 않은 젊은 엄마는 애가 두 살 됐는데 무료 언청이 수술을 해준다는 얘기를 듣고 시골서 여기까지 이틀을 걸어서 왔다고 한다. 자기는 경험이 없으니까 가면 바로 해주는지 알고 이틀치 식량만 들고 여기까지 왔는데, 번호표가 3일째였던 것이다. 그날이 5일차였는데 자기 차례가 오기 전에 이미 식량은 바닥이 났고 3일을 그냥 쫄쫄 굶으며 깡으로 버틴 거였다. 담요 한 장 없이 애를 데리고 굶어가며 버티다 보니 그만 아이가 감기에 걸려 버렸다. 그래서 얘는 전신마취를 해야 하는데, 마취과 의사가 애가 폐렴이 심해서 마취를 못해 준다는 거였다. 그렇게 베트남 마취과 의사가 안 된다고 하니까 이 젊은 엄마가 "언제 우리가 또 올지 아냐? 돈이 어디 있다고? 5일을 기다렸는데 안 된다는 게 말이 되냐?"며 바닥에 주저앉아 통곡을 하는 것이었다.

그 얘기를 들으니까 자원봉사 갔던 일행들은 눈물바다가 됐고 나도 뭉클한 울림을 받았다. 그 상황이 너무 불쌍했다. 기분이 안 좋았다. 스물도 안 돼 보이는 어린 엄마가 울고 있는 걸 보니까 정말 뭐라 말 못할 감정에 휩싸일 수밖에 없었다. 나는 알았다고 겨우 말하고는 마취과에 다시 얘기해 봤더니 전신마취도 안 되고 방법이 없다고 했다.

그래서 자원봉사분들과 같이 돈을 걷었다. 몇 분 안 돼 1200불이라는 어마어마한 돈이 걷혔다. 그 돈을 목사님에게 드리려고 하는 걸 내가 막아서 그분에게 직접 주자고 했다. 목사님이 훌륭하신 분이긴 한데 아무래도 목사님은 선교 사업에 쓰려고 할 것 같았다. 그래서 내가 젊은 엄마에게 500불을 줬다. 500불은 우리에게는 오십만 원 돈에 불과하지만 베트남에서는 대학교 졸업한 직장인 5달치 월급이었다. 1300불이면 집을 샀다. 그 돈을 주면서 병원 가서 아이 폐렴 치료 받으라고 했다. 그러면서 우리가 다음에 여기 오면 당신을 일번으로 해주마고 진심어린 위로의 말을 해주었다.

그때 그 돈을 해주고 나는 뭔가 묵직한 것이 가슴을 툭 치는 느낌을 받았다. 일하는 내내 뭔가 말할 수 없는데 울컥했던 게 계속 잔상에 남았다. 정말 처음 느껴보는 가슴 저린 일주일이었다. 한국에 돌아오면서도 그때 내가 돌봐줬던 어린 여자아이와 삼십 먹은 아저씨, 깡 마른 할아버지의 얼굴이 내내 떠나지 않았다.

베트남에서의 열흘은 말로 표현하기 어려운 뜨거운 감동의 날들이었다. 아마도 살면서 그렇게 마음 아프고 가슴이 저린 경험을 해본 건 그때가 처음이었던 것 같다. 베트남이라는 오지에 가서 백여 명의 의료적 혜택을 못 받고 있는 이삼십대의 어른들이 구개열이 벌어져 있고, 아이들이 수술받기 위해서 며칠을 걸어오는 그런 과정들을 나는 한 번도 상상해 본 적이 없었다. 설사 TV 같은 데서 잠깐 스쳐갔는지는 모르지만 나에게는 잘 모르는 분야라 관심도 없어서 정말 몰랐다. 지구라는 하늘 아래 같이 사는 동시대에 이렇게 살아가는 사람도 있는데 거기에 반해 나는 어땠을까?

그때 그 사람들의 모습은 자연스럽게 나를 돌아보게 되는 계기가 되었다. 그 사람들이 불쌍한 것보다 내가 살아왔던 삶에 대한 반성이 묵직하게 가슴 한켠을 저며왔다. 베트남에서 의료봉사를 하면서 자연스럽게 한국에 돌아가면 잘 살아야지 하는 마음이 들었지만, 현실로 돌아오면 또 예전처럼 일상에 묻혀 버리고 말았다. 그러나 또 그런 기회가 되면 참여하고 싶은 마음이 드는 것이 그들이 나에게 준 큰 교훈이고 가르침이었다. 회개하고 다시 죄를 짓는 것도 나쁜 짓이지만 한 번도 회개의 마음이 안 드는 것보다는 봉사를 통해 그런 마음이라도 갖는 게 더 좋다는 생각을 하게 됐다.

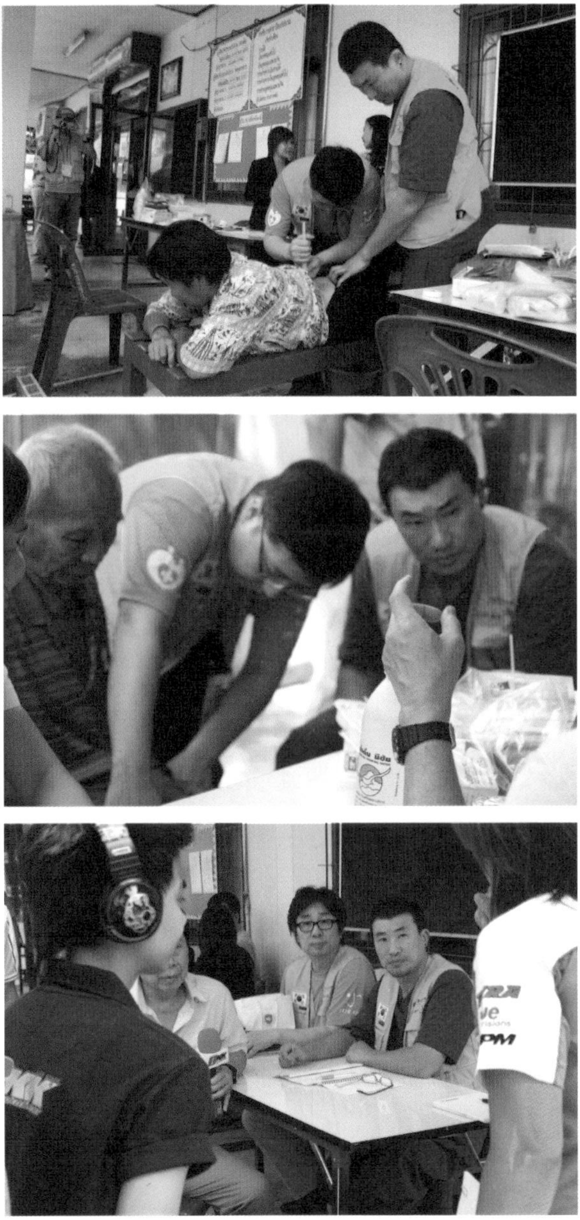

▲ 태국의 의료봉사 활동

아버지는 내 봉사의 정신적 바로미터였다

나는 봉사라는 것에 대해서 처음 느껴봤고 이타심도 없었고, 그런데 어떤 계기가 마련되니까 봉사를 하고 있었다. 그렇게 내 생에 큰 울림이 있었던 첫 봉사활동을 하고 나서 진정한 내 봉사인생이 시작되었다. 살다보니 어느 순간 삼십 중반에 첫 경험을 했는데 오십이 넘은 지금도 봉사를 하고 있으니 봉사가 준 행복감은 그 무엇보다 나를 행동하게 하는 동기가 됐던 건 분명하다.

봉사를 하면서 늘 마음에서 떠나지 않으신 분이 아버지였다. 아버지는 1935년에 태어나 정말 열심히 세상을 사셨다. 그 나이에 우리가 경험할 수 없는 현대사의 중심사건 속에서도 가족과 사회를 위해 정말 헌신적으로 살아오셨다. 일제시대에 초등학교를 다니고 6·25 전쟁을 겪고, 박정희 독재, 민주화시대를 지나쳐 오면서도 당신의 소명인 의사의 길을 한시도 놓지 않으신 분이다. 그 아버지가 얼마 전 암으로 돌아가셨다. 또 어머니는 지금 치매로 고생하고 계시다. 그렇게 세상은 존엄하고 존경받는 인간이라고 해서 더 대우하고 그렇지 않다고 덜 대우하지도 않는다. 그게 인생이다.

물론 우리 아이들의 삶은 내 삶과는 다른 세상을 살고 있다. 그들만의 리그와 삶이 따로 있는 것이다. 우리는 우리가 사는 시대를 열심히 사는 것만으로도 충분하다. 과거와 현재는 아버지의 도움으로 여기까지 올 수 있었다. 이제 남은 미래는 내 몫의 삶이 기다리고 있다. 내 인생은 길어야 백년을 살까? 그럼에도 불구하고 나는 여전히 현장에서 뛸 뿐이다. 내 인생의 1/3이 남은 인생에 대한 세팅이었다면 1/3

은 미래에 대한 투자이고 마지막 1/3은 봉사이다. 의사가 되고 사업을 할 때는 내가 잘나서 그런 줄 알았는데 지금 생각해보면 아버지가 있었기에 내가 있을 수 있었다. 나는 의사로서 아버지를 진심으로 존경한다. 어쩌면 내 이 사소한 봉사보다 열배 백배 더 크고 소중한 봉사는 아버지께서 이 땅에 남기고 가신 의사로서의 소명감과 사람에 대한 사랑일 것이다.

우리가 나이가 들면 일에 대한 고민이 많다. 그 일은 보통 돈을 벌기 위한 일과 남에게 나누어주기 위한 일이 있을 것이다. 내 인생의 일에서 봉사의 개념은 사회봉사나 노력봉사나 기술봉사가 다 같은 개념의 봉사이기 때문에 어느 것도 나에겐 다 요긴한 봉사의 하나라고 본다. 만약에 내가 영리적인 목적이 필요 없는 상황이 되더라도 내가 가지고 있는 기술, 혹은 내 몸을 움직여 누굴 도울 수 있다면 내 인생에서 굉장한 도움이 될 수 있지 않을까 생각한다. 그 모든 걸 통틀어서 그것이 내가 말하는 잘난체의 의미일 수도 있겠지만 나이가 들면서 점점 그런 부분은 약해지고 그냥 누구에게 도움이 된다는 게 좋다는 생각이 더 많다.

어렸을 때는 잘난체하는 개념으로 봉사를 생각했지만 중년이 넘어가면서 인생의 경험치가 쌓이다보니 오히려 현실적으로 나한테 도움이 될 수 있는 것이 봉사가 아닌가 하는 생각이 든다. 봉사는 나이 들어서 고령화 때 내가 가지고 있는 행동반경을 넓혀 갈 수 있는 좋은 수단이 되고 있다. 지금도 봉사는 나에게 큰 도움을 주고 있고 앞으로도 나에게 변함없는 도움을 줄 것 같다.

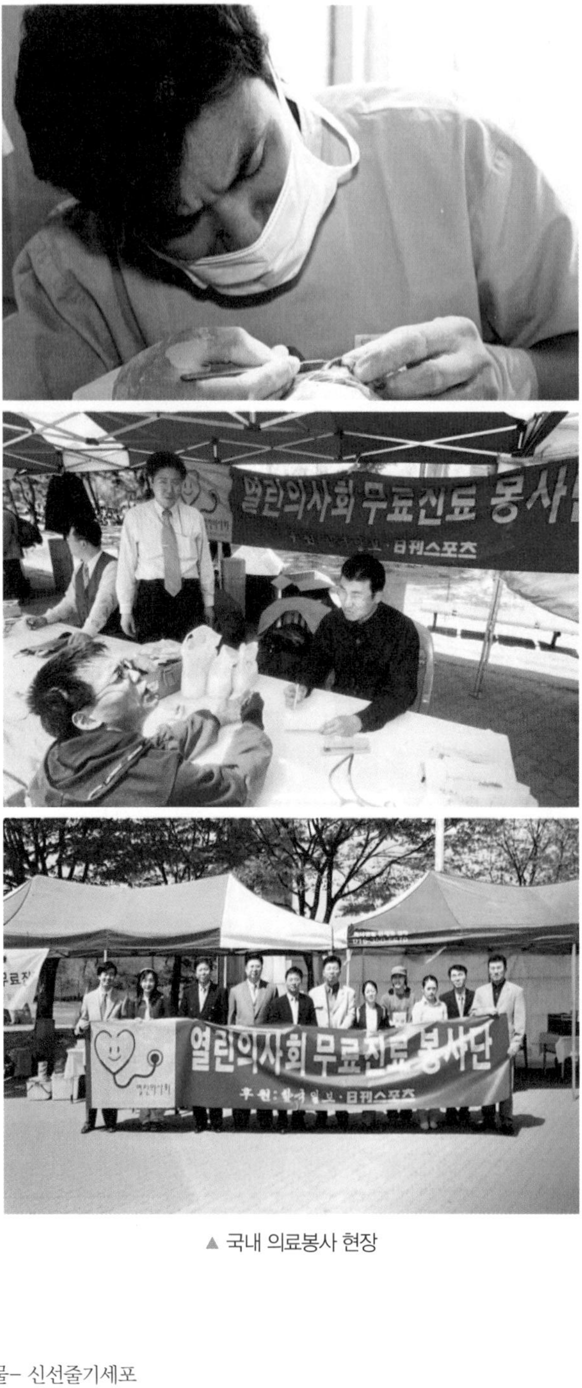

▲ 국내 의료봉사 현장

봉사, 내 인생의 마지막 버킷리스트

2001년에는 몽고로 의료봉사를 갔다. 당시 몽골병원에 가서 첫 의료봉사를 할 때 만났던 한국어통역을 했던 대학생을 2013년에 다시 만나 그 친구와 같이 몽고에 탑몽골리아를 하게 되니, 사람 인연이라는 것이 참 신비롭게까지 느껴졌다.

2002년에는 우즈베키스탄으로 문화의료봉사를 갔다. 그때의 인연으로 지금 (사) 연우의 의료봉사를 도와주는 준오헤어 강윤성 원장을 처음 만나게 된다. 사람은 인연만큼 소중한 것도 없다. 강 원장은 우즈베키스탄의 인연이 계기가 돼 지금까지 서로 도움을 주며 국내 의료봉사에 같이 따라와서 헤어봉사를 하고 있다. 우즈베키스탄 문화의료봉사는 유독 잊을 수 없는 인연들이 많은데 그중의 하나가 가수 박용하 씨와의 아픈 인연이다.

당시 SBS 배성호 PD가 나와의 인연으로 봉사에 따라와 재능기부로 기획한 문화봉사는 우즈베키스탄 고려인마을에서 치렀다. 봉사의 성격이 성격인 만큼 그때 우리를 따라왔던 친구들이 룰라의 김지현, 박용하, 한경일, 그리고 이름은 정확히 기억 안 나는 가수들 몇 명 해서 총 40명 정도가 고려인마을에 가서 문화행사와 의료봉사를 했다. 나는 그때까지 쭉 의료봉사만 했던 사람이라 문화봉사에 대한 감이 없었는데, 가서 막상 해보니까 고려인마을의 문화봉사는 의료봉사가 주는 느낌과 뭔가 결이 다른 뜨거운 감정이 복받쳤던 잊지 못할 봉사였다.

고려인마을이라는 특수성이 우리 민족의 뿌리를 찾아서 우리 노래와 정한이 어린 민요가락들이 참 잘 어우러진다는 느낌을 받았다. 근 100여 년전 한국을 떠나와, 이제 고국의 후배들이 찾아와 한국이 잘 돼고, 한류로 세계로 뻗어나가는 청년들을 보는 고려인과 중앙아시아 인들의 시선은 벌써 한국에 대한 높은 위상과 프라이드를 느끼는 것 같았다. 그날 마을 사람들과 하나가 돼 즐겁고 흥겹게 어우러지는 모습들을 보면서 그동안 내가 해왔던 의료봉사 이외에도 얼마든지 다양하고 재미있는 봉사를 할 수 있겠다는 뿌듯한 감정으로 지켜봤던 새로운 체험의 순간이었다. 그러면서도 마음 한 편이 아픈 상처로 남았던 건 좋은 인연으로 만났던 박용하 씨가 너무 보람된 일이라며 앞으로도 의료봉사를 쭉 오고 싶다며 나와 약속까지 했는데 얼마 후 스스로 세상을 등진 사건이 일어나 마음이 참 아팠다.

그 뒤로도 의료봉사를 하러 태국이나 베트남 같은 나라를 가면 우리도 한류의 덕을 많이 봐서 비록 성형외과 봉사를 했지만 현지인들의 반응이 너무 좋아서 뿌듯한 마음으로 봉사를 하고 오곤 했다.

2004년도에는 SK와 같이 우루무치로 의료봉사를 갔다. 우루무치는 북경에서 비행기 타고 세 시간 반이나 걸리는 중국에서도 무척 먼 오지였다. 당시 한국에서 온 봉사단 일행은 북경에 왔다가 SK 아이캉 직원들과 함께 우루무치로 가서 6박7일간의 의료봉사를 했다. 그때 내가 유난히 기억에 남는 건 우리 아들을 데리고 봉사를 갔기 때문이다. 이 아이는 중학교 때부터 외국에서 공부를 했던 상황이라 자신의 처지를 객관적으로 비교할 기회를 얻었다. 한국에서 학교 다니다가 캐나다와 미국 가서 학교만 다녀서 미처 몰랐는데, 중국의 북경에서도 서쪽으로 한참 먼 낙후된 지역에 가보니 자신이 얼마나 행복하게 살았는지를 몸소 깨달았다고 한다.

나는 그 뒤로도 열린의사회를 통해서 2012년까지 많은 의료봉사를 다녔다. 그 뒤로 라오스, 인도의 현대자동차 공장이 있는 첸나이지역에 의료봉사를 두 번이나 가게 되고, 태국, 방콕, 베트남 호치민 지역을 열린의사회와 함께 이십 여 차례 봉사를 가게 된다.

나는 이대부속병원 성형외과를 통해 베트남 언청이 의료봉사를 시작으로 그동안 중국, 태국, 인도, 홍콩 등지로 시간이 허락하면 쭉 해외봉사를 다니면서 분명히 의료봉사로 사업적인 도움도 받았다. 물론 사업적으로 도움이 되기 위해 봉사를 한 건 아니었지만 꾸준히 해외봉사를 다니다보니 그전에 나에 대해 갖고 있던 좀 튀는 이미지나 잘난체 이미지가 무척 헌신적이고 겸손한 이미지로 나를 업그레이드시켜 주었다.

또한 한두번 하다 마는 게 아니라 무려 12년을 꾸준히 다니다보니 진정성도 생겨서 이제는 내가 봉사인생을 얘기해도 주변에서 하나도 어색하게 생각하지 않는 정도까지는 되었다. 그래서 이제 나에게 의료봉사는 인생의 목표가 되었고, 내 인생의 후반전 마지막 언저리 타임은 봉사로서 마무리하고 싶은 내 인생의 마지막 버킷리스트가 되었다.

나도 줄기세포 보관이 가능할까?
줄기세포 보관 적합성 Self Check

1. 줄기세포 시술에 기대되는 효과는 무엇인가요?
   (ex. 항노화, 퇴행성 관절염, 회전근 파열, 피부미용)

   ____

2. 줄기세포 상담이나 시술을 받아보신 적 있으신가요?

   ____

3. 아래 항목 중 해당사항
   - ☐ B형 활동성 간염
   - ☐ C형 간염보균자 또는 과거력
   - ☐ 에이즈 감염 항체 양성인 경우
   - ☐ 5년 이내 암진단 이력
   - ☐ 수혈 후 3개월 미경과 이력
   - ☐ 혈액투석 및 장기이식 이력
   - ☐ 현재 임신 중인 여성(고객 동의 필수)
   - ☐ 38kg 이하의 성인

4. 과거 & 현재 병력 기재해 주세요.
   (혈압, 당뇨, 심장 질환, 신장 질환, 호흡기 질환, 암, 관절염, 치매, 알러지 등)

   ____

5. 현재 복용 약 유무(고혈압, 당뇨 약, 심장병 약 등)

   ____

6. 그밖에 특이사항이 있으면 기재해 주세요.

   ____

7. 신장 / 체중

   ____

8. 이름 / 성별 / 나이 / 연락처

   ____

* 설문지를 작성하여 보내주신 분께 10% 할인 또는 추가 검사 시 혜택을 드립니다.